DOUG MCGUFF
JOHN LITTLE

12
MINUTEN PRO WOCHE

AF158704

DOUG MCGUFF   JOHN LITTLE

12 MINUTEN PRO WOCHE

Der wissenschaftliche Beweis für die unschlagbare Effizienz des hochintensiven Krafttrainings

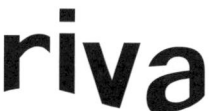

Bibliografische Information der Deutschen Nationalbibliothek
Die Deutsche Nationalbibliothek verzeichnet diese Publikation in der Deutschen Nationalbibliografie.
Detaillierte bibliografische Daten sind im Internet über http://d-nb.de abrufbar.

Für Fragen und Anregungen
info@rivaverlag.de

Wichtige Hinweise
Dieses Buch ist für Lernzwecke gedacht. Es stellt keinen Ersatz für eine individuelle medizinische oder sportliche Beratung dar und sollte auch nicht als solcher benutzt werden. Wenn Sie professionellen Rat einholen wollen, konsultieren Sie bitte eine qualifizierte Person. Der Verlag und die Autoren haften für keine nachteiligen Auswirkungen, die in einem direkten oder indirekten Zusammenhang mit den Informationen stehen, die in diesem Buch enthalten sind.
Ausschließlich zum Zweck der besseren Lesbarkeit wurde auf eine genderspezifische Schreibweise sowie eine Mehrfachbezeichnung verzichtet. Alle personenbezogenen Bezeichnungen sind somit geschlechtsneutral zu verstehen.

5. Auflage 2022

© 2014 by riva Verlag, ein Imprint der Münchner Verlagsgruppe GmbH,
Türkenstraße 89
80799 München
Tel.: 089 651285-0
Fax: 089 652096

© der Originalausgabe 2009 by Doug McGuff and Northern River Productions, Inc. All rights reserved.
Die amerikanische Originalausgabe erschien 2009 bei McGraw-Hill unter dem Titel *Body by sience: a research-based program for strength training, body building, and complete fitness in 12 minutes a week* / Doug McGuff, John Little.

Alle Rechte, insbesondere das Recht der Vervielfältigung und Verbreitung sowie der Übersetzung, vorbehalten. Kein Teil des Werkes darf in irgendeiner Form (durch Fotokopie, Mikrofilm oder ein anderes Verfahren) ohne schriftliche Genehmigung des Verlages reproduziert oder unter Verwendung elektronischer Systeme gespeichert, verarbeitet, vervielfältigt oder verbreitet werden.

Lektorat: Silke Panten
Umschlaggestaltung: Kristin Hoffmann, in Anlehnung an das Original von Tom Lau
Umschlagabbildung: 3d4Medical.com/Corbis
Satz: Grafikstudio Foerster, Belgern
Druck: Firmengruppe APPL, aprinta Druck, Wemding
Printed in Germany

ISBN Print: 978-3-86883-324-9
ISBN E-Book (PDF): 978-3-86413-392-3
ISBN E-Book (EPUB, Mobi): 978-3-86413-393-0

Weitere Informationen zum Verlag finden Sie unter
www.rivaverlag.de
Beachten Sie auch unsere weiteren Verlage unter www.m-vg.de

Wir produzieren nachhaltig
www.m-vg.de

Dieses Buch ist meiner Frau Wendy gewidmet; meinem Sohn Eric; und meiner Tochter Madeline. Ihr inspiriert mich dazu, stark zu sein und ein möglichst hohes Alter zu erreichen.

Dr. Doug McGuff

Meiner Frau Terri; unserer Tochter Taylor; und unseren Söhnen Riley, Brandon und Benjamin, durch die mir klar geworden ist, welch kostbares Gut die Zeit ist und dass es nichts Schöneres gibt, als sie im Kreis der Familie (und nicht im Kraftraum) zu verbringen. Dieses Buch ist auch einer neuen Riege von Sportlern gewidmet, die ihre Zeit ebenfalls sehr wertschätzen und sie daher möglichst nutzbringend einsetzen wollen – vor allem, wenn es um Aktivitäten geht, die der Verbesserung der Fitness und der Erhaltung der Gesundheit dienen.

John Little

INHALT

	Danksagungen..	9
	Einleitung...	11
Kapitel 1	Die Definition von Gesundheit, Fitness und Training	19
Kapitel 2	Umfassende metabolische Konditionierung	27
Kapitel 3	Die Dosis-Wirkungskurve körperlicher Aktivität	53
Kapitel 4	Das Big-Five-Workout	69
Kapitel 5	Die Vorteile des Big-Five-Workouts	93
Kapitel 6	Wie man die Reaktion des Körpers auf den Trainingsreiz optimiert	109
Kapitel 7	Optimierung des Trainingsreizes	115
Kapitel 8	Der genetische Faktor	141
Kapitel 9	Die Wissenschaft von der Fettreduktion	155
Kapitel 10	Das ideale Trainingsprogramm für Leistungssportler..	173
Kapitel 11	Das ideale Trainingsprogramm für Senioren..............	201
	Über die Autoren	209
	Endnoten	211
	Register	225

DANKSAGUNGEN

Mein besonderer Dank gilt meinem Mitautor John Little. Ich fühle mich geehrt, dass er mich zu diesem Projekt eingeladen hat, und danke ihm für die große Mühe, unsere Telefongespräche schriftlich fixiert und die Ergebnisse dann in Form einer Abhandlung über Fitnesstraining ausformuliert zu haben. Ken Hutchins danke ich für die Ausarbeitung des ersten Trainingsplans, der eine Erhöhung der Intensität bei gleichzeitiger Reduktion der einwirkenden Kräfte vorsieht. Mein posthumer Dank gilt Mike Mentzer, der in Zeiten fehlender Vorbilder ein ebensolches für mich war, und Terry Carter, der in der Anfangszeit von Ultimate Exercise ein Vorreiter in Sachen »Time under Load« sowie des Konzepts eines einmaligen Trainings pro Woche war. Dem ebenfalls verstorbenen Clay Brunson danke ich für seine große Leidenschaft und die Experimentierfreude, mit der er Ultimate Exercise bereichert hat. Greg Anderson, Inhaber von Ideal Exercise in Seattle: Ihre Erkenntnisse, die Sie mir in den vielen Stunden lebhafter Diskussionen vermittelt haben, halfen maßgeblich dabei, dieses Buch zu gestalten. Drew Baye und Dr. Ellington Darden danke ich für ihre hervorragenden Webseiten und wissenschaftlichen Abhandlungen. Mein Dank gilt auch Ryan Hall, der uns die genetischen Zusammenhänge erklärt hat, aus denen ein zielgruppenunabhängiges, einheitliches Training nicht empfehlenswert ist. Bo Railey danke ich für die beruflichen Ratschläge und hervorragenden Seminare. Ed Garbe, meinem Manager bei Ultimate Exercise, und Sarah Cooper, die dort als Trainerin tätig ist, danke ich für ihren unermüdlichen Einsatz. Schließlich möchte ich mich auch bei Arthur Jones bedanken: dem Mann, mit dem alles begann und dessen Schriften die Weichen für mein Leben stellten.

Dr. Doug McGuff

Es gibt viele Personen, die ich zu Dougs Liste hinzufügen möchte. Zunächst einmal möchte ich mit Doug McGuff selbst anfangen: Seine Erkenntnisse über umfassende metabolische Konditionierung und das Verhältnis zwischen Dosierung und Reaktion sind brillant und haben erheblich dazu beigetragen, das allgemeine Verständnis von Trainingswissenschaften zu verbessern. Ich möchte auch unseren Grafiker Tim Fedak lobend erwähnen, dessen hervorragende medizinische Skizzen die Muskelfunktionen und den menschlichen Stoffwechsel trefflich aufzeigen. Ebenfalls bedanke ich mich bei Gus Diamantopoulos für seine Tabellen und Diagramme, die den Prozess des Inroading veranschaulichen. Außerdem möchte ich all den zahlreichen Personal Trainern meinen Dank aussprechen, die ihre Expertise gewissenhaft in die Praxis umsetzen, die Fortschritte ihrer Klienten festhalten und seit Jahrzehnten das Verhältnis von Ursache und Wirkung zu ergründen versuchen. Unter ihnen sind Trainer wie Fred Hahn, Ann Marie Anderson, Doug Holland, David Landau, Terri Little, Cary Howe, Blair Wilson, Chris Greenfield, Daniel Craig, David Wilson und Jeremy Hymers, die gemeinsam mit den von Doug bereits erwähnten Personen zu den weltweit besten Personal Trainern gehören. Wie Doug möchte auch ich meinem verstorbenen Freund Mike Mentzer meine Anerkennung aussprechen und hervorheben, dass Mike der Erste war, der die Vorteile und Notwendigkeit zentraler Fragestellungen, wie die der Reduktion von Trainingsumfang und -häufigkeit, umfassend untersuchte und aus seiner Forschungsarbeit viele wichtige Schlüsse zog, die unser Verständnis von Trainingswissenschaft nachhaltig geprägt haben.

John Little

EINLEITUNG

TRAU, SCHAU, WEM?

Wie schafft es der Durchschnittsmensch, sich durch die unüberschaubar gewordene Fülle an Informationen über Gesundheit, Ernährung und Bewegung zu kämpfen, um an wirklich stichhaltiges Wissen zu gelangen, das sich durch harte Fakten belegen lässt? Das Problem ist: In diesen Bereichen wimmelt es geradezu vor sogenannten Expertenmeinungen, Mythen, Märchen und – schlichtweg – Lügen. Woher weiß man, wem man trauen kann?

Die Sache mit den Testimonials

Der häufigste Denkfehler ist, sich auf das Urteil anderer Leute zu verlassen. Ein Testimonial beispielsweise – von einem Freund geäußert oder in einer Fernsehwerbung präsentiert – ist ein völlig unzureichendes Kriterium, wenn es darum geht herauszufinden, ob etwas wahr ist oder nicht.

So hat der Redakteur einer bekannten Fitnesszeitschrift einmal einen völlig frei erfundenen, scherzhaften Beitrag über ein »Präparat mit Wunderwirkung« verfasst und in seinem Magazin lanciert. Am unteren Rand der Seite, auf der sein Artikel erschien, ließ er von der Grafikabteilung ein perforiertes Quadrat gestalten, das in etwa die Größe einer Briefmarke hatte und neben dem die folgende Empfehlung gedruckt war: »Für optimalen Muskelzuwachs dieses Feld ausschneiden und über Nacht in Wasser einlegen. Es enthält eine besondere Wirkstoffkombination aus Aminosäuren, die über einen Zeitraum von mehreren Stunden im Wasser freigesetzt werden. Entnehmen Sie am nächsten Morgen das Papier, und legen Sie es unter die Zunge, um die Aminosäuren zu absorbieren.« Das Ganze war natürlich ein Scherz, ein spontaner Einfall, um eine Seite zu füllen, weil ein Werbepartner kurzfristig eine Anzeige zurückgezogen hatte. Die Leser durchschauten seine Absicht allerdings nicht, und so trafen nur wenige Tage nach Veröffentlichung der Ausgabe jener Zeitschrift zahlreiche Anfragen in der Redaktion ein, und alle verlangten nach »mehr von diesem sagenhaften Papier«.

Viele Leser glaubten tatsächlich, dass sie größere und stärkere Muskeln bekämen, wenn sie das Papier wie vorgeschrieben unter die Zunge legten. Diese Reaktion ist charakteristisch für den Placeboeffekt, eine anschauliche Demonstration der Macht der Suggestion, die Menschen dazu bewegt, alle möglichen Dinge zu kaufen. Wenn einer Ihrer Freunde oder Familienangehörigen zufällig zu jenen Leuten gehört hat, die damals auf dieses »Präparat mit Wunderwirkung« schworen, hat er oder sie Ihnen bestimmt vorgeschwärmt, wie »toll« dieses Produkt war, und Sie hätten es daraufhin vermutlich selbst einmal probiert – sofern es denn wirklich verfügbar gewesen wäre und Sie sich von Testimonials beeinflussen lassen.

Dieser Fall war zwar eine unbeabsichtigte Irreführung, aber die Glaubwürdigkeit von Testimonials als Werbemaßnahme – ob es sich nun um Armbänder handelt, die angeblich Arthrose lindern, oder um Mittel zum Abnehmen – ist trotzdem aus vielen Gründen suspekt. Viele Vorher-nachher-Bilder zum Beispiel, die Diätprodukte bewerben, sind nicht echt; oft werden die Vorher-nachher-Bilder miteinander vertauscht, das heißt, das Model wird angewiesen, für das »Vorher«-Foto zuzunehmen. In anderen Fällen, etwa wenn Prominente für Fitnessprodukte werben, werden ihre Testimonials von der Firma bezahlt, die das Produkt verkauft, und der Prominente empfiehlt das Produkt nur deshalb, weil es sein »Job« ist, und nicht, weil er sich selbst von dessen Wirkung überzeugen konnte.

Statistische Streuung (Oder warum man den Wald vor lauter Bäumen nicht sieht)

Ein weiteres mögliches Hindernis auf dem Weg zur Wahrheit sind das Wesen der statistischen Streuung und die menschliche Tendenz zu Fehleinschätzungen, die dadurch entstehen, dass man Verallgemeinerungen trifft. In der Fitnessbranche wird oft angenommen, dass jemand mit überdurchschnittlichen körperlichen Eigenschaften oder Fähigkeiten eine zuverlässige Autorität in seinem Gebiet ist. Es ist jedoch problematisch, das äußere Erscheinungsbild einer Person mit ihrer besonderen Kompetenz oder Expertise gleichzusetzen, weil ein Großteil ihrer außergewöhnlichen Gaben lediglich das Ergebnis wilder Variationen sein könnte, die es in der statistischen Landschaft nun einmal gibt. Wenn man zum Beispiel die Wipfel eines Waldes betrachtet, wird man vermutlich ein, zwei Bäume sehen, die die anderen überragen und damit besonders auffallen – es liegt schließlich im Wesen des Menschen, Dinge zu bemerken, die deutlich von der Norm abweichen. Genauso fallen uns auch Individuen auf, die überlegene körperliche Fähigkeiten besitzen, und in diesem Fall gibt es die starke Neigung, diese Leute für Autoritäten in ihrem jeweiligen Gebiet zu halten – bzw. den Aussagen und Meinungen dieser Leute besonderes Gewicht zu verleihen.

Die Situation wird noch zusätzlich dadurch erschwert, dass viele Menschen, die solche anomalen körperlichen Fähigkeiten besitzen, nur allzu gerne bereit sind, sich selbst für Autoritäten

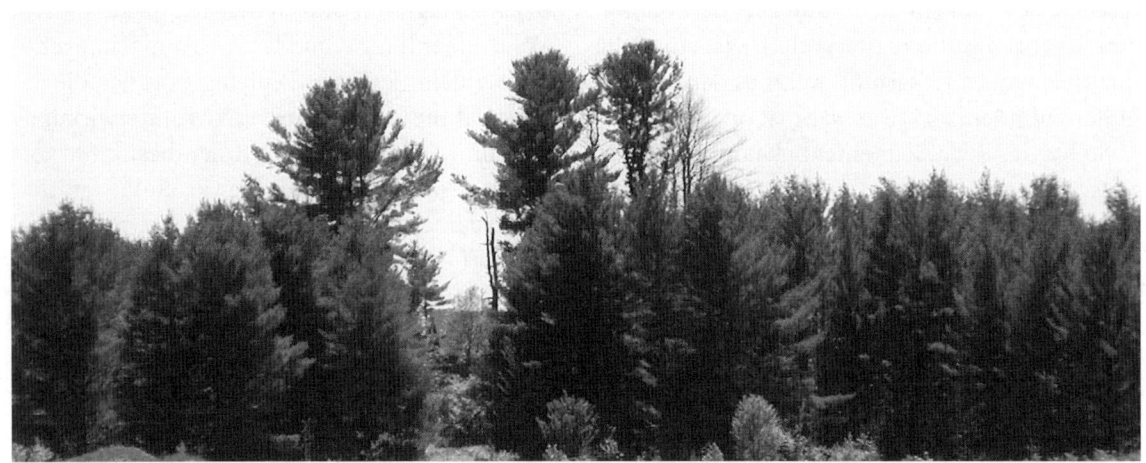

Eine zufällige statistische Streuung bewirkt, dass einzelne Baumwipfel den Rest überragen. Ein ähnliches Phänomen ermöglicht es bestimmten Mitgliedern der menschlichen Spezies, außergewöhnliche körperliche Fähigkeiten und Merkmale zu besitzen, über die die meisten anderen Mitglieder der Spezies nicht verfügen.

zu halten, und sich Eigenschaften zuschreiben, für die sie im Grunde gar nichts können, weil sie ihnen in Wahrheit die Natur in den Schoß gelegt hat. Mit anderen Worten: Wir alle neigen dazu, die Rolle der statistischen Streuung zu ignorieren, und schreiben uns und anderen dafür lieber willkürlich Autoritäten zu.

Die Neigung des Menschen, seine Fähigkeiten zur kognitiven Verallgemeinerung falsch anzuwenden, weil man sich an statistischen Ausnahmen orientiert, wurde von Nassim Nicholas Taleb ausführlich in seinen Büchern *Narren des Zufalls: Die unterschätzte Rolle des Zufalls in unserem Leben* (1. Auflage, btb, 2013) und *Der Schwarze Schwan: Die Macht höchst unwahrscheinlicher Ereignisse* (dtv, 2010) dargestellt. Taleb verwendet den »schwarzen Schwan« als Inbegriff für Anomalität, als zufällige Variante der Natur, die uns sofort ins Auge fällt – analog zu dem hohen Baum, der die anderen Wipfel überragt. Wir versuchen, eine logische Erklärung dafür zu finden, warum es diese Abweichung gibt. Talebs Buchtitel spielt auf die alte westliche Überzeugung an, dass alle Schwäne weiß sind, weil noch nie zuvor jemand einen schwarzen gesehen hat. Als im 17. Jahrhundert in Australien ein schwarzer Schwan entdeckt wurde, stand dieser Begriff für etwas, das als unmöglich galt, sich dann aber als real herausstellte.

Dieses Konzept der statistischen Streuung gilt nicht nur für körperliche Eigenschaften, sondern auch für sportliche Fähigkeiten, Muskel- oder Körpergröße, aber auch für Phänomene wie den Markt. Taleb nennt als Beispiel für einen schwarzen Schwan der Geschäftswelt die Internetsuchmaschine Google. Wenn man ihren gewaltigen wirtschaftlichen Erfolg betrachtet, fragt man sich zwangsläufig: »Wie war das möglich?« Unternehmer glauben in der Regel, dass ihr Erfolg bis zu einem gewissen Grad auf einen besonderen Mechanismus oder bestimmte Entscheidungen zurückzuführen ist. Und nicht selten sind sie gerne bereit, ihre Methode jedem zu erklären, der gewillt ist, dafür zu bezahlen. Das Problem ist nur, dass *jeder* Erfolg zu einem Großteil auf statistischer Streuung beruht, die nicht unbedingt etwas mit dem Prinzip von Ursache und Wirkung zu tun hat.

Deswegen findet man zu fast jedem Thema »Experten«, die völlig unterschiedliche Meinungen vertreten, unter anderem eben auch zu den Themen Gesundheit und Fitness. Man hat letztlich zwei (oder mehr) Bäume, die über die anderen Wipfel hinausragen und zu einer stattlichen Größe angewachsen sind – allerdings nicht weil sie irgendetwas Besonderes getan oder nicht getan haben, sondern weil es in der Natur der statistischen Streuung liegt. Diese beiden Anomalien können auf dem Weg zu ihrem jetzigen Zustand sogar völlig unterschiedliche Dinge *getan* haben, und trotzdem haben sie in ihrem Bereich dasselbe außergewöhnliche Ergebnis erzielt. Und ebenso, wie sie von Natur aus prädisponiert sind, in diesem Bereich erfolgreich zu sein, sind sie leider auch dazu prädisponiert, denselben Denkfehler zu begehen: »Ich habe X *getan* und dadurch Y bewirkt« – auch wenn die Praktiken, die die beiden Personen angewandt haben, gar nicht unterschiedlicher hätten sein können.

Das bedeutet nicht, dass die betreffenden Parteien eine täuschende Absicht verfolgen: Es ist ein natürlich auftretender Fehler im menschlichen Denkprozess, der grundsätzlich darauf ausgelegt ist, anhand gesammelter Daten Verallgemeinerungen zu treffen und weitgefasste Rückschlüsse zu ziehen. Dieser Ansatz hat sich generell als wirksames Mittel erwiesen, um im Alltag herauszufinden, was funktioniert und was nicht – er ist aber nur dann wirklich zuverlässig, wenn man ihn auf den gesamten Wald anwendet und nicht auf die wenigen außergewöhnlich hohen Bäume. Will man tatsächlich die Wahrheit erfahren, muss man seinen Blick darauf richten, was für die *Mehrheit* der Bevölkerung funktioniert und nicht nur für einige genetische Ausnahmen. Wenn wissenschaftliche Studien durchgeführt werden, die zu allgemeingültigen Erkenntnissen führen sollen, können die Ergebnisse irreführend sein, sobald sie eine oder mehr dieser genetischen Anomalien enthalten. Dieser Punkt führt uns zum Konzept der Standardabweichung.

Die Standardabweichung

Eine Standardabweichung ist in der Statistik und Wahrscheinlichkeitsrechnung definiert als die Quadratwurzel der Varianz, also der durchschnittlichen Streuung aller Ergebnisse um einen bestimmten Mittelwert. Der Mittelwert bildet dabei den höchsten Punkt der Glockenkurve der statistischen Normalverteilung. 85 Prozent einer Bevölkerung befinden sich eine Standardabweichung links und rechts vom Mittelwert. Wenn man sich zwei Standardabweichungen vom Mittelwert entfernt, schließt man bereits 95 Prozent der Bevölkerung ein. Die beiden äußersten Spitzen der Glockenkurve machen jeweils einen spärlichen Rest von 2½ Prozent aus – das heißt, dass jeweils 2½ Prozent der Bevölkerung weiter als zwei Standardabweichungen *über* bzw. *unter* dem Mittelwert liegen.

In den meisten Forschungsarbeiten fußt die statistische Auswertung von Ergebnissen auf der gaußschen Glockenkurve und der bayesschen Analyse. Sobald hier eine Anomalität ins Spiel kommt, wird es sehr problematisch. Menschen wie Mark McGwire, Sammy Sosa oder Barry Bonds beispielsweise an einer Trainingsstudie teilnehmen zu lassen, mit der die Leistung im Baseball verbessert werden soll, oder Bobby Orr, Wayne Gretzky und Sidney Crosby an einer vergleichbaren Studie über Eishockey teilnehmen zu lassen würde die Ergebnisse schlichtweg verfälschen. Wenn man ihre Fähigkeiten mit denen des durchschnittlichen Baseball- oder Eishockeyspielers vergleicht, würde sich bald zeigen, dass diese Ausnahmesportler ungefähr siebzehn Standardabweichungen vom Mittelwert entfernt sind. Würde ein Forscher versehentlich auch nur eine einzige solche Person in die Statistik einbeziehen, wäre der errechnete Mittelwert sofort um drei oder vier Standardabweichungen nach rechts verschoben. Deshalb sollten Sie vorsichtig mit Empfehlungen umgehen. In der Fitness- und Bodybuildingszene werden regelmäßig bestimmte Methoden oder Übungen der »Champions« besprochen und diese dann als Geheimtipp angepriesen. Die Wahrheit ist: Für den durchschnittlichen Freizeitsportler haben solche Empfehlungen absolut keine Aussagekraft.

Um noch mehr Verwirrung zu stiften, gibt es genügend Menschen in der Gesundheits- und Fitnessbranche, die sich dieser Tatsachen durchaus bewusst sind, sie jedoch trotzdem für eine hervorragende Gelegenheit halten, um andere vorsätzlich zu täuschen und sich zu bereichern. Wer andere ausnutzt, indem er falsche Hoffnungen weckt und sie glauben macht, sie könnten durch eine bestimmte Maßnahme ihre Trainingsergebnisse immer weiter auf die rechte Seite der Glockenkurve verschieben, erzeugt ein Szenario, das sehr schnell Marketingspezialisten auf den Plan ruft und zu Aussagen führt wie: »Der ausschlaggebende Faktor, der *diese* Person zu einem Champion macht und Sie nicht, ist *dieses* Produkt.«

Die Annahme eines kausalen Zusammenhangs zwischen Aktivität und Erscheinungsbild

Sie haben sicher auch schon den folgenden Rat gehört: »Sie wünschen sich lange, schlanke Muskeln wie ein Schwimmer? Dann schwimmen Sie! Stemmen Sie keine Hanteln – sonst sehen Sie aus wie ein Bodybuilder!« Solche Behauptungen werden ständig gemacht, und obwohl sie weit verbreitet sind, sind sie falsch. Auch hier gilt: Diese Schlussfolgerung lässt sich darauf zurückführen, wie der menschliche Verstand funktioniert. Man sieht eine Gruppe von Spitzenschwimmern und bemerkt ein gewisses einheitliches Erscheinungsbild, oder man sieht eine Gruppe von Bodybuildern und erkennt ein anderes Erscheinungsbild. Es scheint daher logisch, dass ein Zusammenhang zwischen dem Training und dem Erscheinungsbild dieser Sportler besteht. Diese Annahme ist aber nichts anderes als eine Fehldeutung der gemachten Beobachtungen.

Falls Sie jemals einem Schwimmwettbewerb auf Landes- oder Bundesebene beiwohnen und sich die gesamte Meisterschaft von den Vorläufen bis hin zum Finale ansehen, werden Sie feststellen, dass sich die Körper der Teilnehmer im Laufe des Tages deutlich verändern. Das spricht dafür, das nicht das Schwimmen an sich diesen »Typ« Körper schafft; vielmehr setzt sich ein bestimmter Körpertyp durch, der sich am besten fürs Schwimmen eignet. Mit anderen Worten: Durch die selektive Auswahl des Wettkampfs macht sich bemerkbar, wer im Hinblick auf diese spezielle Aktivität zur genetischen Elite gehört. Ein Wettkampf in einer bestimmten Sportart ist sozusagen eine Art beschleunigte Evolution.

Der Schwimmwettkampf beginnt mit der ersten Ausscheidungsrunde. Wenn Sie die Sportler betrachten, die vor dem Startschuss auf den Blöcken stehen, werden Sie eine Vielzahl an durchaus unterschiedlichen Körperformen erkennen. Ab dem Viertelfinale beginnen diese dann, sich mehr und mehr zu ähneln. In den beiden Halbfinal-Durchgängen sehen die Teilnehmer schon *sehr* ähnlich aus, bis schließlich die Wettkämpfer auf den Startblöcken im Finale sich gleichen wie ein Ei dem anderen. Der Grund? Eine selbstselektive Auswahl: beschleunigte Evolution.

Die meisten von uns verfolgen jedoch nur das Finale und sehen dann eine Gruppe von Sportlern, die eine fast identische Physis besitzen und dieselbe Aktivität betreiben, und wir schließen daraus, dass sie durch ebendiese Aktivität diesen Körpertyp erlangt haben. Wir ziehen also eine unzutreffende Schlussfolgerung, weil wir den größeren Kontext nicht sehen; das heißt in diesem Fall, dass wir den Rest der Körpertypen, die ebenso lange trainiert und an dieser Veranstaltung teilgenommen haben, schlichtweg aus unserer Betrachtung ausklammern. Deshalb hört man häufig Aussagen wie: »Du solltest Pilates machen, dann bekommst du den Körper einer Tänzerin!« oder »Wenn du nur lange genug Dance Aerobic machst, bekommst du den Körper einer Tänzerin!« oder »Du solltest anfangen zu schwimmen, dann bekommst du lange, schlanke Muskeln und siehst nicht gedrungen aus.« Solche Behauptungen sind das Ergebnis falscher Beobachtungen und verwechselter Zusammenhänge zwischen Ursache und Wirkung: Es war nicht die Aktivität, die den Körpertyp schuf, sondern vielmehr ist einfach dieser bestimmte Körpertyp für diese Aktivität am besten geeignet. Es ist die genetische Ausstattung, die den Körpertyp hervorruft. Wer also beispielsweise nach dem Körpertyp eines Spitzenschwimmers strebt, benötigt im Grunde dieselben Eltern wie dieser Spitzenschwimmer – und nicht seine bzw. ihre Trainingsmethoden.

Die Gefahr der Verklärung unserer Vorfahren

Es scheint so, als ob in der Evolutionsgeschichte unserer Spezies Gesundheit und eine normale körperliche Funktionsfähigkeit immer im Zusammenhang mit Aktivitäten standen, die ein angemessenes Gleichgewicht zwischen einem anabolen (Aufbau-)Zustand und einem katabolen (Abbau-)Zustand hielten. In einen katabolen Zustand gerieten die meisten unserer Vorfahren durch Aktivitäten, die eine extrem hohe körperliche Belastung darstellten, wie etwa das Bewegen von Felsblöcken, den Bau von Zäunen, Jagen und Sammeln. In diesem Zusammenhang ist es wichtig hervorzuheben, dass der menschliche Körper aus der Perspektive der DNS einem Leihfahrzeug gleicht, das dazu dient, die Erbinformation in die Zukunft zu transportieren. Die DNS interessiert sich nur dafür, dass man lange genug am Leben bleibt, um Nachkommen zu erzeugen und aufzuziehen, die wiederum neue Leihfahrzeuge darstellen, welche den Fortbestand der DNS sichern. Sobald Ihre DNS also an jüngere, unverbrauchtere Körper weitergegeben wurde, interessiert sie sich nur noch herzlich wenig für Ihren Gesundheits- und Fitnesszustand. In Bezug auf körperliches Training bedeutet dies: Ihr persönliches Genom ist so ausgerichtet, dass es sich an der *minimalen* Dosis körperlicher Aktivität orientiert, die geeignet ist, Sie bei so guter Gesundheit zu halten, dass Sie Ihre DNS erfolgreich weitergeben können. Mit anderen Worten: In letzter Instanz bestimmt Ihr Genom darüber, wie Ihr Körper auf Trainingsmaßnahmen jedweder Art reagiert.

Während wir dazu neigen, unseren Vorfahren zu unterstellen, dass sie wesentlich aktiver waren als wir und zu einer Gruppe gehörten, die »natürliche« Nahrungsmittel konsumierte und sich folglich besserer Gesundheit erfreute als wir im 21. Jahrhundert, ist es in Wahrheit so, dass die statistische Lebenserwartung unserer Vorfahren bis Anfang des 20. Jahrhunderts nicht mehr als 47 Jahre betrug.[1] Obwohl diese kurze Lebensdauer überwiegend durch Krankheiten, Verletzungen und eine hohe Säuglingssterblichkeit begründet ist, kann sie teilweise auch auf die erhöhte Aktivität zurückgeführt werden, zu der unsere Vorfahren gezwungen waren, weil sie sich auf Nahrungssuche begeben mussten, wodurch das empfindliche Gleichgewicht zwischen katabolen und anabolen Phasen gestört wurde. Es mag sein, dass unsere Vorfahren wesentlich aktiver waren als wir heutzutage, dafür litten sie aber bereits mit Anfang vierzig an fortgeschrittener Arthrose und anderen Verschleißerkrankungen.[2]

Es wäre daher ein Fehler, in der Vergangenheit nach Gesundheits- und Fitnessempfehlungen zu suchen, die uns als Maßstab für unsere gegenwärtigen Erwartungen dienen. Ja, es ist wahr: Unsere evolutionären Wurzeln wirken auch heute noch nach und geben vor, wie viel Bewegung für unsere Spezies angemessen ist; aber wir müssen auch einräumen, dass wir im Gegensatz zu unseren Vorfahren inzwischen über das nötige Wissen verfügen, das es uns erlaubt, die Intensität unserer körperlichen Aktivität auf ein Maß anzuheben, das die Weichen für eine optimale Gesundheit und verbesserte Fitness stellt – ohne dass wir uns denselben Verschleißerscheinungen aussetzen wie unsere Vorfahren einst. Wir wissen jetzt, auf welche Weise wir welche körperlichen Aktivitäten ausüben müssen, um ein ausgewogenes Verhältnis von katabolen und anabolen Zuständen herbeizuführen – oder mit anderen Worten: eine Art von Aktivität, die unsere Fitness fördert, ohne unserer Gesundheit zu schaden.

Ärzte und die Standardabweichung

Es ist völlig normal, dass man seinen Arzt konsultiert, wenn man wissen will, welche Art von Training man ausüben soll, um seiner Gesundheit etwas Gutes zu tun. Das erscheint den meisten von uns naheliegend und logisch. Diesen ärztlichen Empfehlungen zu folgen kann allerdings durchaus auch problematisch sein, weil Ärzte in einer Welt der *Krankheit* leben, die so weit links auf der Glockenkurve der Gesundheit angesiedelt ist, dass viele nicht verstehen, was es bedeutet, im Mittelfeld zu liegen. Ärzte (so wie einer der beiden Autoren dieses Buchs) haben tagaus, tagein mit Menschen zu tun, die *nicht* gesund sind, und so fehlt ihnen oft der Blick für die komplexen Zusammenhänge zwischen sportlicher Aktivität, Fitness und Gesundheit.

Weil es im Wesen der Medizin liegt, sich am äußersten linken Rand des Durchschnitts zu bewegen (also im 2½-Prozent-Bereich derjenigen mit mehr als zwei Standardabweichungen unter dem Mittelwert), hat der herkömmliche Arzt keine Erfahrung im Umgang mit den anderen 97½ Prozent und ist daher nur bedingt geeignet, der gesunden Bevölkerung Ratschläge zu erteilen, wie sie am besten gesund und fit bleibt.

Vorsicht vor Studien

Wenn Freunde, Verwandte, Ärzte, Spitzensportler und Zeitschriftenartikel aber unzuverlässige Informationsquellen darstellen, stellt sich unweigerlich die Frage, an wen man sich wenden soll, wenn man verlässliche Antworten sucht. Es ist nur allzu verlockend zu sagen: »An die Wissenschaft.« Aber auch in diesem Bereich muss man auf der Hut sein und jede einzelne Studie genau in Augenschein nehmen, weil nicht alle der Wahrheitsfindung dienen (und wie bereits erwähnt, werden manche Studien auch nicht fachgerecht ausgeführt). Man sollte zum Beispiel niemals eine Studie überfliegen und lediglich das Abstract (die dem Artikel vorangestellte Zusammenfassung, Anm. d. Übers.) und das Fazit gründlich lesen (was die meisten allerdings tun), weil man dadurch oft zu falschen Schlussfolgerungen kommt. Im Abstract und im Fazit wird oft mit Statistiken operiert, die unzuverlässig sind, weil sie unter Einschluss nichtrepräsentativer Ergebnisse entstanden sind. Dies ist gerade in der medizinischen Fachliteratur oft der Fall, und Pharmaunternehmen nutzen diese Tatsache geschickt zu ihrem Vorteil, indem sie den Leser zu Schlussfolgerungen drängen, die auf irreführenden Statistiken beruhen. Es ist wichtig, sowohl den gesamten Text zu lesen als auch die Methode zu überprüfen, mit der die zugrunde liegenden Daten erhoben wurden. Dann stellt man möglicherweise fest, dass die Daten nicht unbedingt das Resultat der Studie untermauern.

In diesem Buch zitieren wir ausschließlich Studien, die unseren hohen wissenschaftlichen Ansprüchen genügen. Wir haben somit bewusst auf Studien verzichtet, die verfälschende Elemente enthalten, und verwenden ausschließlich solche, die sich auf die meisten potenziellen Leser dieses Buches übertragen lassen. Dieses Ausschlussverfahren war übrigens völlig unabhängig von den Inhalten der einzelnen wissenschaftlichen Arbeiten, das einzige Kriterium war die Frage, ob eine Studie korrekt durchgeführt worden war und valide Ergebnisse lieferte – oder nicht. Die angewendeten Methoden mussten in jedem Fall gültigen wissenschaftlichen Standards entsprechen. Es sollte sich um randomisierte und, falls möglich, um Doppelblindstudien handeln, um mögliche Placeboeffekte erkennen zu können (was bei Fachliteratur zu körperlichem Training oft nur schwer umsetzbar ist). Auch spielte eine Rolle, wer die jeweiligen Studien unterstützt hat. Wenn zum Beispiel ein Pharmakonzern oder Hersteller von Nahrungsergänzungsmitteln eine Studie in Auftrag gibt, können alle Daten suspekt sein, und die gezogenen Schlussfolgerungen sollten mit großer Vorsicht genossen werden.

Indem wir einen genauen Blick auf die in den Arbeiten enthaltenen Daten werfen, können wir besser beurteilen, ob das Fazit der jeweiligen Studie auch wirklich durch ihre Daten untermauert wird. Und wir verstehen besser, ob und inwieweit sich die gezogenen Schlussfolgerungen auf den Durchschnittsmenschen übertragen lassen, der auf der Suche nach aussagekräftigen, zuverlässigen Informationen über Gesundheit, Fitness und eine hohe Lebenserwartung ist.

1 Die Definition von *Gesundheit, Fitness* und *Training*

So seltsam es auch klingen mag, *Fitness* ist ein Zustand, der bislang noch nicht exakt definiert worden ist. Die meisten von uns verwenden den Begriff, ohne zu wissen, was genau wir eigentlich damit meinen. Weder die Medizin noch die Fitnessbranche liefern bis dato eine eindeutige Definition dieses Zustands.

Ähnlich verhält es sich mit einer brauchbaren Definition von *Gesundheit*. Bei den Recherchen für dieses Buch nahmen wir eine ausführliche Untersuchung der Fachliteratur vor und gingen auf unserer Suche nach einer Definition auch viele medizinische Lehrbücher durch. Überrascht stellten wir fest, dass die Begriffe *Gesundheit* und *Fitness* – die in der Medizin, im Gesundheitswesen und im Sport praktisch allgegenwärtig sind – bislang nicht verbindlich definiert worden sind. Als Doug schließlich sein altes Lehrwerk aus dem Medizinstudium, *The Pathologic Basis of Disease*, zurate zog, fiel ihm auf, dass das Buch zwar ohne Weiteres den Begriff *Krankheit* definieren konnte, eine Definition von *Gesundheit* aber schuldig blieb.

Das Gleichgewicht zwischen Katabolismus und Anabolismus

Viele verwenden die Begriffe *Gesundheit und Fitness* oft in einem Atemzug, als ob die beiden Konzepte untrennbar zusammengehörten. Die gängige Annahme ist, dass sich mit steigender Fitness zugleich die Gesundheit verbessert. Tatsächlich aber besteht keine direkte, wissenschaftlich belegbare Verbindung zwischen diesen beiden Zuständen. Hinzu kommt, dass der menschliche Körper nämlich niemals statisch verharrt; vielmehr ist er ein dynamischer Organismus, der ständig mit Abbauprozessen (Katabolismus) und Aufbauprozessen (Anabolismus) beschäftigt ist. Nehmen wir beispielsweise das Phänomen der Blutgerinnung. Ständig entstehen kleine Gerinnsel, die zunächst ab- und dann wieder aufgebaut werden. Auf diese Weise wird ein Gleichgewicht zwischen Blutviskosität und Gerinnbarkeit aufrechterhalten, um einerseits eine gleichmäßige Durchblutung zu gewährleisten, dabei aber andererseits trotzdem jederzeit bereit zu sein, eine eventuell auftretende Blutung zu stoppen (aber nicht so aggressiv, dass dies verstopfte Arterien und einen Herzinfarkt zur Folge hätte). Auch andere Werte wie der Säure-Basen-Haushalt, Blutgase, Hormone, Elektrolyte, Flüssigkeitsspiegel und zahlreiche andere komplexe Vorgänge oszillieren und verändern sich ständig im Rahmen dieser katabolen und anabolen Prozesse. Das Leben als solches hängt letztlich von einem ausgewogenen Verhältnis zwischen Katabolismus und Anabolismus ab, und genau deshalb ist dieses Gleichgewicht auch der Faktor, über den sich die Gesundheit eines Organismus letztlich definieren lässt.

Die beiden Zustände können wie folgt beschrieben werden:

Katabol: alles, was dazu führt, dass sich der Organismus zersetzt.

Anabol: alles, was dazu führt, dass der Organismus wächst und gedeiht.

Als unsere Vorfahren noch Jäger und Sammler waren, gab es immer wieder lange Phasen, in denen Hunger bzw. der Hungertod eine ernst zu nehmende Bedrohung war. In diesen Notzeiten herrschte also ein kataboler Zustand vor. Trotz ihrer offensichtlichen negativen Auswirkungen haben Forschungsarbeiten über Kalorienreduktion und Lebenserwartung zugleich aber auch gezeigt, dass in solchen katabolen Phasen ein Großteil der Reparatur der DNS stattfindet. Daraus lernen wir, dass ein kataboler Zustand ein notwendiger Bestandteil der Gesundheit ist und nicht etwas, das es um jeden Preis zu vermeiden gilt. Eine Definition von Gesundheit muss also sowohl katabole als auch anabole Prozesse berücksichtigen. Der Begriff *Gesundheit* impliziert auch nach bisheriger Deutung das Fehlen von Krankheiten, weshalb diesem Faktum im Rahmen einer Definition ebenfalls Rechnung getragen werden muss. Da also bislang weder die Fitnessbranche noch die Medizin mit einer Arbeitsdefinition von Gesundheit aufwarten kann, schlagen wir – unter Vorbehalt – die folgende vor:

Gesundheit: ein physiologischer Zustand, der sich durch die Abwesenheit von Krankheit oder pathologischen Erscheinungen auszeichnet und bei dem das erforderliche biologische Gleichgewicht zwischen katabolen und anabolen Zuständen aufrechterhalten werden kann.

Die Fähigkeit des Körpers, die Balance zwischen katabolen und anabolen Zuständen zu halten, äußert sich in seiner Fähigkeit zu adaptiven Anpassungen, die sein Überleben sichern. Tagaus, tagein sieht sich Ihr Körper mit einer Vielzahl potenzieller Bedrohungen wie Witterungseinflüssen, physischer Verausgabung und Krankheitserregern konfrontiert. Wenn er sich nicht erfolgreich an diese Herausforderungen anpasst, stehen seine Überlebenschancen schlecht. Man könnte also sagen, dass Fitness die Fähigkeit des Körpers ist, den Bedrohungen, die als Stressoren auf den Organismus einwirken, standzuhalten, sich von ihrem Einfluss zu erholen und sich an sie anzupassen. Oder anders ausgedrückt:

Fitness: der Zustand, physiologisch dazu in der Lage zu sein, Herausforderungen zu meistern, die oberhalb der Reizschwelle einer normalen Beanspruchung im Ruhezustand eines Körpers liegen.

Was ist Training?

Um den Zusammenhang zwischen Training, Fitness und Gesundheit zu verstehen, muss man genau zwischen Training und unspezifischer körperlicher Aktivität differenzieren. Der Hauptunterschied ist, dass Training eine Form von Bewegung ist, die das erklärte Ziel verfolgt, den Körper anzuregen, eine positive Adaptation des Fitness- und Gesundheitszustands hervorzurufen. Es ist zwar möglich, dass eine unspezifische körperliche Aktivität Adaptationen der Fitness und Gesundheit zu bewirken vermag, sie kann der Gesundheit aber auch schaden. Auf der Grundlage des aktuellen Wissensstands schlagen wir daher folgende Definition für Training vor:

Training: eine Aktivität, die darauf abzielt, eine positive physiologische Adaptation hervorzurufen, die der Verbesserung der Fitness und Gesundheit dient. Dabei soll eine Erhöhung der Fitness nicht zu Lasten der Gesundheit gehen.

Es gibt Tausende körperlicher Aktivitäten, die gemeinhin als Training gelten, vom Gehen und Laufen bis hin zum Turnen, Gewichtheben und Yoga. Viele dieser Tätigkeiten erfüllen aber nicht die Kriterien unserer Definition; entweder weil es ihnen nicht in angemessener Weise gelingt, die mechanischen und metabolischen Anpassungen anzuregen, die nötig sind, um die Fitness (und zu einem Großteil auch die Gesundheit) zu fördern, oder weil sie durch die immer gleichen Bewegungsmuster die Gesundheit kompromittieren.

Aus diesem Grund betrachten wir Aktivitäten wie Joggen und Laufen nicht als Training. Diese Beurteilung mag bei manchen auf Protest stoßen, vor allem bei Läufern und Joggern, aber es ist nun einmal eine Tatsache, dass Laufsportler sich großen Gesundheitsrisiken aussetzen. Studien belegen, dass sich im Durchschnitt 60 Prozent der Läufer jährlich verletzen, und zwar einmal pro einhundert Stunden besagter Aktivität.[3]

Der Schaden, der durch das Laufen entsteht, zeigt sich oft erst nach fünfzehn bis zwanzig Jahren, also wenn Läufer, die als junge Erwachsene mit diesem Hobby angefangen haben, vierzig oder fünfzig Jahre alt sind und feststellen, dass ihnen das Treppensteigen schwerfällt, weil sie unter Knieschmerzen leiden; oder dass sie nur mit großer Mühe die Arme über den Kopf heben können, weil sich im Schultergelenk Osteophyten (Knochenvorsprünge) gebildet haben; oder sie können sich nicht mehr drehen oder bücken, weil sie ständig Rückenschmerzen haben. Diese Beschwerden treten nicht plötzlich auf, sondern entwickeln sich schleichend. Sie sind das Ergebnis ungünstiger Aktivitäten und Belastungsintensitäten, die chronisch katabol sind und viel zu oft erreicht werden, sodass zwischendurch kein anaboler Zustand mehr eintreten kann.

Auch Aktivitäten, die als »maßvoll« gelten, können in dieser Hinsicht problematisch sein. Die Tausenden von Schulter- und Ellenbogenrotationen, die ein Hobbytennisspieler im Laufe seiner sportlichen Karriere ausführt, können beispielsweise eine Arthrose zur Folge haben, obwohl das Gewicht des Tennisschlägers an sich nicht sonderlich hoch ist. Jede Bewegung, die ständig wiederholt wird, führt zu Verschleiß, der früher oder später die Fähigkeit des Körpers beeinträchtigt, sich zu regenerieren und zu reparieren. Wenn diese Formen der Aktivität häufig (mehrmals pro Woche) ausgeführt werden, können die Beschwerden natürlich auch schneller in Erscheinung treten.

Gesundheit und Fitness – wo besteht der Zusammenhang?

Beim Sichten der Fachliteratur stellten wir nicht nur fest, dass es bislang keine klare Definition für *Fitness* und *Gesundheit* gab, sondern auch – was sogar noch überraschender ist –, dass (wenn überhaupt) nur ein geringfügiger Zusammenhang zwischen *Training* und *Gesundheit* besteht.

Es wird gemeinhin angenommen, dass Sportler gesund sind, *weil* sie fit sind. Aber wenn man den Profisport einmal genauer unter die Lupe nimmt und die Leistungs- und Gesundheitsprofile der dort agierenden Athleten betrachtet, stellt man fest, dass sie zwar außergewöhnlich fit sind, allerdings in ihrem Streben nach diesem überdurchschnittlich hohen Fitnesszustand auch einen Teil ihrer Gesundheit eingebüßt haben. Die meisten Weltklassesportler erreichen ihre Spitzenleistungen nicht auf eine Weise, die ihrer Gesundheit zuträglich ist, und das liegt daran, dass dies schlichtweg *nicht möglich* ist. Das ist vor allem dann der Fall, wenn die betreffende Sportart eine körperliche Leistungsfähigkeit erfordert, die dem natürlichen evolutionsgeschichtlichen Hintergrund unserer Spezies nicht unbedingt entspricht.

Ein klassisches Beispiel ist die Geschichte von Euchidas, die uns der berühmte griechische Historiker Plutarch hinterließ (ca. 46–120 n. Chr.). Nach einem Sieg der Griechen über die Perser in der Schlacht um Platæa im Jahr 479 v. Chr. rannte Euchidas nach Delphi und wieder zurück:

> … *Euchidas von Platæa, der so schnell wie möglich Feuer zu holen versprach, machte sich auf den Weg nach Delphi. Dort reinigte er seinen Körper, und nachdem er mit heiligem Wasser gesegnet und mit einem Lorbeerkranz geschmückt worden war, nahm er das Feuer vom Altar, rannte zurück nach Platæa und traf dort bei Sonnenuntergang ein. An einem Tag hatte er zweihundert Kilometer zurückgelegt. Er umarmte seine Mitbürger, reichte ihnen das Feuer, fiel zu Boden und starb wenige Augenblicke später.*[4]

Und dann gibt es die oft erzählte Legende von Euchidas' Zeitgenossen, einem anderen Langstreckenläufer namens Pheidippides, die ursprünglich von dem griechischen Historiker Herodot festgehalten (ca. 484–425 v. Chr.)[5] und von römischen Historikern wie Lukian (ca. 125–180 n. Chr.) weitergegeben wurde.[6] Der Legende nach legte ein griechischer Läufer namens Pheidippides in etwa vierundzwanzig Stunden eine Strecke von über 230 Kilometern zurück (von Athen nach Sparta), was eine sehr beeindruckende Zurschaustellung überragender Sportlichkeit ist. Pheidippides krönte diese Meisterleistung noch, indem er zusätzlich zweiundvierzig Kilometer von Marathon nach Athen rannte, um den Sieg der Griechen zu verkünden. Als er in Athen eintraf, sagte er (abhängig von der verwendeten antiken Quelle) entweder »Nike!« (»Sieg!«) oder wahlweise »Freut euch! Der Sieg ist unser!« In beiden Versionen der Geschichte ereilte Pheidippides dasselbe Schicksal wie Euchidas: Er fiel um – tot.

Es ist nicht verwunderlich, dass die Gesundheit eines Sportlers durch eine solche Aktivität schwer in Mitleidenschaft gezogen wird. Herodot zufolge absolvierte Pheidippides bei seinem Lauf von Athen nach Sparta eine Strecke, die zwei aneinandergereihten Ultramarathons mit insgesamt über zweihundert Kilometern entspricht.

Noch verwirrender ist allerdings der Umstand, dass die Vorstellung vom Zurücklegen solcher Entfernungen aufgrund der damit einhergehenden Gesundheitsrisiken offenbar nicht abschreckend wirkt, sondern Pheidippides heutzutage vielmehr als Idol gilt, der mit Marathonläufen und dem Internationalen Spartathlon-Rennen geehrt wird, bei dem die Teilnehmer die angenommene Originalstrecke von 236,9 Kilometern von Athen nach Sparta zurücklegen müssen. Es ist nicht verwunderlich, dass moderne Fitnessfanatiker entweder dasselbe vorzeitige Ende ereilt wie ihr griechisches Vorbild (wie zum Beispiel Autor und Laufguru Jim Fixx) oder sie eine Menge gesundheitlicher Beschwerden haben, die sich eindeutig nicht mit einer anhaltenden Gesundheit und einer hohen Lebenserwartung vereinbaren lassen. In der Fachliteratur gibt es viele Fakten, die eindeutig darauf hinweisen, dass Langstreckenläufer im Gegensatz zu ihren weniger aktiven Zeitgenossen viel wahrscheinlicher Herzerkrankungen erleiden,[7] ebenso steigt die Gefahr von Vorhofflimmern,[8] Krebs,[9] Erkrankungen der Leber und Galle,[10] Muskelschäden,[11] Nierenfehlfunktionen,[12] akuten Mikrothrombosen,[13] Hirnschäden,[14] Wirbelsäulendegeneration[15] und Keimzelltumoren.[16]

Da sich die meisten Menschen der Beziehung zwischen Anabolismus und Katabolismus nicht bewusst sind, ahnen sie nicht, dass ihr Streben nach Fitness negative Folgen für ihre Gesundheit haben kann, und setzen Fitness (oder Training) mit Gesundheit gleich. Statt zu erkennen, dass Gesundheit ein empfindliches Gleichgewicht zwischen gegensätzlichen, aber miteinander in Verbindung stehenden Prozessen ist, glauben sie vielmehr, dass sie sich beliebig steigern lässt. Statt unter Gesundheit die Abwesenheit von Krankheit zu verstehen, nehmen sie an, dass man zunehmend »gesünder« werden kann. In Wirklichkeit korrelieren Fitness und Gesundheit nicht direkt miteinander; wenn sich der eine Zustand verbessert, verbessert sich der andere nicht automatisch mit.

Mit der korrekten Trainingsweise können Gesundheit und Fitness aber einander angeglichen werden, zumindest bis zu einem gewissen Grad. Dies lässt sich allerdings nicht durch jede beliebige körperliche Betätigung erreichen. Etliche Sportarten und Trainingsmethoden erzeugen vielmehr eine physiologische Situation, in der die Fitness zu-, die Gesundheit hingegen abnimmt. Und zwar passiert das immer dann, wenn man es in dem Versuch, eine metabolische Adaptation zu erreichen, mit der Fitness derart übertreibt, dass es zu einem unausgewogenen Verhältnis von anabolen und katabolen Zuständen kommt.

Der Mensch entwickelte sich in grauer Vorzeit zu einem Organismus, der Energie aufwenden musste, um Energie zu gewinnen. Wir mussten Arbeit verrichten, um Nahrung zu beschaffen und Behausungen zu bauen, welche unser Überleben sicherten. Diese Strategie erforderte ein Mindestmaß an körperlicher Aktivität, mit gelegentlichen, intensiven Muskelanstrengungen. So herrschte ein Gleichgewicht zwischen dem katabolen Zustand, der eine Begleiterscheinung der überlebensnotwendigen körperlichen Belastung war, und dem anabolen Zustand, der dazu dient, sich zu erholen und seine Energiereserven aufzufüllen, die wiederum für jene Aktivitäten gebraucht wurden, die uns am Leben hielten.

Wenn wir dagegen auf unsere gegenwärtige Situation blicken, stellen wir fest, dass keine Lebensmittelknappheit herrscht, sondern vielmehr ein Überschuss, und moderne technische Errungenschaften haben dafür gesorgt, dass nicht mehr so viel Körperkraft bzw. Energie aufgewendet werden muss, um sich mit Nahrung zu versorgen. Als Folge davon hat sich unsere Gesundheit verschlechtert; im Gegensatz zu den zuvor erwähnten Ausdauersportlern, die sich zu stark fordern, verausgabt sich die Mehrheit der Menschen nicht mehr ausreichend. Das heißt, wir geraten nicht mehr in nennenswerte Katabolismus-Phasen, die aber der entscheidende Mechanismus für eine physiologische Adaptation in Richtung Gesundheit oder Fitness sind.

Früher wurde angenommen, dass körperliche Aktivität an sich bereits in der Lage ist, die Gesundheit zu verbessern, aber diese Vermutung hat sich nicht bestätigt. Eventuelle »Verbesserungen der Gesundheit« sind nur darauf zurückzuführen, dass man sich heutzutage (im Vergleich zu dem, wofür der Mensch genetisch eigentlich ausgelegt ist) insgesamt so wenig bewegt, dass selbst ein *wenig* Bewegung bereits zu einer erkennbaren Verbesserung führt. Sich von beinahe völliger muskulärer Inaktivität auf ein Niveau steigern zu wollen, das auch nur ansatzweise dem entspricht, was sich im Laufe von Zehntausenden von Jahren in uns genetisch verankert hat (und das sich erst in den letzten vierzig oder fünfzig Jahren grundlegend verändert hat), ist aber keinesfalls der richtige Weg zu mehr Gesundheit.

Wer glaubt, der Zusammenhang zwischen Fitness und Gesundheit sei konstant und linear, ähnelt einer Person, die am Strand steht und den Wasserstand messen will. Sie nimmt die erste Messung bei Ebbe vor. Sobald die Flut kommt, nimmt sie eine weitere Messung vor und stellt fest, dass das Wasser innerhalb von zwanzig Minuten auf eine Höhe von anderthalb Metern gestiegen ist. Nach dreißig Minuten ist es bereits fünf Meter hoch. Aus diesen Beobachtungen schließt sie, dass in zwei Wochen der ganze Kontinent unter Wasser steht.

Denselben Denkfehler begehen wir, wenn wir beobachten, dass ein höheres Maß an Aktivität mit einer leichten Verbesserung der Gesundheit einhergeht. Die Gesundheit *wird* sich verbessern – aber sie wird eben nur bis auf einen *normalen* physiologischen Ausgangswert steigen und nicht darüber hinaus. Wenn man die einschlägige Fachliteratur studiert, fällt schnell auf, dass sehr aktive Sportler wie Ultraläufer in ihrem Streben nach einer ständigen Leistungsoptimierung innerhalb ihrer Disziplin irgendwann an ihre körperlichen Grenzen stoßen und diese dann immer weiter hinausschieben müssen, um mit der Konkurrenz mithalten zu können. Unter dieser Voraussetzung ist es gut möglich (und sogar wahrscheinlich), dass immer zehrender werdende Trainingsmethoden, gemeinsam mit den Strapazen einer langen Wettkampfsaison, irgendwann zu gesundheitlichen Schäden führen und eventuell sogar zu einer verringerten Lebenserwartung.

Die gute Nachricht ist, dass die Wissenschaft heute ein besseres Verständnis dafür hat, wie sich der menschliche Körper anpasst und regeneriert. Wir wissen mittlerweile, dass es möglich ist, eine Form von Training zu praktizieren, die eine überdurchschnittliche Fitness herbeiführt, *ohne* die Gesundheit zu beeinträchtigen, und die in vielerlei Hinsicht dazu beiträgt, selbige sogar zu verbessern. Diese *wissenschaftlichen Erkenntnisse* wurden durch rationale Analyse und praktische Versuche erworben und beruhen auf den Variablen Volumen (Trainingsumfang), Intensität (Kraft- und Energieaufwand) und Frequenz (die Häufigkeit der ausgeübten Aktivität). Wenn man diese Erkenntnisse im Rahmen eines Trainingsprogramms umsetzt, kann dies zu einer gesteigerten Leistungsfähigkeit im Bereich Fitness führen, während gleichzeitig die Gesundheit auf das genetisch machbare Höchstmaß gebracht wird.

Das Streben nach einem langen Leben

Mit zunehmendem Alter haben wir ganz selbstverständlich den Wunsch, noch älter zu werden. Dabei setzen wir Leben mit Gesundheit und Gesundheit mit Fitness gleich. Es ist also ganz normal, sich zu erkundigen, welche Trainingsformen, Nahrungsergänzungsmittel und auch Medikamente uns zur Verfügung stehen, die dazu beitragen können, unser Leben zu verlängern. Es sollte an dieser Stelle angemerkt werden, dass ein langes Leben, ebenso wie Fitness, nicht unbedingt mit Gesundheit gleichzusetzen ist. Dies ist zwar möglich, aber es ist wichtig, sich daran zu erinnern, dass Gesundheit in letzter Instanz mit der DNS verknüpft ist – ein Molekül, das sich selbst immer wieder neu kopiert und den Bauplan für unsere Körper liefert. Der Körper erfüllt aus Sicht der DNS lediglich die Aufgabe eines Fahrzeugs, mit dem es in die Zukunft transportiert wird.

Als wir noch Jäger und Sammler waren, war die Gesundheit wichtig, weil sie dafür sorgte, dass wir überlebten, obwohl wir durch Umwelteinflüsse wie Krankheiten, wilde Tiere, Geburt oder Verletzungen ständig in unserer Existenz bedroht waren. Das sind Dinge, mit denen es jeder zu tun bekommen kann, unabhängig davon, wie fit er ist. Erst dadurch, dass die Menschheit immer intelligenter wurde und technische Hilfsmittel entwickelte, wurde ein langes Leben schließlich zu einem Problem und letztlich in Zusammenhang mit Gesundheit gebracht.

Als unsere Lebenserwartung stieg, entstanden neue Probleme, weil wir uns immer weiter von unserer evolutionären bzw. genetischen Grundkonzeption entfernten. Eine Reihe von Problemen entstand in Folge höherer Bevölkerungsdichten. Durch das Zusammenleben in Städten und den daraus resultierenden beengten Lebensverhältnissen konnten sich beispielsweise Seuchen wie die Pest leichter ausbreiten. Die Erfindung von Abwasserkanälen und damit einhergehend die Verbesserung der Müllentsorgung schufen in dieser Situation Abhilfe und ließen die Lebenserwartung deutlich steigen. Eine technische Entwicklung wie etwa die Erfindung der U-Bahn und anderer öffentlicher Transportmittel ermöglichte es den Menschen zudem, weiter entfernt voneinander zu leben, wodurch die Gefahr der Ansteckung sank. Die Hauptursache für die Erhöhung der Lebenserwartung unserer Spezies zu Beginn des 20. Jahrhunderts waren somit nicht die medizinischen Fortschritte; es waren vielmehr die technischen Errungenschaften, die unsere Umwelt beeinflussten, damit diese sich unserem evolutionsgeschichtlichen Hintergrund wieder mehr angleichen konnte.

Es war also kein »Jungbrunnen«, kein bestimmtes Medikament, Trainingskonzept oder Nahrungsergänzungsmittel, das die Lebenserwartung unserer Spezies drastisch erhöhte. Die Geheimformel bestand letztlich darin, den Abstand zwischen uns und der ansteckenden Krankheit zu vergrößern; in Kombination mit Arbeitserleichterungen aufgrund technischer Neuerungen, die körperlichen Verschleiß und Arbeitsunfälle reduzieren halfen, stieg unsere Lebenserwartung im Laufe des letzten Jahrhunderts deutlich an. Es gab zwar durchaus auch medizinische Fortschritte, aber diese sind – zumindest in Bezug auf die Lebenserwartung – im Vergleich zu den technischen Fortschritten unwesentlich. Diese haben wesentlich mehr zur Erhöhung unserer Lebenserwartung beigetragen, als die Medizin es jemals vermocht hätte – ebenso wenig wie radikale sportliche Aktivitäten, wie einen Marathon zu laufen oder auf andere Weise »ultrafit« zu werden.

Der Blick in die Vergangenheit

Praktisch alle Menschen werden früher oder später einmal nostalgisch und denken an ihre Jugend zurück. Weil sie im Alter von etwa achtzehn Jahren körperlich deutlich aktiver waren und sich überdies bester Fitness und Gesundheit erfreuten, glauben sie, dass sie damals »irgendetwas Bestimmtes« *getan* haben, das sich positiv auf ihre Fitness, Gesundheit und ihr allgemeines Wohlbefinden ausgewirkt hat. Sie sehen also einen kausalen Zusammenhang, den es in Wahrheit gar nicht gibt. Sie vergessen, dass sie damals mit jedem Jahr stärker wurden (bis sie ungefähr ein Alter von fünfundzwanzig Jahren erreichten), dieser Kraftzuwachs aber auf einen natürlichen Wachstumsprozess zurückzuführen ist.

In nicht allzu ferner Zukunft wird die Frage nach dem Erhalt der funktionellen Fähigkeiten vielleicht nicht mehr nur Menschen betreffen, die 70 oder 80 Jahre alt sind, sondern vielleicht werden wir dann 120 oder 150 Jahre alt! In diesem Fall wollen wir natürlich noch länger fit und gesund bleiben als jetzt schon. Wir werden unsere Lebensqualität aber nur dann erhalten können, wenn wir lernen, eine Form von Training zu praktizieren, die wünschenswerte Anpassungen herbeiführt – und zwar ohne die Folgen der Abnutzung und des Verschleißes, wie sie die zurzeit vorherrschenden Ansätze leider mit sich bringen. Letztlich müssen wir mit vereinten Kräften darauf hinarbeiten, eine klare Unterscheidung zwischen Fitness und Gesundheit zu treffen, und wir müssen uns von der Frage distanzieren, wie viel Bewegung oder Sport wir zu bewältigen imstande sind. Viel entscheidender ist die Frage, wie wenig Trainingsaufwand nötig ist, um positive Resultate für unsere Fitness zu erzielen und um gleichzeitig unsere Gesundheit zu verbessern und ein hohes Alter zu erreichen.

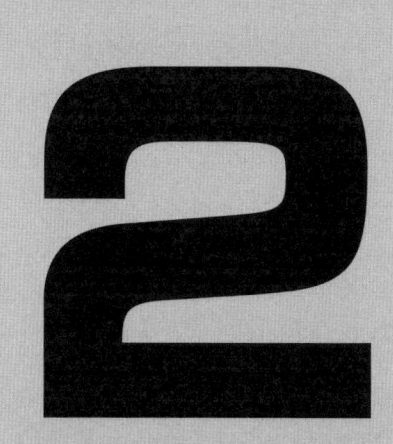

Umfassende metabolische Konditionierung

Es ist Freitagnachmittag, und zwei Männer beschließen, Sport zu treiben. Der eine joggt am Straßenrand. Neben ihm zieht der Verkehr vorbei. Er schwitzt und atmet rhythmisch. Am Montag, Dienstag, Mittwoch und Donnerstag lief er jeweils zehn, fünf, acht und fünf Kilometer. Heute möchte er nach einer zehnminütigen Aufwärmphase, die aus verschiedenen Dehnübungen besteht, wieder acht Kilometer abspulen, um somit auf ein Wochenpensum von sechsunddreißig Kilometern zu kommen. Außerdem steht heute, ebenso wie montags und mittwochs, ein Krafttraining auf dem Programm, das er gleich nach dem Lauf absolvieren möchte. Dafür hat er eine Stunde eingeplant. Er nimmt sich vor, sein Lauftempo ein wenig zu drosseln, vielleicht dauern die acht Kilometer heute etwas länger, weil sich das letzte Mal, als er etwas Tempo gemacht hatte, das Schienbein mit einem stechenden Schmerz meldete – wieder einmal. Dadurch war er viel zu erschöpft gewesen, um noch nutzbringend im Fitnessstudio zu trainieren. Nach dem Laufen darf er auch das Cool-Down nicht vergessen, das aus weiteren zehn Minuten Auslaufen und Dehnübungen besteht.

Heute ist er etwas in Eile, weil er für sein gesamtes Workout nur drei Stunden Zeit hat. Anschließend muss er dann noch schnell duschen und nach Hause fahren, um seine Familie abzuholen, mit der er dann durch die Stadt fahren muss, um es rechtzeitig zur Tanzaufführung seiner Tochter zu schaffen. Aber die Gesundheit geht schließlich vor. Er beschließt, seine Frau anzurufen; sie kann die Tochter ja auch alleine zur Aufführung bringen, und er »tut sein Bestes«, um pünktlich zur Veranstaltung zu erscheinen. Er ignoriert das schlechte Gewissen, das ihm einflüstert, dass er eigentlich seine Tochter unterstützen sollte, und sagt sich, dass er auch nur eine Sache auf einmal erledigen kann. Er ist eben da, wenn er da ist. Das Training, das seine Gesundheit und Fitness fördern soll, hat ihn diese Woche insgesamt zwölf Stunden gekostet, die er ohne seine Familie zugebracht hat, die Fahrzeiten nicht mitgerechnet.

Der andere Mann befindet sich in einem Fitnesscenter, wo er gerade den letzten Satz Beinpressen beendet. Davor waren zwei andere Übungen an der Reihe: Er hat neunzig Sekunden an der Brustpresse verbracht, drei Minuten am Pulldown-Gerät, und jetzt hofft er, den Satz Beinpressen ebenfalls in drei Minuten zu schaffen. Sowohl er als auch sein Trainer staunen, dass es heute vier Minuten dauert, bis positives Muskelversagen eintritt. Weil er zwischen den Übungen keine Pausen macht, beträgt seine Trainingszeit heute achteinhalb Minuten. Sein Trainer wertet nach dem Workout die Ergebnisse mit ihm aus, die schwarz auf weiß belegen, dass sich seine Kraft sowohl beim Pulldown als auch bei den Brustpressen um jeweils 20 Prozent verbessert hat und die Kraft und Ausdauer seiner Beine um 30 bzw. 45 Prozent gestiegen ist. »Tolle Leistung«, lobt sein Trainer, als der Mann das Studio verlässt und wieder an seinen Arbeitsplatz zurückkehrt. »Wir sehen uns dann in sieben Tagen wieder!« Das Training, das seine Gesundheit und Fitness fördern soll, hat ihn diese Woche insgesamt achteinhalb Minuten gekostet, die er ohne seine Familie zugebracht hat, die Fahrzeiten nicht mitgerechnet.

Diese unterschiedlichen Szenarien zeigen, wie sich das Bild von Fitness allmählich verändert. Immer mehr Menschen wenden sich dem zweiten Ansatz zu, weil sie in den Genuss einer umfassenden Fitness kommen möchten – inklusive aller damit verbundenen Vorteile –, ohne sich jedoch mit den Nachteilen des ersten Trainingskonzepts abfinden zu wollen. An erster Stelle steht hier der enorme Zeitaufwand – Zeit, die unwiederbringlich verloren geht. Kraftaufbau schön und gut, werden Sie vielleicht sagen, aber wie soll man mit nur achteinhalb Minuten Training pro Woche sein kardiovaskuläres System verbessern? Ist das überhaupt möglich?

Ja, das geht. Und zwar sogar schon mit nur sechs Minuten Training pro Woche oder noch weniger. Und es lässt sich nicht nur die Leistung des kardiovaskulären Systems verbessern, sondern auch noch eine ganze Reihe anderer Elemente des Stoffwechsels.

Die McMaster-Studie

Am 6. Juni 2005 berichtete CNN von den (für einige Zeitgenossen) überraschenden Erkenntnissen einer Forschungsgruppe der McMaster University, die verkündete, dass »sechs Minuten anspruchsvollen, intensiven Trainings in der Woche genauso wirkungsvoll sein könnten wie eine Stunde täglicher, aber moderater sportlicher Aktivität«.[17]

Die Studie, die im *Journal of Applied Physiology* erschienen war, zeigte, dass sehr intensives Training einzigartige Veränderungen der Skelettmuskulatur und Ausdauerkapazität herbeiführt. Zuvor war man immer davon ausgegangen, dass sich solche Veränderungen nur erreichen ließen, wenn man jede Woche mehrere Stunden trainierte. Laut dem Abschnitt der Studie, der sich mit den verwendeten Methoden befasst, lief der Versuch wie folgt ab:

Es stellten sich sechzehn gesunde Personen als Freiwillige für das Experiment zur Verfügung. Acht Personen (darunter zwei Frauen) wurden einer Trainingsgruppe zugeteilt und unterzogen sich jeweils vor und nach einer zweiwöchigen Sprinttrainingsintervention körperlichen Tests. Acht Männer dienten als Kontrollgruppe und absolvierten dieselben Tests ebenfalls im Abstand von zwei Wochen, allerdings ohne besondere Trainingsmaßnahmen zu ergreifen. Wir entnahmen den Teilnehmern der Trainingsgruppe auch Nadelbiopsieproben, um potenzielle trainingsbedingte Adaptationen in der Skelettmuskulatur zu untersuchen. Aus ethischen Gründen entnahmen wir der

Kontrollgruppe keine Biopsien, weil bereits andere Studien gezeigt hatten, dass die Metabolitkonzentrationen im ruhenden Muskel oder die Maximalaktivität mitochondrischer Enzyme sich nicht verändern, wenn die Kontrollsubjekte im Abstand von mehreren Wochen getestet werden und in der Zwischenzeit keine Sprinttrainingsintervention stattfindet. Alle Teilnehmer waren aktive Freizeitsportler und Studenten der McMaster University, die sich zwei- bis dreimal in der Woche sportlich betätigten (z. B. in Form von Laufen, Radfahren, Aerobic), aber niemand von ihnen absolvierte ein strukturiertes Trainingsprogramm. Nach einer medizinischen Routineuntersuchung wurden die Probanden über den Ablauf der Studie und die damit verbundenen Risiken informiert, und alle gaben ihre schriftliche Einwilligung. Das Studienprotokoll wurde von der McMaster University und der Ethik- und Forschungskommission der Hamilton Health Sciences genehmigt.

Innerhalb des Trainingsprogramms mussten die Probanden entweder vier oder sieben 30-Sekunden-Intervalle am Ergometer absolvieren, in denen sie sich voll verausgaben sollten, gefolgt von vier Minuten Erholung, bis sie auf insgesamt zwei oder dreieinhalb Minuten körperliche Aktivität kamen. Auf diese Weise trainierten sie zwei Wochen lang dreimal in der Woche, die Gesamtdauer ihrer Workouts betrug dabei pro Woche sechs Minuten bzw. zehneinhalb Minuten. Als die Teilnehmer am Ende der Studie erneut getestet wurden, stellte sich heraus, dass sich die Ausdauerleistung der »Sprintgruppe« um beinahe 100 Prozent verbessert hatte (sie stieg im Durchschnitt von 26 Minuten auf 51 Minuten), während die Mitglieder der Kontrollgruppe (die in dieser Zeit keineswegs untätig gewesen waren, sondern, wie weiter oben erwähnt, laufen gingen, Fahrrad fuhren oder Aerobic-Kurse besuchten) an sich keine Änderungen feststellen konnten. Die Muskeln der Gruppe, die hochintensiv trainiert hatte, wies auch einen deutlichen Anstieg an Citrat-Synthase auf, einem Enzym, das darauf hinweist, wie effizient das Muskelgewebe Sauerstoff zu verwerten vermag.

Ein einleitender Artikel, der dem Forschungsbericht in derselben Ausgabe der Fachzeitschrift voranging, lieferte die folgenden Erläuterungen:

Collegestudenten, die in ihrer Freizeit regelmäßig sportlich aktiv sind, absolvierten in zwei Wochen nur sechs Workouts, die jeweils nur zwei bis vier Minuten dauerten. Die Studie kam zu dem erstaunlichen Ergebnis, dass diese geringe Menge an hochintensivem Training ausreichte, um die Zeitspanne zu »verdoppeln«, in der eine intensive aerobe Aktivität aufrechterhalten werden konnte (d. h. von 26 auf 51 Minuten). Obwohl die maximale Sauerstoffaufnahme nicht erhöht werden konnte, fanden im aktiven Skelettmuskel aerobe Adaptationen statt, die sich in einer um 38 Prozent erhöhten Aktivität des Mitochondrienenzyms Citrat-Synthase äußerten.

Diese Studie ist bedeutsam, und zwar nicht nur für Fachkreise, sondern auch für die Allgemeinheit, weil sie dieses Phänomen zum ersten Mal nach wissenschaftlichen Standards dokumentiert. Es scheint, dass dies der erste wissenschaftliche Beleg dafür ist, dass ein sehr intensives Sprinttraining auch bei Untrainierten zu einer deutlichen Verbesserung der aeroben Ausdauer führen kann, wobei die »Gesamttrainingsdosis« über einen Zeitraum von zwei Wochen, verteilt auf sechs Einheiten, insgesamt nur 15 Minuten betrug. Dies veranschaulicht auf eindrucksvolle Weise, welche Rolle die Trainingsintensität spielt, wenn es darum geht,

Adaptationen in der Skelettmuskulatur zu bewirken, welche die körperliche Leistungsfähigkeit verbessern und sich scheinbar positiv auf die Gesundheit auswirken. Uns wird somit vor Augen geführt, dass intensives Sprintintervalltraining nicht nur zeitsparend, sondern auch sehr effizient ist.

Die Ergebnisse von Burgomaster et al. stellen das Konzept infrage, dass die aerobe Ausdauer nur durch aerobes Ausdauertraining verbessert werden kann. Oberflächlich betrachtet, erscheint dieser Denkansatz zwar einleuchtend, aber er hat sich schon vor langer Zeit als falsch erwiesen, und zwar sowohl in trainingswissenschaftlicher als auch in biochemischer Hinsicht.[18]

Da die Studie an der kanadischen McMaster University stattfand, wurde Martin Gibala, einer der leitenden Forscher dieser Studie, von dem landesweit ausgestrahlten kanadischen Nachrichtensender CTV um eine Stellungnahme gebeten. »Die Ergebnisse verblüffen uns«, sagte Gibala in dem Interview, »weil sie darauf hindeuten, dass der Gesamtumfang des erforderlichen Trainings niedriger ist als bislang empfohlen.«[19]

Eine zweite Studie

Dennoch hallte anschließend nicht nur durch die Fitnesswelt ein wahrer Aufschrei, sondern teilweise auch durch die medizinischen Fachkreise. Immerhin waren diese Ergebnisse mit denen einer Kontrollgruppe verglichen worden, die kein spezielles »Cardio«-Training absolviert hatte. Also stellten sich Gibala und seine Mitarbeiter die Frage, was wohl passieren würde, wenn man eine ähnliche Studie durchführen würde, bei der die Kontrollgruppe traditionellere Ausdaueraktivitäten praktiziert. Ob diese neue Kontrollgruppe wohl im Vergleich zu der Testgruppe mit ihren sechs Minuten pro Woche im Vorteil wäre? Also kehrte man ins Labor zurück und führte einen weiteren Versuch durch, der die Veränderungen der Trainingskapazität (Muskelausdauer) ermittelte und darüber hinaus überprüfte, welche molekularen und zellulären Adaptationen im Skelettmuskel stattfanden, nachdem die Probanden entweder ein hochintensives Workout (was sie als Sprintintervalltraining oder SIT-Gruppe mit geringem Trainingsumfang bezeichneten) oder eine gängigere Form von Ausdaueraktivität (was sie als Ausdauertraining oder AT mit hohem Trainingsumfang bezeichneten) absolviert hatten.

An dieser Studie nahmen wieder sechzehn Probanden teil, die im Durchschnitt zwanzig bis zweiundzwanzig Jahre alt waren. Alle wurden vorab darauf getestet, wie lange sie benötigten, um auf dem Ergometer 30 Kilometer zurückzulegen. Sie wurden dann in zwei Gruppen aufgeteilt, die entweder hochintensiv mit geringem Umfang trainierten oder umgekehrt niedrigintensiv mit hohem Umfang, wobei ihre maximale aerobe Kapazität ermittelt wurde (maximale Sauerstoffaufnahme oder VO2 max). Die erste Gruppe führte ein hochintensives Training am Ergometer aus – dreißig Sekunden anstrengender Sprints (bei 250 Prozent ihrer VO2 max), gefolgt von vier Minuten Pause. Sie wiederholten diesen Ablauf drei- bis fünfmal, bis sie insgesamt auf zwei bis drei Minuten intensives Radfahren kamen. Die zweite Gruppe folgte einem traditionelleren Ansatz und trainierte bei moderater Intensität (65 Prozent der VO2 max) 90 bis 120 Minuten. Beide Gruppen sollten an drei nicht aufeinanderfolgenden Tagen in einer Woche insgesamt drei »Workouts« absolvieren, oder insgesamt sechs »Workouts« in zwei

Wochen. Die hochintensive Gruppe brachte es so auf insgesamt sechs bis neun Minuten Trainingszeit pro Woche, während die Kontrollgruppe mit dem höheren Umfang viereinhalb bis sechs Stunden auf dem Ergometer verbrachte. In zwei Wochen belief sich die Trainingszeit bei der hochintensiven SIT-Gruppe auf zwölf bis achtzehn Minuten, bei der konventionellen AT-Gruppe (niedrige Intensität/hoher Umfang) auf neun bis zwölf Stunden. Nachdem die zwei Wochen verstrichen waren und das Programm zu Ende war, sollten beide Gruppen den Eingangstest wiederholen und auf dem Ergometer 30 km zurücklegen.

Obwohl die konventionellere Ausdauergruppe 97,5 Prozent mehr Zeit mit Training zugebracht hatte, hatten sich beide Testgruppen gleichermaßen verbessert. Die Gruppe, die 97,5 Prozent mehr trainiert hatte, erzielte also keine angemessene Leistungssteigerung. Der zeitliche Mehraufwand brachte ihnen keinerlei Vorteile. Auch im Hinblick auf ihre Ausdauer verhielt es sich nicht anders: Als die Forscher Muskelbiopsien und andere Tests vornahmen, um nach den zwei Wochen die Veränderungen im Fitnesszustand der Teilnehmer festzustellen, zeigten diese Untersuchungen, dass die Effizienz, mit der die Muskeln der Testpersonen Sauerstoff aufnehmen konnten, in beiden Gruppen auf dasselbe Niveau gestiegen war. Die Verantwortlichen der Studie äußern sich hierzu wie folgt:

Biopsieproben, die vor und nach dem Training entnommen wurden, offenbarten einen ähnlichen Anstieg der oxidativen Fähigkeit des Muskels, der sich in der Maximalaktivität des Cytochrom-c-Oxidase (COX) und im Proteingehalt der COX-Subeinheiten II und IV widerspiegelt (Hauptwirkungen, $p \leq 0{,}05$), COX II und IV mRNA zeigten hingegen keine Veränderungen. Auch wiesen beide Gruppen eine vergleichbare trainingsinduzierte Zunahme der Muskelpufferkapazität und des Glykogengehalts auf (Hauptwirkungen, $p \leq 0{,}05$) ...

Dies veranlasste die Forscher zu folgendem Fazit:

Angesichts der großen Unterschiede im Trainingsumfang zeigen diese Daten, dass SIT eine zeitsparende Strategie ist, um schnelle Adaptationen in der Skelettmuskulatur und der Trainingsleistung herbeizuführen, die bei aktiven jungen Männern mit einem traditionellen AT vergleichbar ist.[20]

Im Hinblick auf die Verbesserung der Gesundheit und Fitness bringt es also *keinen* zusätzlichen Nutzen, wenn man jede Woche stundenlang trainiert. Tatsächlich erhält man sogar im Hinblick auf die Ausdauer- bzw. kardiovaskuläre Leistung keinen physiologischen Mehrwert, wenn man länger als sechs bis neun Minuten pro Woche trainiert. Bedenkt man, dass Aktivitäten wie Laufen oft zu einem hohen körperlichen Verschleiß führen, dann erscheint es geradezu sinnlos, sich diesem Risiko auszusetzen, um seine Fitness und Gesundheit zu verbessern. Die wichtigsten Ergebnisse dieser Studien weisen alle darauf hin, dass in gesundheitlicher Hinsicht ein Workout von sechs bis neun Minuten pro Woche förderlich ist, da es die Bildung derselben Muskelenzyme (die erforderlich sind, um Typ-2-Diabetes vorzubeugen) anregt wie ein Training, das viereinhalb bis sechs Stunden pro Woche verschlingt.

Mit Blick auf die zunehmend nachlassende Fitness der Bevölkerung ist das eine wichtige Erkenntnis. Nach der Studie gab Professor Gibala zu: »Wir waren zwar davon ausgegangen, dass es einige Vorteile gäbe, rechneten aber nicht damit, dass sie so deutlich zutage treten. Das zeigt, wie effektiv ein kurzes, aber intensives Training sein kann.«[21]

Mechanische Arbeit ist mechanische Arbeit

Ihre Organe wie Herz und Lunge können nicht unterscheiden, ob Sie Ihre Muskeln dreißig Sekunden intensiv auf einem Ergometer oder an der Beinpresse beanspruchen. Herz und Lunge wissen nur, wie hoch der Energiebedarf ist, und versuchen diesem pflichtbewusst gerecht zu werden. Vier 30-Sekunden-Intervalle hochintensiver Muskelanstrengung sind vier 30-Sekunden-Intervalle hochintensiver Muskelanstrengung, und dabei spielt es keine Rolle, ob diese ausschließlich den Unterkörper belasten, wie beim Ergometer, oder Unter- und Oberkörper, wie an der Kraftstation. In beiden Szenarien handelt es sich um mechanische Arbeit, die Muskeln verrichten, und sie ist der Generalschlüssel für aerobe und andere metabolische Prozesse, die in den Körperzellen ablaufen.

Kurz nachdem diese wichtigen Studien veröffentlicht worden waren, setzten wir uns mit Martin Gibala in Verbindung, weil wir wissen wollten, wann genau seiner Meinung nach in den Trainingseinheiten die positiven Adaptationen einsetzten – ob nach dem ersten 30-Sekunden-Intervall, dem zweiten und so weiter – und ob sich derselbe Vorteil vielleicht auch erzielen ließe, wenn man weniger häufig trainiert hätte, beispielsweise nur einmal in sieben Tagen. Er antwortete, es sei durchaus vorstellbar, dass sich eine Adaptation auch durch einen Reiz auslösen lasse, der *geringer* ist als der, der in seiner Studie verwendet wurde.

Obwohl all diese wissenschaftlichen Fakten schon seit Jahren vorliegen, gibt es immer noch viele Skeptiker. Wie kann ein Training von so kurzer Dauer dieselbe aerobe Wirkung entfalten wie ein konventionelleres Workout, und das in nur etwa zwei Prozent der Zeit? Die Antwort ist einfach: weil es sich dabei um eine hochintensive Muskelanstrengung handelt.

Das kardiovaskuläre Kontinuum

Kardiovaskuläres Training firmiert häufig auch unter den Begriffen »Cardio« oder »Aerobic«. Dr. Kenneth Cooper, der Mediziner, der das »Aerobic«-Konzept in seinem gleichnamigen Buch der Öffentlichkeit vorstellte, schrieb ein Folgewerk mit dem Titel *The New Aerobics*. Darin berichtet er von seinen Erfahrungen mit zwei Personen, die ihn wegen einer individuellen Fitnessuntersuchung aufgesucht hatten, die er an seinem Institut in Texas anbot. Beide Klienten hatten sich an seinen Rat gehalten und waren fünfmal in der Woche drei Kilometer gelaufen, weshalb er erwartete, dass beide in ähnlicher Form waren. Er war erstaunt, als er feststellte, dass der eine in guter Verfassung war, der andere dagegen nicht. Cooper beschloss herauszufinden, warum das so war. Er erinnert sich:

Ich war perplex, bis ich eine andere Frage stellte: »Wie schnell sind Sie die drei Kilometer gelaufen?« Der Erste gab an, er habe sie im Durchschnitt in 13½ bis 14 Minuten zurückgelegt, der andere hingegen benötigte 20 Minuten. Der eine rannte also, der andere joggte. Es zeigte sich überdeutlich, dass ich neben der Streckenlänge noch einen anderen Faktor berücksichtigen musste – die Zeit.[22]

Daraus folgerte Cooper: »Man erzielt eine größere Trainingswirkung, wenn man sich bei der Aktivität stärker verausgabt.«[23]

Wie sich herausstellte, hatte es Cooper jedoch versäumt, einen Schritt hinter diese Beobachtung zurückzutreten, um das Gesamtbild in Augenschein zu nehmen und die volle Bedeutung dessen, was er sah, zu begreifen. Er schlussfolgerte, dass die vierzehnminütigen Drei-Kilometer-Läufe bessere Fitnessergebnisse erzielten als die zwanzigminütigen, weil die »Trainingsbelastung« der Muskeln sowie der Energiesysteme, die sie versorgen, bei den schnelleren Läufen höher war als bei den langsameren.

Es war jedoch die *größere Muskelanstrengung*, die zu den Verbesserungen führte – sowie die kürzere Dauer der Aktivität –, und nicht die Aktivität an sich. Ein zwanzigminütiger Drei-Kilometer-Lauf zum Beispiel stellt einen besseren kardiovaskulären Reiz dar als ein dreißigminütiger. Und ebenso wird eine Aktivität, die man nur sechzig bis neunzig Sekunden aufrechterhalten kann, einen noch besseren kardiovaskulären Reiz bieten, und zwar aus genau demselben Grund: Die Muskeln werden einer stärkeren Gesamtbelastung ausgesetzt und ebenso auch die Energiesysteme, die sie unterstützen. Und das bewirkt die positiven Adaptationen.

Um diesen Punkt zu veranschaulichen, nehmen wir einmal an, Sie wären in der Lage, vierzehn Minuten lang an der Beinpresse zu trainieren, bevor Sie aufhören – und zwar nicht, weil die Muskelfasern in Ihren Beinen und Ihre Energiereserven erschöpft sind, sondern lediglich deshalb, weil eine beliebige Anzahl an Minuten verstrichen ist (in diesem Fall vierzehn). Sie können sich sicher vorstellen, wie gering dieser Reiz dann im Verhältnis zu Ihrem eigentlichen körperlichen Potenzial war; und zwar nicht nur im Hinblick auf Ihre Muskeln, sondern auch auf Ihre Energiegewinnungsprozesse, wie dem aeroben System, die dazu beitragen, dass diese Muskeln Arbeit verrichten können.

Wenn die Trainingsintensität zu niedrig ist, wird der Körper keinem besonderen Reiz ausgesetzt. Wird die Intensität einer Aktivität, wie zum Beispiel beim Laufen, jedoch zu hoch gewählt, erhöht man zwar einerseits den Reiz, der eine positive Anpassung bewirkt, zugleich erhöht man aber auch die Wahrscheinlichkeit, seinem Körper gesundheitlichen Schaden zuzufügen. Hier nun also die zentrale Botschaft: Das, was den eigentlichen Nutzen hervorruft – also der entscheidende Reiz, der dazu führt, dass der Körper sich anpasst –, ist eine aggressive Rekrutierung und vorübergehende Schwächung der Muskelfasern. Wenn man es schafft, in einem vorgegebenen Zeitrahmen seine Muskelfasern zu rekrutieren, zu erschöpfen und zu schwächen, dann kann man diese Strategie auf alle verschiedenen Muskelfaserarten ausdehnen und so die größte mechanische und metabolische Wirkung erzielen, die benötigt wird, um eine Adaptation hervorzurufen. Werden die Übungen korrekt ausgeführt – das heißt so, dass sie der natürlichen Funktionsweise der Muskeln und Gelenke entsprechen –, dann lassen sich zugleich auch alle anderen nachteiligen äußeren Faktoren ausschalten, wie etwa eine übermäßige Druckbelastung und Gelenkabnutzung, die völlig überflüssig sind, um den Reiz zu vermitteln.

Um zu verstehen, warum so viele Menschen glauben, dass eine niedrigintensive Steady-State-Aktivität (*und nichts anderes*) aerobe Adaptationen bewirken kann und gut für das kardiovaskuläre System ist, muss man die Umstände betrachten, unter denen diese Überzeugung entstanden ist. Es ist ein vergleichsweise neues Phänomen, so wie das gesamte Gebiet der koronaren Herzerkrankungen und -probleme.

Das Bestreben, das Herz zu verstehen

William Harvey (1. April 1578 – 3. Juni 1657) war ein englischer Arzt und angeblich der erste Wissenschaftler, der ausführlich die Eigenschaften des Blutkreislaufs über das Herz, die Arterien und Venen beschrieb. Dabei hatte der spanische Arzt Michael Servetus den Kreislauf bereits ein Vierteljahrhundert vor Harveys Geburt entdeckt, aber leider wurde sein Manuskript *Christianismi Restitutio* bis auf drei Exemplare vernichtet, und somit waren die Geheimnisse der Blutzirkulation verloren, bis Harvey sie fast einhundert Jahre später wiederentdeckte.

Obwohl Harvey herausfand, wie das Herz das Blut durch die Arterien und Venen pumpte, wurde der *Herzinfarkt* als Krankheitsbild erst dreihundert Jahre später beschrieben – 1912, um genau zu sein. Kurze Zeit später fiel überall auf der Welt Ärzten dieses Phänomen auf. Paul Dudley White, Mitte des 20. Jahrhunderts ein überragender Kardiologe, konnte sich noch gut an seine Ausbildungszeit erinnern und bemerkte in diesem Zusammenhang, dass vor 1920 Herzinfarkte und andere Symptome koronarer Arteriosklerose relativ selten waren. Als er auf der Suche nach eindeutigen Zeichen für Herzerkrankungen seine frühen Praxisunterlagen durchging, bemerkte er, dass sie damals nicht allzu häufig vorkamen.

Aus diesem kleinen historischen Exkurs wird deutlich, dass das Wissen um die genaue Funktionsweise des Herzens und seine Erkrankungen noch relativ neu ist und dass das Bestreben um die Verbesserung der Herzleistung sogar eine noch viel neuere Entwicklung ist. In der Geschichte der Anatomie gab es immer wieder neue Anläufe zu erklären, wie das kardiovaskuläre System nun wirklich funktioniert. Servetus (1511 bis 1553) sagt man nach, er habe seine Entdeckungen auf den Werken Ibn al-Nafis aufgebaut (1213 bis 1288). Galen, ein griechischer Arzt und Autor, der 129 n. Chr. geboren wurde, hatte angeblich tausend Jahre zuvor bereits seine eigenen Theorien dazu entwickelt. Genauso gab es auch später einige Anläufe, inklusive etlicher Irrungen und Wirrungen, als es darum ging, neue Trainingsmethoden zu entwickeln, die beim Menschen positive kardiovaskuläre Veränderungen bewirken. Der erste Versuch, eine spezifische, adaptive Beziehung zwischen Training und Reaktion herzustellen, die sich ausschließlich auf das aerobe System bezog, wurde Mitte der 1960er-Jahre von Kenneth Cooper unternommen. Obwohl Cooper das Bewusstsein für die Bedeutung der kardiovaskulären Fitness (und ihrer Verbesserung) geschärft hat, konzentrierte er sich auf nur einen Gesichtspunkt – nämlich das aerobe System – in einer ganzen Reihe von Faktoren, die für unsere Gesundheit von Bedeutung sind. Und das führte schließlich dazu, dass die Menschen anfingen, sich ebenfalls nur auf diesen einen Aspekt zu konzentrieren und ihrer Gesundheit in anderen Bereichen ernsthaft zu schaden. Statt in die Geschichtsbücher einzugehen als der Mann, der »die Herzen Amerikas« gerettet hat, wird er wahrscheinlich künftig als der Mann gelten, der »die Knie Amerikas« zerstört hat.

Cooper trug maßgeblich dazu bei, dass die Begriffe »Aerobic« und »kardiovaskulär« synonym verwendet werden, indem er versucht hat, eine Trainingsform zu erschaffen, die die aerobe Energiebereitstellung in den Mittelpunkt stellte. Er glaubte, dass sich diese Maßnahme positiv auf das kardiovaskuläre System auswirken würde, und im Großen und Ganzen hatte er damit auch recht. Es wurden viele Studien durchgeführt, die seine Annahme zu bestätigen schienen und die dazu führten, dass die Allgemeinheit bald »aerob« mit »Aerobic« und »kardiovaskulärer Konditionierung« gleichsetzte. Mit der Zeit hat sich diese Vorstellung so weit verbreitet, dass jede Aktivität – sei es Gehen, Joggen, Schwimmen oder Radfahren –, die sich durch eine niedrige Intensität und eine lang anhaltende, konstante Belastung auszeichnet, als »cardio« bezeichnet wird.

In Wahrheit ist der Begriff *Aerobic* seine eigene Schöpfung. Es ist kein Wort mit einer offiziellen Definition, sondern eher eine griffige Formulierung, die Cooper benutzt hat, um seinen

Trainingsansatz zu beschreiben. Das Wort *aerob* lässt sich im Gegensatz dazu genau definieren; es ist ein Adjektiv, das eine Form der Energiebereitstellung beschreibt und wörtlich »mit Sauerstoff« bedeutet. Viele Sporttreibende übersehen dabei aber, dass es auch andere Stoffwechselwege gibt, die im Verbund zusammenwirken, um die Gesundheit der Zellen sicherzustellen und damit auch die des gesamten Organismus, der aus vielen einzelnen Zellen besteht, welche diesen bilden und erhalten. Cooper glaubte (fälschlicherweise, wie sich herausstellen sollte), dass der aerobe Stoffwechselweg der wichtigste war – wichtiger sogar als der gesamte Energiestoffwechsel, der die körperliche Funktionsfähigkeit und Gesundheit des Menschen gewährleistet. Er vertrat die Auffassung, dass diese eine Unterkategorie des Stoffwechsels gezielt herausgegriffen und trainiert werden konnte und sollte. Inzwischen hat sich herausgestellt, dass diese Überzeugung jeder Grundlage entbehrt.

Das erste Problem ist die Annahme, dass der aerobe Stoffwechselweg vom übrigen Stoffwechsel überhaupt *isoliert* werden kann, der in Wirklichkeit ein harmonisches Ganzes ist, das intrinsisch dicht verwoben ist. Für den aeroben Stoffwechselweg wird beispielsweise das Substrat Pyruvat benötigt, das nur anaerob produziert werden kann. Und so zeigt sich sogar schon auf dieser niedrigen Ebene, wie eng die verschiedenen Stoffwechselwege – die Cooper für nahezu gegensätzlich hielt – untrennbar miteinander verbunden sind.

Wie »cardio« wirklich funktioniert

Abbildung 2.1 stellt eine menschliche Zelle dar. Der äußere Bereich stellt das Zytosol dar, die Flüssigkeit, mit der die Zelle gefüllt ist. In ihrem Inneren befinden sich kleine Organellen, die Mitochondrien. Wenn man die Abbildung und den dargestellten Kreislauf betrachtet, erkennt man schnell, dass es ausgeschlossen ist, *einen einzelnen* Stoffwechselvorgang, der in dieser Zelle stattfindet, losgelöst von den anderen zu betrachten und diesen einzig und allein dem kardiovaskulären System zuzuordnen. Vielmehr ist die gesamte Zelle über den Blutkreislauf mit dem kardiovaskulären System verbunden, und nur indem man die einzelnen Komponenten der Stoffwechseltätigkeit innerhalb der Körperzellen optimiert, lässt sich auch die Gesamtleistung des kardiovaskulären Systems verbessern. Es profitiert also nicht unbedingt von strukturellen Änderungen an sich, sondern vielmehr von den metabolischen Adaptationen, die in den einzelnen Zellen stattfinden, die es über den Blutkreislauf versorgt. Folgende Fakten über den Stoffwechsel helfen dabei, diesen Prozess zu erläutern.

In die Zelle gelangt Energie zunächst in Form von Glukose, einem Zucker, der durch die Aufspaltung von Nahrung gewonnen wird. (Der vom Körper bevorzugte Makronährstoff zur Bildung von Glukose sind Kohlenhydrate, er kann Glukose aber auch aus anderen organischen Substanzen gewinnen, falls nicht genügend Kohlenhydrate aufgenommen werden.) Sobald die Glukose in die Zelle eingedrungen ist, wird sie innerhalb des Zytosols anaerob durch etwa zwanzig chemische Reaktionen verarbeitet, bis sie sich in einen Stoff namens Pyruvat verwandelt hat. Dies findet im Rahmen der »anaeroben« Energiegewinnung statt. Das Pyruvat wird dann in die Mitochondrien transportiert, die es in einem komplexen Vorgang durch den Citratzyklus und die Atmungskette verstoffwechseln. Hierbei wandelt sich Pyruvat in insgesamt sechsunddreißig Moleküle ATP (Adenosin-Triphosphat, die Speicherform von Energie, die Stoffwechselprozesse erst ermöglicht). Dieser Prozess wird als »aerobe« Energiebereitstellung bezeichnet.

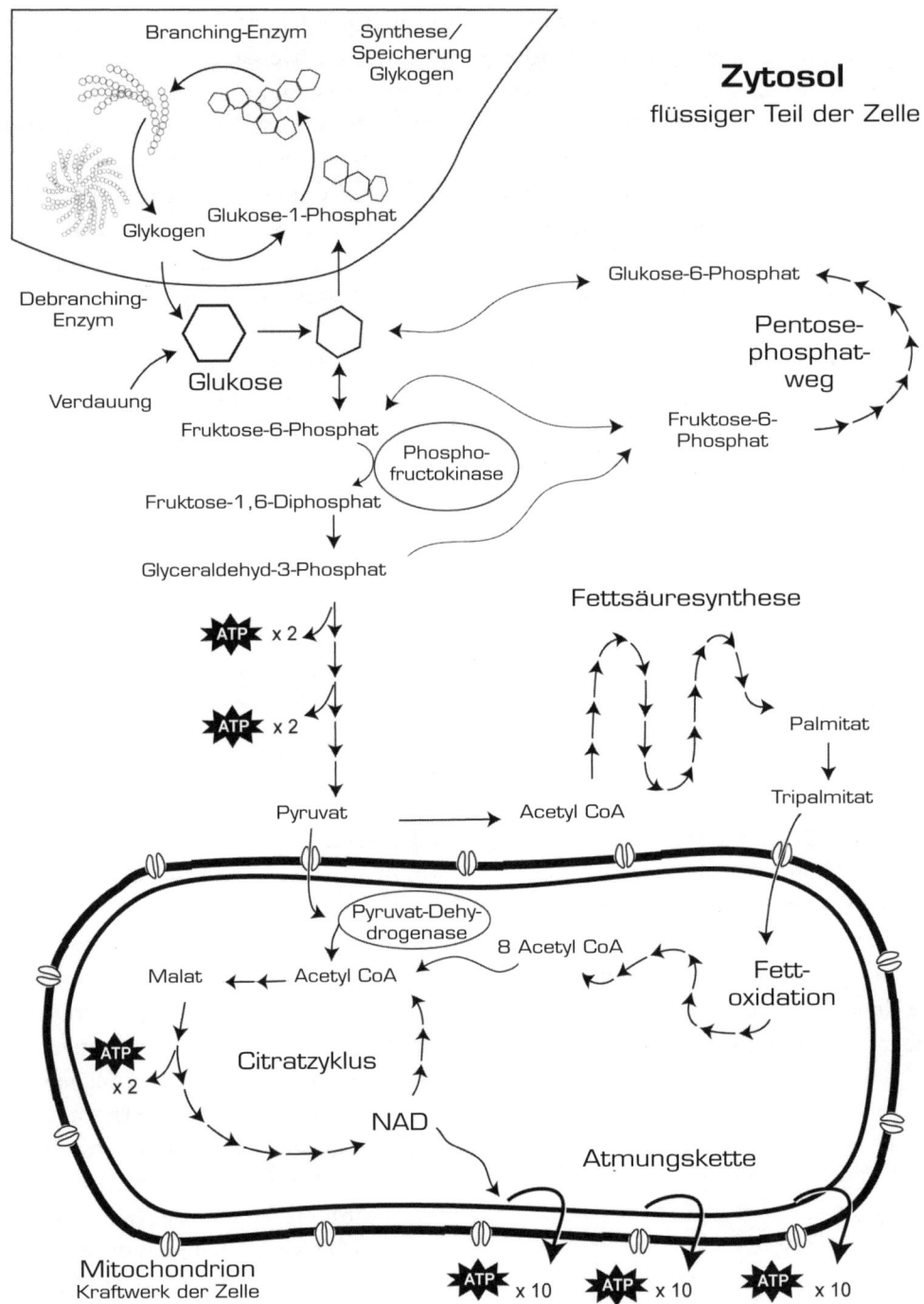

Diese Skizze einer Körperzelle illustriert anschaulich die Stoffwechselvorgänge, die während eines korrekten Trainings ablaufen, sowie die wesentliche Rolle des kardiovaskulären Systems.

Der Citratzyklus und die Atmungskette können zwar eine Menge Energie in Form von ATP erzeugen, sie laufen aber vergleichsweise langsam ab. Im Gegensatz dazu produziert die Glykolyse – ein Prozess, bei dem im Zytosol Glukose in wenigen Schritten in Pyruvat umgewandelt wird – zwar nur zwei ATP-Moleküle, aber dafür vollzieht sie sich deutlich schneller als der Citratzyklus und die Atmungskette. In lebensbedrohlichen Situationen oder bei extremer Erschöpfung kann man also, wenn man gut konditioniert ist, den glykolytischen Zyklus beschleunigen und die aktiven Muskeln über einen längeren Zeitraum mit Energie versorgen. Weil man auf diese Weise aber mehr Pyruvat bildet, als es im Rahmen des aeroben Zyklus (in den Mitochondrien) aufgebraucht werden kann, sammelt sich Pyruvat an und wird durch Laktat-Dehydrogenase in eine Substanz namens Laktat umgewandelt. (Hält diese Situation an, bildet sich Laktatazidose, was sich in Muskelbrennen äußert.)

Nur wenn man die Glykolyse (durch anaerobes Training) ankurbelt, kann man erreichen, dass mehr Pyruvat in einer höheren Geschwindigkeit produziert wird, was wiederum den Citratzyklus massiv ankurbelt. Wenn man sich also beispielsweise dazu entschließt, ein niedrigintensives (submaximales) Training zu absolvieren, wird man den aeroben Zyklus nicht optimal nutzen können. In der Erholungsphase nach einer hochintensiven Muskelanstrengung sammelt sich Laktat an. Die Zelle verarbeitet das Laktat, indem sie es in Pyruvat zurückverwandelt, das in die Mitochondrien gelangt, wo es *aerob* verstoffwechselt wird. Vor allem während der Regenerationsphase nach einem hochintensiven Workout findet eine größere Stimulation des aeroben Systems statt, die mindestens genauso hoch oder sogar höher ist als der Reiz, den man durch konventionelles, »aerobes«, Steady-State-Training erhält.

Obwohl viele Menschen immer noch glauben, dass die Ansammlung von Laktat ein Zeichen dafür ist, dass der aerobe Stoffwechselweg nur suboptimal funktioniert, ist es in Wirklichkeit so, dass die Glykolyse Pyruvat immer schneller herstellt, als es im Citratzyklus genutzt werden kann. Das Enzym Pyruvatdehydrogenase (welches das Pyruvat zur Verarbeitung per Citratzyklus in die Mitochondrien transportiert) wird als »geschwindigkeitslimitierendes« Enzym bezeichnet, das heißt, dass seine Reaktionsgeschwindigkeit festgelegt ist. Es kann folglich nicht dazu veranlasst werden, schneller zu arbeiten, und wird immer langsamer sein als die anderen metabolischen Schritte in diesem Zyklus, ganz gleich, wie »aerob fit« man auch ist. Fakt ist, dass man also immer Laktat produziert, wenn man sich körperlich verausgabt. Mit anderen Worten: Laktat ist nichts, das man in irgendeiner Weise vermeiden könnte.

Bei korrekt ausgeführtem Training kann man das Laktat, das sich gebildet hat, sogar konstruktiv nutzen. Wer seine aerobe Kapazität verbessern will, muss zunächst verstehen, dass das aerobe System immer dann am besten funktioniert, wenn man sich von einer Laktatazidose erholt. Nach einem hochintensiven Workout ist der Körper noch eine Weile damit beschäftigt, das Pyruvat im System abzubauen – und dies geschieht mithilfe des aeroben Anteils des Energiestoffwechsels. Und auch der folgende Punkt ist wichtig zu wissen: Da die Muskulatur ein ganz wesentlicher Energiekonsument unseres Körpers ist, passen sich mit steigender Muskelkraft auch die notwendigen Hilfssysteme (unter anderem das aerobe) an die neuen Erfordernisse an. Das erklärt unter anderem auch, warum viele Menschen, wenn sie mit zunehmendem Alter Muskelmasse verlieren (ein Alterungsprozess, der als Sarkopenie bezeichnet wird), nicht nur an Kraft einbüßen, sondern immer auch an Ausdauer. Immer wenn die Masse und die Kraft eines Muskels abnehmen, wirkt sich das auch auf den Energiestoffwechsel aus. Dieses Phänomen bringt für die Gesundheit gravierende Konsequenzen mit sich.

Der Cori-Zyklus

Wenn unsere Muskeln bei hochintensivem Training (oder auch während eines Notfalls) Energie benötigen, stammt das verwendete ATP überwiegend aus der schnell ablaufenden Glykolyse. Dabei kann sich rasch Laktat anhäufen, was aber nicht unbedingt bedeutet, dass die entsprechende Aktivität eingestellt werden muss. Laktat, das bei diesem Prozess gebildet wird, gelangt von den Muskeln schnell ins Blut, das es in die Leber transportiert. Dort wird es zurück in Pyruvat umgewandelt, bevor über die Glukoneogenese neue Glukose daraus gebildet wird. Die so entstandene Glukose wird durch die Pfortader der Leber abgeleitet und den arbeitenden Muskeln wieder zur Verfügung gestellt – und wenn die Belastung aufgehört hat, kann die Glukose als Glykogen gespeichert werden, das nichts anderes ist als ein Polymer bzw. eine »Kette« aus Glukosemolekülen. Dieser Vorgang nennt sich Cori-Zyklus. Die Enzyme und Transportmoleküle des Cori-Zyklus lassen sich durch ein angemessenes, hochintensives Training gut konditionieren und haben für das Überleben unserer Spezies eine bedeutende Rolle gespielt, weil sie ein wichtiger Bestandteil des Reaktionsschemas von Angriff und Flucht sind. Die Vorteile für das Überleben und die funktionelle Fähigkeit, die eine solche Konditionierung mit sich bringen, sind wesentlich größer als eine rein aerobe Konditionierung, und trotzdem fristet der Cori-Zyklus in der Trainingswissenschaft bislang ein Schattendasein.

Der Bohr-Effekt

Jeder, der schon einmal an einem Ort wie Denver gewesen ist, der weit über dem Meeresspiegel liegt, wird gemerkt haben, dass selbst die kleinste körperliche Anstrengung schon zu extremer Kurzatmigkeit führt. Wenn man sich einige Tage in einer solchen Umgebung aufhält, fällt das Atmen aber leichter. Die meisten nehmen an, dass sich die Sauerstoffaufnahme der Lunge verbessert hat, in Wirklichkeit aber ist genau das Gegenteil der Fall: Das Atmen fällt leichter, weil sich die Sauerstoffaufnahme *verschlechtert* hat. Dies ist darauf zurückzuführen, dass der Sauerstoff, der von der Lunge ins Blut gelangt, von Hämoglobinmolekülen aufgenommen wird. Hämoglobin weist eine hohe Bindungseigenschaft mit Sauerstoff auf und kann ihn daher dorthin transportieren, wo er gerade benötigt wird. Das Problem ist, dass das Hämoglobin beim Eintreffen im betreffenden Gewebe den Sauerstoff nicht mehr freigeben will. Der Körper nimmt jedoch Adaptationen vor, die die Sauerstoffaffinität des Hämoglobins so verringern, dass es den Sauerstoff am Zielort leichter freigibt, sodass die Sauerstoffaufnahme in der Lunge reduziert werden kann (man hat ohnehin generell zu viel). Dies wird durch den sogenannten Bohr-Effekt erreicht.

Wenn man ein Training absolviert, das intensiv genug ist, um die Bildung von Laktat anzuregen, werden die dabei entstehenden Wasserstoffionen ins Blut freigesetzt. Diese interagieren dort mit den Hämoglobinmolekülen, um deren Form zu verändern, damit sie ihre Affinität für Sauerstoff verlieren. Dies führt zu einer besseren Sauerstoffabgabe ins Gewebe. Trainiert man also regelmäßig in angemessener Intensität, führt dies dazu, dass man einen Stoff namens 2,3-Diphosphoglycerat (2,3 DPG) synthetisiert; seine Wirkung ähnelt dem des Bohr-Effekts, ist aber längerfristig. Bei Menschen, die weit über dem Meeresspiegel leben, und bei Sportlern, die regelmäßig hochintensiv trainieren und deren Sauerstoffbedarf die momentan verfügbare Menge überschreitet, wird mehr 2,3-DPG synthetisiert. Dies ist eine weitere metabolische Adaptation, die nur ein hochintensives Training bewirken kann und die extrem wichtig fürs Überleben und die körperliche Funktionsfähigkeit ist.

Fettsäurestoffwechsel

Energie, die der Körper gerade nicht benötigt, wird in Form von Triacylglycerol in den Adipozyten (Fettzellen) gespeichert. Wenn der Körper unter Stress gerät und Energie benötigt, wie etwa bei Muskelanstrengungen oder in Notfallsituationen, regen die Hormone Adrenalin und Glukagon durch die Aktivierung des Enzyms hormonsensitive Lipase die Mobilisierung von Triacylglycerol an. Abbildung 2.2 zeigt, wie hormonsensitive Lipase Fettsäuren ins Blut freisetzt, wo sie sich zu einem Protein namens Albumin verbinden. Albumin transportiert diese Fettsäuren in die Muskeln, wo sie der β-Oxidation unterzogen werden und 35 ATP-Moleküle bilden. Darüber hinaus kann Glycerin, ein Zwischenprodukt, das bei diesem Vorgang entsteht, in die Leber geleitet und in Glukose umgewandelt werden, die dann oxidativ weiterverarbeitet wird und dabei einen Ertrag von stolzen 96 ATP-Molekülen bringt. Diese rege Stoffwechselaktivität wird nur durch hochintensives Training entwickelt und ist für unser Überleben wie auch für unsere körperliche Funktionsfähigkeit entscheidend. Dies sollte ein für alle Mal den Mythos entkräften, dass man bei hochintensivem Training kein »Fett verbrennt«.

Glykogenolyse

Hochintensives Training fördert auch die Glykogenolyse – die Spaltung von Glykogen zur Energiegewinnung – in der Skelettmuskulatur. Dies ist aus mehreren Gründen von Bedeutung; der wichtigste Grund ist, dass dadurch die Insulinempfindlichkeit der Muskelzellen wiederhergestellt wird, die den größten Glykogenspeicher im Körper darstellen.

Im Durchschnitt speichern Männer in der Leber etwa 70 Gramm Glykogen und in den Skelettmuskeln 210 bis 220 Gramm. (Bei Frauen sind es etwa 20 Prozent weniger.) Das Glykogen in den Muskeln wird nur dort verwendet, während das Glykogen in der Leber dazu dient, die Glukose-Homöostase im Blut aufrechtzuerhalten (was langfristig durch ein ausgewogenes Verhältnis von Insulin und Glukagon reguliert wird). Als wir noch Jäger und Sammler waren, waren wir (so wie die meisten anderen Tiere) bei der Nahrungsaufnahme am stärksten angreifbar. Folglich entwickelten wir einen Mechanismus, der es uns ermöglichte, unseren Stoffwechsel in Sekundenschnelle zu aktivieren. Dies wird durch die Glykogenolyse in unseren Skelettmuskeln erreicht. In Notfällen wird das Glykogen, das in unseren Muskeln gespeichert ist, sofort aufgespalten und vor Ort zur Energiegewinnung verwendet.

Die Glykogenspeicher werden aber auch während eines hochintensiven Trainings mobilisiert, weil die Muskelfasern, die normalerweise nur in Notsituationen zum Einsatz kommen (wie bei Angriff oder Flucht), auch unter Höchstbelastung aktiviert werden und wiederum die Ausschüttung von Stresshormonen wie Adrenalin und Noradrenalin anregen. In solchen Fällen leert sich der Glykogenspeicher der Muskelzelle zu einem beträchtlichen Maß, was dazu führt, dass auf der Zelloberfläche Insulin tätig wird und dafür sorgt, dass ein Nachschub an Glukose in den Muskel gelangt.

Derselbe Prozess, der die Glykogenolyse aktiviert, aktiviert auch die hormonsensitive Lipase und die Mobilisierung von Fettsäuren

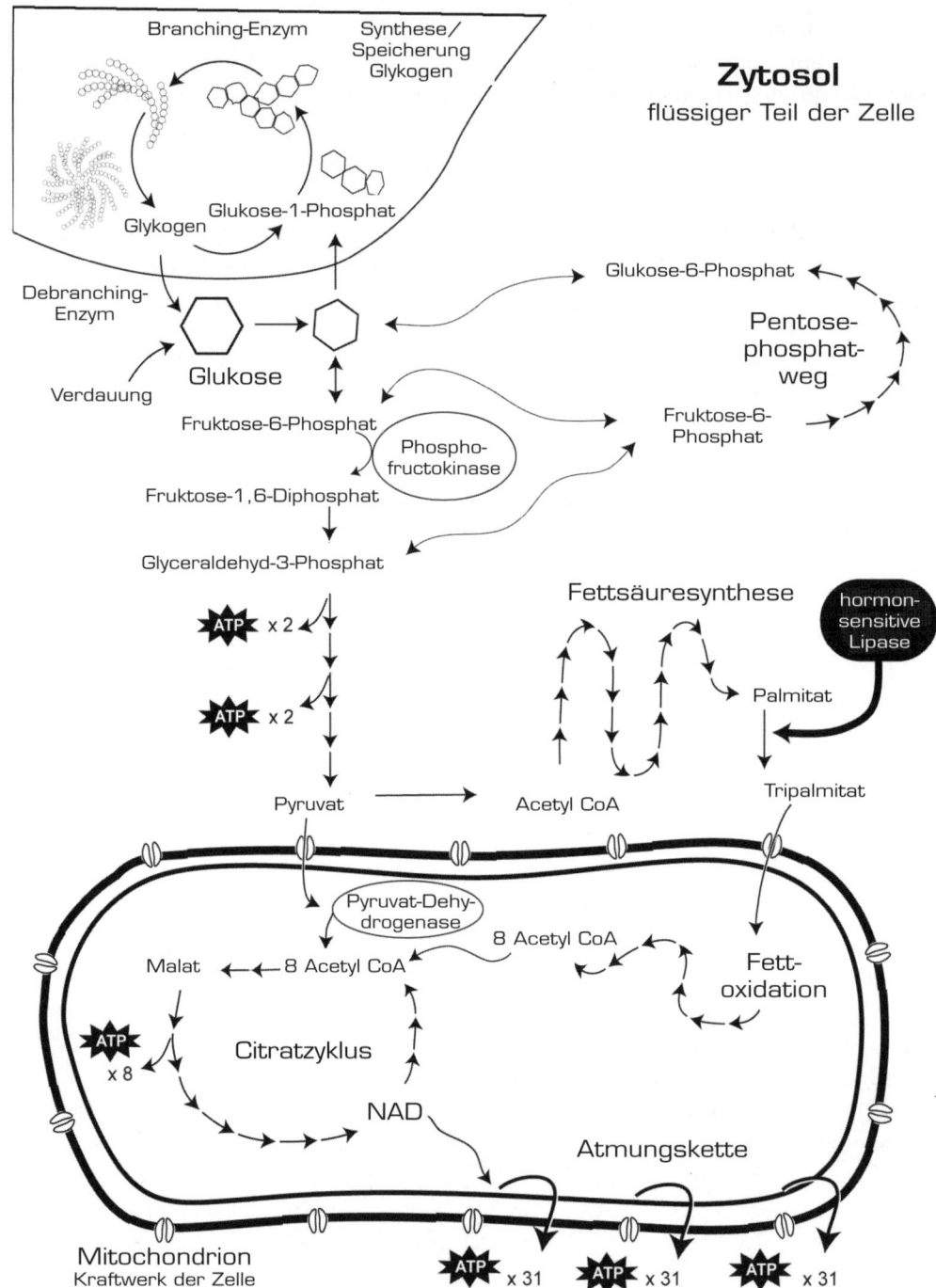

Bei hochintensivem Training aktiviert eine Verstärkungskaskade den Glykogenabbau über das Debranching-Enzym. In den Mitochondrien durchläuft die freigesetzte Glukose die Glykolyse und den aeroben Stoffwechsel, um Energie zu erzeugen. Eine weitere Verstärkungskaskade wirkt auf die hormonsensitive Lipase, die – ebenfalls in den Mitochondrien – Fett freisetzt, um noch mehr Energie zu erzeugen.

zur Energiegewinnung. Infolgedessen setzt man bei hochintensivem Training sowohl Glukose als auch Fettsäuren ins Blut frei, das diese zur β-Oxidation in die Leber transportiert. Anschließend werden sie in die Mitochondrien gebracht, um 96 ATP-Moleküle zu produzieren.

Man hört oft, dass manche Menschen versuchen, ihren Insulinspiegel »ausschließlich über die Ernährung« in den Griff zu bekommen. Dies wird größtenteils durch ein ausgewogenes Verhältnis zwischen Insulin und Glukagon erreicht und muss langfristig verfolgt werden, weil in diesem Zusammenhang keine Amplifikation bzw. Signalverstärkung stattfindet. Hochintensives Training bewirkt deshalb eine so deutliche Veränderung des Stoffwechsels, weil es sowohl die Mobilisierung von Glykogen als auch hormonsensitiver Lipase auslöst – und zwar durch die sogenannte Verstärkungskaskade.

Die Verstärkungskaskade

In einer Verstärkungskaskade aktiviert ein bestimmtes Enzym (oder Hormon) eine Reihe weiterer Enzyme, statt für sich alleine einen metabolischen Effekt zu erzeugen (wie etwa ein Glukagonmolekül, das sich zuschaltet und die Freisetzung lediglich eines Glukosemoleküls vom Glykogen veranlasst). Auf der nächsten Stufe der Kaskade können dann auch zehn oder gar hundert Enzyme aktiviert werden. Jedes dieser hundert Enzyme aktiviert wiederum eine weitere Stufe der Kaskade, und dann aktiviert jedes dieser hundert Enzyme weitere hundert und so weiter. Statt also ein Glukosemolekül nach dem anderen von der Glykogenkette abzuziehen, verstärkt sich die Aktivität eines Enzyms exponentiell, sodass man jetzt Tausende von Molekülen gleichzeitig zur Energiegewinnung aufspaltet.

Dadurch wird die Leerung des Glykogenspeichers, die durch starke Muskelbeanspruchung ausgelöst wird, enorm beschleunigt und ausgedehnt.

Eine hervorragende Beschreibung dieses Phänomens findet sich in dem Lehrwerk *Metabolism at a Glance*,[24] das ausgezeichnet zusammenfasst, wie diese enorme Energiefreisetzung durch ein Adrenalinmolekül ausgelöst wird, das dazu führt, dass sich Tausende von Glukosemolekülen vom Glykogen ablösen. Eine Verstärkungskaskade ist daher extrem effektiv, um in einem Notfall unsere Muskeln schnell mit einer großen Menge Energie zu versorgen, indem eine Reihe von Enzymen genutzt werden, die eine Art Lawineneffekt auslösen. Während die Verstärkungskaskade Glykogen für die weitere Nutzung aufspaltet, hält gleichzeitig ein anderes Enzym, das an der Bildung von Glykogen beteiligt ist, den Körper davon ab, selbiges neu zu bilden, damit alle seine Energiesysteme darauf hinarbeiten können, das vorhandene Glykogen aufzuspalten und Glukose zu verwenden. Das heißt, solange das vorhandene Glykogen aufgebraucht wird, werden die Glykogenspeicher nicht wieder neu aufgefüllt.

Nachhaltige gesundheitliche Vorteile

Durch die Glykogenolyse und die daraus resultierende Verstärkungskaskade greift hochintensives Training die größten Glukosespeicher an, die sich in den Muskeln befinden, und mobilisiert sie in einem solchen Ausmaß, dass nach dem Sport der Glukosemangel behoben bzw. die Glukose ersetzt werden muss. Es wird also eine Situation geschaffen, in der die Insulinrezeptoren an der Oberfläche der Muskelzelle empfindlicher werden und stärker reagieren, um diesen Mangel zu beseitigen. Je nachdem, wie leer die Speicher sind, kann das Wiederauffüllen der Reserven mehrere Tage in Anspruch nehmen. Durch die größere Speicherleerung bleibt die Insulinsensitivität nach dem intensiven Workout länger erhalten als bei anderen Trainingsformen, die lediglich zu einer kurzfristigen Steigerung der Empfindlichkeit führen. Dieser Vorgang des Wiederauffüllens läuft über eine herkömmliche Glykogensynthese ab, die keinen vergleichbaren Verstärkungsmechanismus verwendet.

Wenn die Insulinsensitivität mehrere Tage anhält, wird sie überdies durch die Menge an Glukose verstärkt, die dem Muskel entzogen wurde. Da nicht wenig Glukose verbraucht wurde (wie dies zum Beispiel bei 30 Minuten Laufbandjoggen bei niedriger Intensität der Fall wäre), sondern vielmehr eine beträchtliche Menge, die ersetzt werden und wieder in den Muskel gelangen muss, verstärkt sich das Ausmaß dieses Effekts. Wichtig ist aber nicht nur die Insulinsensitivität an sich, sondern ebenso die Folgewirkungen, die dieser Prozess auf den Stoffwechsel hat. Sobald zum Beispiel die Glykogenspeicher komplett aufgefüllt sind, wird die Glykolyse inhibiert, weil sich im Körper Glukose anreichert (siehe Abbildung 2.3). Ein hoher Glukosespiegel führt zu einer Fülle von Stoffwechsel-Nebenprodukten, die die weitere Nutzung von Glukose als Energiequelle hemmen. Und damit hätten wir das Ende der sprichwörtlichen Fahnenstange erreicht. Sind die Glykogenspeicher vollständig gefüllt, kann Glukose nicht mehr über die Glykogensynthese verarbeitet werden. Folglich wird es als Fettreserve angelegt (siehe Abbildung 2.4).

Wenn der Glukosespiegel hoch und die Glykogenspeicher vollständig gefüllt sind, wird außerdem das Enzym Phosphofructokinase (das an der Verstoffwechselung von Glukose beteiligt ist) inhibiert. Die Glukose gelangt jetzt im Glykolysezyklus nur bis zum Fructose-6-Phosphat, dann wird sie auf den Pentosephosphatweg geleitet, der die Glukose durch eine Reihe von Schritten in Glyceraldehyd-3-Phosphat umwandelt (auch bekannt als Triosephosphat oder 3-Phosphatglycerinaldehyd oder kurz G3P), eine Vorstufe von Fett. Dann laufen mehrere Stoffwechselvorgänge ab, deren Endergebnis die Entstehung eines Coenzyms mit Namen NADH ist, das dazu dient, die Fettsäuresynthese anzuregen. Volle Glykogenspeicher, die mit einer erhöhten Kohlenhydratzufuhr einhergehen, stimulieren sogar die Produktion von Fettsäuren, vor allem in der Leber, was die Menge an Lipoprotein sehr niedriger Dichte (VLDL) in die Höhe treibt, weil dies das Erste ist, was von Glukose zu Fett verwandelt wird. Dieses Lipoprotein sehr niedriger Dichte wird in LDL-Cholesterin umgewandelt, das ein Indikator für potenzielle Herzerkrankungen ist.

Was bleibt, ist die Erkenntnis, dass niedrigintensive, Steady-State- (gemeinhin als »Cardio« bezeichnete) Trainingsformen nicht in der Lage sind, die schnell zuckenden Muskelfasern zu aktivieren, die das meiste Glykogen speichern. Folglich leeren sich die Glukosereserven in den Muskeln nicht wesentlich, was dazu führt, dass die Glukose im Blut nicht weiß, wohin, und letztlich in Form von Körperfett abgespeichert wird. Die Zellwände der Muskeln verlieren außerdem ihre Insulinsensitivität, entzünden sich aber durch die hohen Mengen an Insulin, die der Körper produziert hat, um der vielen Glukose Herr zu werden. Der Körper bekämpft diese Entzündung mit LDL-Cholesterin, wodurch der niedrigintensiv trainierende Sportler in letzter Instanz einem höheren kardiovaskulären Risiko ausgesetzt ist. Das klingt widersprüchlich, aber die Zelle, die bereits randvoll mit Glukose/Glykogen ist, verringert ihre Insulinempfindlichkeit, um sich selbst davor zu schützen, mit noch mehr Glukose überschwemmt zu werden, weil dieser Überschuss zur »Glykosylation« führt – also zu einer Verzuckerung der Zelle, die ihre Funktionsfähigkeit erheblich beeinträchtigt. Die Metabolisierung überschüssiger

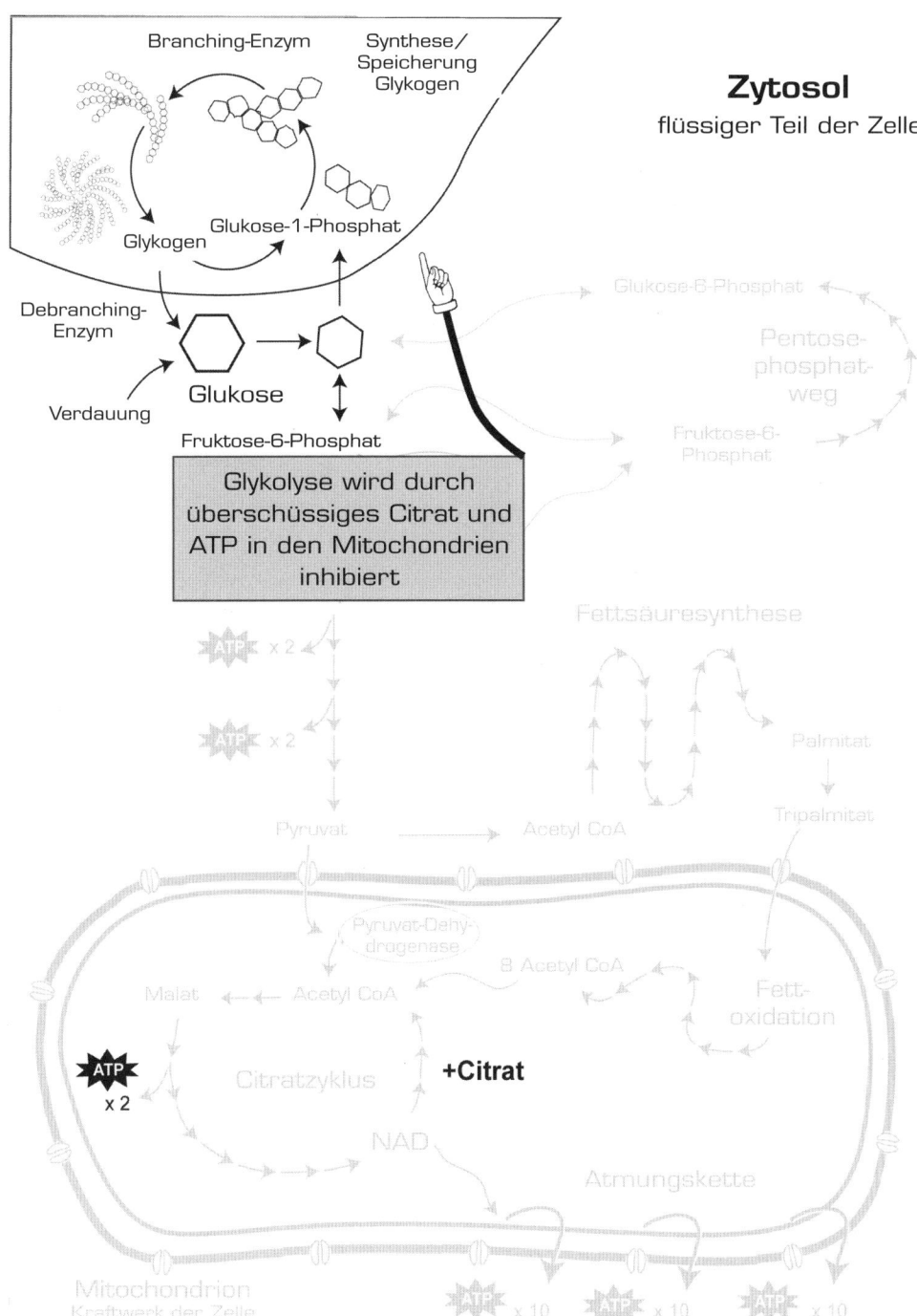

Ein hoher Glukosespiegel signalisiert große Energiereserven, was die Glykolyse inhibiert und die Glykogensynthese aktiviert.

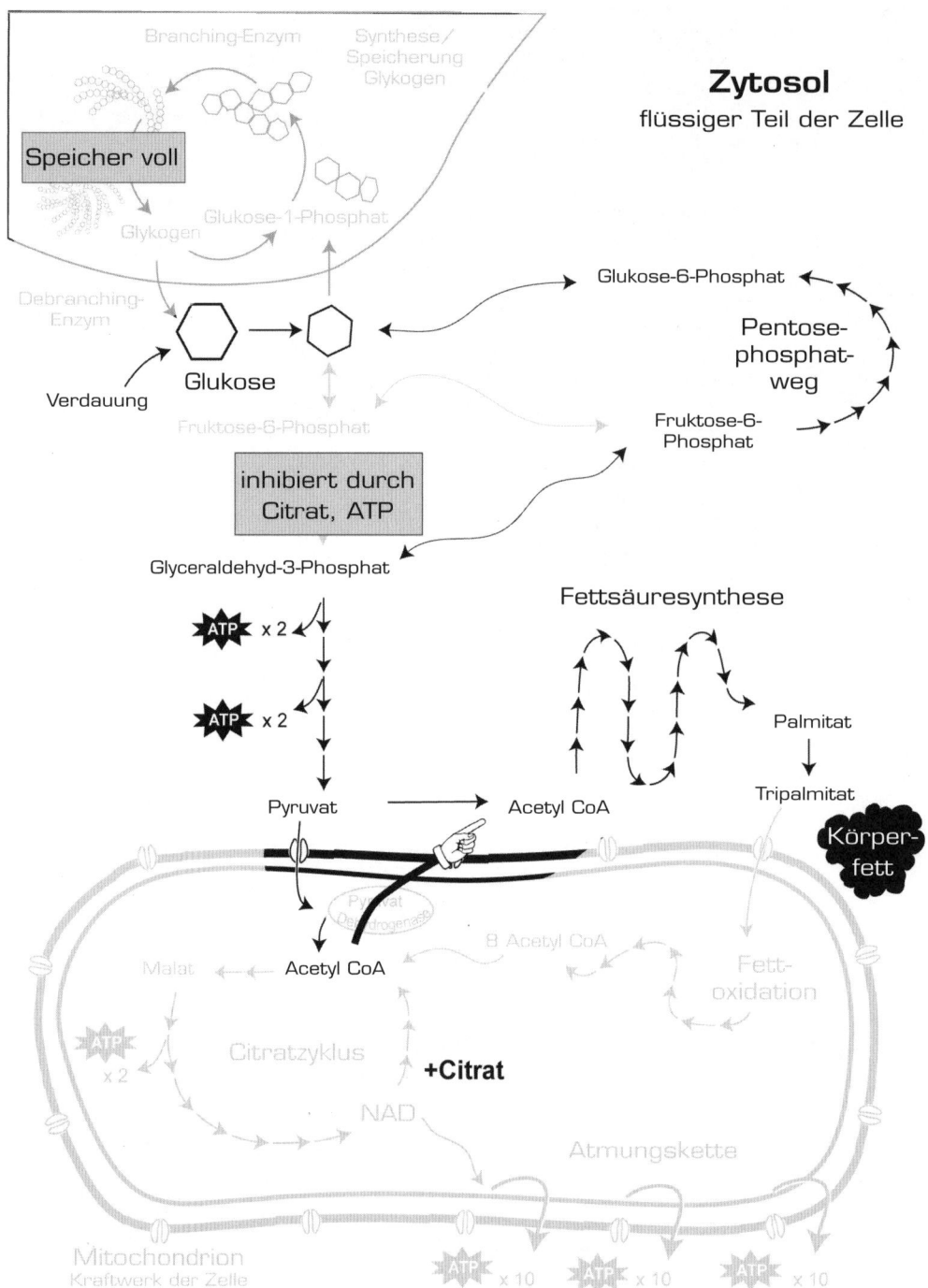

Wenn die Glykogenspeicher voll sind, wird die überschüssige Glukose der Fettsynthese zugeführt.

Glukose produziert oxidative freie Radikale, die starke Entzündungsreaktionen verursachen. Das Gleiche gilt für das Hormon Insulin, das ebenfalls Entzündungen verursachen kann, auch an den Gefäßwänden, die dann durch LDL-Cholesterin-Ablagerungen unterdrückt werden.

Muskelabbau verhindern

Hochintensives Training ist notwendig, um die weiter oben beschriebenen, positiven metabolischen Adaptationen herbeizuführen. Wegen der Intensität der extrem fordernden muskulären Anstrengung ist das Training nur von kurzer Dauer. Hält die sportliche Aktivität zu lange an, leeren sich die Glykogenspeicher vollständig, und danach wird das Protein des Muskelgewebes verstoffwechselt, um die Glukose-Homöostase zu erhalten. Das Muskelgewebe wird in seine Bestandteile, die Aminosäuren, zersetzt und durch die in der Leber stattfindende Glukoneogenese in Glukose umgewandelt. Wenn die Belastung also zu lange währt, wie beispielsweise bei einer Ultra-Ausdauer-Sportart, kann ein enormer Abbau von Muskelgewebe eintreten.

Es ist sogar auch dann möglich, eine große Menge Muskelgewebe zu zerstören, wenn man eine Form von Aktivität ausübt, die deutlich weniger zehrend ist als ein Ultra-Marathon; die zwar nicht intensiv genug ist, um die gewünschten metabolischen Adaptationen zu bewirken, dafür aber von beachtlichem Umfang ist. Diese Form von Aktivität nennt sich Steady-State, oder herkömmliches »aerobes« Training. Im Hinblick auf metabolische Adaptationen bewirkt es nicht viel, hat jedoch einen hohen Preis: die Zerstörung von Muskelgewebe, das für den Körper ein wertvolles Gut und von so grundsätzlicher Bedeutung für unsere Gesundheit ist.

Periphere Adaptationen

Nehmen wir an, dass Sie und ein achtzigjähriger Mann, der gebrechlich und atrophiert wirkt, beschließen, über das Treppenhaus ins zweite Stockwerk eines Hauses zu gelangen. Oben ankommen, geht es Ihnen gut, der Greis jedoch ist außer Atem. Der Grund für diesen Unterschied ist nicht, dass sein Herz und seine Blutgefäße in einer schlechteren Verfassung wären als Ihre. Es ist vielmehr alles eine Frage der Kraft.

Betrachten wir die einzelnen Muskelfasern als motorische Einheiten (die in Kapitel 3 noch ausführlich besprochen werden) und nehmen wir einmal an, dass Ihnen zwei Einheiten Kraft pro motorischer Einheit zur Verfügung stehen, während die Muskeln des älteren Mannes atrophiert und über die Jahre auf eine Einheit Kraft pro motorischer Einheit verkümmert sind. Sagen wir, dass in unserem Beispiel die Arbeit, die aufgewendet werden muss, um die beiden Stockwerke zu erklimmen, einem numerischen Wert von 200 Einheiten entspricht; das heißt, dass die Muskeln 200 Einheiten mechanischer Arbeit verrichten müssen, damit man die Treppen ganz nach oben kommt. Da alle Ihre motorischen Einheiten eine Kapazität von zwei Krafteinheiten besitzen, muss Ihr Körper nur 100 motorische Einheiten rekrutieren, um die Aufgabe zu erfüllen, während den motorischen Einheiten des älteren Mannes nur jeweils eine Krafteinheit zur Verfügung steht – mit der Folge, dass er 200 motorische Einheiten rekrutieren muss, um dieselbe körperliche Leistung zu vollbringen. Ihr kardiovaskuläres System muss also nur die Rekrutierung von 100 motorischen Einheiten unterstützen, während sein kardiovaskuläres System doppelt so viel leisten muss.

Durch Training verbessert man sein kardiovaskuläres System also in erster Linie dadurch, dass man seine Kraft erhält bzw. vergrößert, sodass pro Einheit verrichteter Arbeit das Herz-Kreislauf-System die Rekrutierung einer geringeren Anzahl motorischer Einheiten unterstützen muss, um eine bestimmte Aufgabe zu erfüllen. Die eigentlichen kardiovaskulären Vorteile des Trainings treten also nicht infolge einer zentralen Adaptation im Herz-Kreislauf-System ein, sondern durch viele einzelne periphere Adaptationen.

Wo Aerobic sich irrte

Wir wissen jetzt, dass »Aerobic« eine niedrigintensive körperliche Aktivität ist, bei der die Mitochondrien ihre Arbeit in einem submaximalen Tempo verrichten, was dazu führt, dass nur ein Teilbereich des Stoffwechsels – das aerobe System – aktiviert wird. Trotzdem wurden über mehrere Jahrzehnte hinweg alle möglichen positiven gesundheitlichen Effekte mit dieser spezifischen metabolischen Adaptation in Verbindung gebracht. Und schon bald verschwamm der Unterschied zwischen aerober und kardiovaskulärer Konditionierung, und die beiden Begriffe wurden als gleichbedeutend betrachtet. Dabei hat man jedoch übersehen, dass das Herz und die Blutgefäße die Zelle *in ihrer Gesamtheit* unterstützen, nicht nur die Energiegewinnung in den Mitochondrien. *Jeder* Bestandteil des Metabolismus steht in direkter Verbindung mit dem kardiovaskulären System.

Und daher ist Krafttraining tatsächlich die beste Art, das kardiovaskuläre System zu trainieren, denn im Gegensatz zu dem sogenannten aeroben Training bezieht es alle Komponenten des Metabolismus mit ein und regt diese zu einer effizienteren Funktionsweise an. Das gilt für den Stoffwechsel im Zytosol (dem flüssigen Teil der Zelle, ohne Sauerstoff) ebenso wie für den in den Mitochondrien (d. h. mit Sauerstoff).

Niedrigintensiv (hohes Risiko) kontra hochintensiv (niedriges Risiko)

Kehren wir zu den beiden exemplarischen Personen zurück, die am Anfang dieses Kapitels ihr Training absolviert haben. Der eine geht fünfmal in der Woche in einem »Steady-State« bei niedriger Intensität laufen, während der andere einmal in der Woche ein hochintensives Krafttraining bewältigt. Auf lange Sicht wird der hochintensiv trainierende Freizeitsportler derjenige sein, der die Glykogenleerung und -wiederauffüllung zu seinem Vorteil arbeiten lassen wird, während der andere, der häufiger in konstantem Tempo und mit niedriger Intensität trainiert, viel eher Gefahr läuft, sich eine kardiovaskuläre Erkrankung zuzuziehen, die durch erhöhte Cholesterinwerte hervorgerufen wird.

Die Glykogenspeicher seiner Muskeln leeren sich aufgrund der niedrigintensiven Steady-State-Aktivität *nie* in ausreichendem Maß (und dabei glaubt er irrigerweise, seine kardiovaskuläre Gesundheit zu verbessern); darüber hinaus werden aufgrund der unzureichenden Belastung seine Muskeln anfangen zu atrophieren – dieses Phänomen konnte anhand mehrerer Studien belegt werden. Solange er diese Form von Training fortsetzt, nimmt die Fähigkeit der Muskeln, Glykogen speichern zu können, von Woche zu Woche weiter ab. Da die Zellen dieses Sportlers nie gründlich von Glykogen befreit werden, können sie immer weniger neue Glukose aufnehmen, weshalb der Körper anfängt, die überschüssige Glukose in der Leber zu Fettreserven umzuwandeln, wodurch das Risiko koronarer Herzkrankheiten steigt. Seine Fähigkeit zur Glykogenspeicherung wird ebenfalls beeinträchtigt – und damit steigt zugleich die Wahrscheinlichkeit, eine Insulinresistenz zu entwickeln. Das trifft vor allem dann zu, wenn er auf Dauer Muskelmasse abbaut, und genau das ist bei niedrigintensiven Steady-State-Aktivitäten leider oft der Fall.

Und dann gilt es noch den folgenden Aspekt zu bedenken: Während der Läufer im Vergleich zu einer gänzlich untrainierten Person ja durchaus noch irgendeinen körperlichen Nutzen aus seiner Betätigung ziehen mag, übersieht er dabei allerdings völlig, dass er mit seinem »aeroben« Training in Wahrheit gar nicht so viel für seine aerobe Fitness tut, wie er vielleicht glaubt – obwohl sich diese durch andere sportliche Aktivitäten durchaus steigern lässt. Indem er immer weiter auf niedrigem Niveau trainiert, könnte er tatsächlich sogar seine Muskelmasse so weit abbauen, dass seine Fähigkeit zur Glykogenspeicherung sinkt und damit gleichzeitig das Risiko steigt, eine Insulinunempfindlichkeit zu entwickeln.

Man bedenke auch, dass er eine Form von Aktivität betreibt, bei der vor allem das aerobe metabolische System gefordert ist, das in den Zellen Stoffwechselprozesse anregt, die dazu beitragen, aus molekularem Sauerstoff entzündungsfördernde freie Radikale zu bilden – und zwar in weit höherem Maß als eine kürzere, intensivere Aktivität. Weil das Laufen über einen längeren Zeitraum in erster Linie Fett verbrennt, leert er seine Glykogenspeicher nicht nennenswert, was zur Folge hat, dass seine Insulinempfindlichkeit mit der Zeit abnimmt. Hierdurch setzt er sich einem erhöhten Risiko für Herzerkrankungen und Diabetes aus – was genau das ist, was er mit seinem niedrigintensiven, Steady-State-Training eigentlich zu vermeiden sucht.

Hormonsensitive Lipase

Noch immer existiert die irrige Annahme, dass niedrigintensives Training für die Fettverbrennung unabdingbar ist und mehr Fett verbrennt als hochintensive Workouts. Tatsache ist jedoch, dass keine Form von Training an sich besonders viel Fett verbrennt. Im Durchschnitt verbrennt ein etwa 68 kg schwerer Mensch um die 100 kcal pro 1,6 km – ganz gleich, ob er diese Strecke geht oder zügig läuft. Da ein Pfund Körperfett aus 3.500 kcal besteht, müsste er stolze 56 km laufen, um ein Pfund Körperfett zu verbrennen. Obwohl man also mit einem niedrigintensiven Trainingsansatz in etwa genauso viele Kalorien verbrennt wie mit einem hochintensiven, schafft man mit Letzterem etwas, das für den Fettverbrennungsprozess von zentraler Bedeutung ist und das ein niedrigintensiver Ansatz nicht zu leisten vermag: Man aktiviert dadurch das Enzym hormonsensitive Lipase.

Wenn bei hochintensiven Tätigkeiten die Glykogenspeicher der Zelle entleert werden, dann wird zugleich auch die hormonsensitive Lipase aktiviert, die die Mobilisierung von Körperfett ermöglicht. Ist der Insulinspiegel hingegen hoch, wird die hormonsensitive Lipase inhibiert, und es ist selbst bei einem Kaloriendefizit nicht möglich, Fett aus den Adipozyten zu mobilisieren. Das erklärt, warum Menschen, die Diät halten und mit Walking oder Joggen anfangen, sich oft schwertun, auf diese Weise besonders viel Körperfett zu verlieren.

Es gibt jedoch verschiedene Möglichkeiten, dieses Dilemma zu lösen, und eine davon ist, den Insulinspiegel im Blut zu regulieren und niedrig zu halten. Auf diese Weise lässt sich die hormonsensitive Lipase leichter aktivieren, wodurch das mobilisierte Körperfett zur bevorzugt verwendeten Hauptenergiequelle wird. Dieser Zustand kann durch eine vergleichsweise strikte kohlenhydratarme Ernährung erreicht werden oder aber, falls man mit den Kohlenhydraten nicht ganz so sparsam haushalten möchte, durch ein hochintensives Training. Das liegt daran, dass hierbei die hormonsensitive Lipase ihre Wirkung unter einer Verstärkungskaskade entfaltet, die durch Adrenalin angestoßen wird und die der ähnelt, die bei der Glykogenmobilisation eintritt. Auch zu diesem Thema findet sich eine hervorragende Darstellung im Biologielehrwerk *Metabolisms at a Glance*.[25]

Zusammenfassend lässt sich also sagen: Es wird nicht nur die Glykogensynthese inhibiert, sondern auch die Fettsynthese, während zugleich das Fett als bevorzugte Energiequelle genutzt wird. Man macht also zweierlei: Man öffnet einerseits den Abfluss und schließt andererseits den Hahn; man inhibiert die Fettsynthese, während man gleichzeitig Fett mobilisiert, genauso wie man die Glykogensynthese inhibiert, während man Glykogen mobilisiert. Beides findet bei hochintensivem Training statt, und dieser Effekt wird durch das Adrenalin noch vergrößert, das eine Verstärkungskaskade auslöst.

»Cardio« in neuem Licht

Man sollte sich vor Augen führen, dass das kardiovaskuläre System immer aktiv ist. Auch wenn man nur in einem Zimmer steht und sich mit jemandem unterhält: Das Herz schlägt, das Blut fließt, die Lunge atmet Sauerstoff ein und Kohlendioxid aus, und das tagaus, tagein, rund um die Uhr. Man kann sein kardiovaskuläres System nur dadurch leistungsfähiger machen, indem man mechanische Muskelarbeit verrichtet. Jede Muskelanstrengung führt gleichzeitig dazu, dass das kardiovaskuläre System stärker gefordert wird. Man macht also immer »Cardio«, wenn man etwas tut – aber eben auch, wenn man gar nichts tut.

Betrachtet man die Wechselbeziehungen zwischen den verschiedenen Stoffwechselzyklen, wird offenbar, dass man diese niemals klar voneinander trennen könnte; sie laufen immer simultan und im Verbund ab, obwohl manche vielleicht schneller sind als andere. Training ist, metabolisch betrachtet, jede Aktivität, die die körperliche Beanspruchung über ihren Ausgangswert hinaus anhebt, und auch wenn es möglich wäre, die verschiedenen Systeme zu isolieren, sollte man das nicht tun, wenn man sich zum Ziel gesetzt hat, seine Gesundheit und Fitness zu verbessern.

Maximale Sauerstoffaufnahme und Spezifität

Es stimmt, dass einzelne Studien zur maximalen Sauerstoffaufnahme nachweisen konnten, dass durch niedrigintensive Steady-State-Aktivitäten eine Verbesserung des kardiovaskulären Systems erzielt werden konnte. Das Problem mit solchen Messungen ist, dass man einen Tunnelblick bekommt und nur noch das sieht, was man sehen will. Ein Test zur Ermittlung der maximalen Sauerstoffaufnahme basiert auf der Grundannahme, die hinter dem Konzept des aeroben Trainings steckt – dass man eine spezifische Form metabolischer Arbeit verrichtet, die sich irgendwie auf die Funktionsfähigkeit des kardiovaskulären Systems auswirkt. Der Haken dabei ist aber der folgende: Wenn wir voraussetzen würden, dass eine andere Form metabolischer Arbeit mit der Funktionsfähigkeit des Herzens in Verbindung steht, und dann gezielt nur diese testen würden, könnten wir auch diese Annahme problemlos beweisen. Beschließen wir zum Beispiel, dass die Fähigkeit zur Verarbeitung von Laktat ein Indiz für ein gesundes Herz ist, dann könnten wir einen Test ausführen, der bei hoher Intensität die Laktatnutzung misst, und dann die Theorie aufstellen, dass dies mit der Gesundheit des Herzens in Verbindung steht, wodurch wir beweisen würden, dass sich hochintensives Krafttraining hervorragend eignet, um Laktat zu produzieren und zu metabolisieren – und somit die kardiovaskuläre Gesundheit zu verbessern.

Weil das kardiovaskuläre System grundsätzlich mit jeder spezifischen metabolischen Adaptation in Zusammenhang zu bringen ist, kann man sowohl von niedrig- als auch von hochintensiven Aktivitäten behaupten, sie würden die Herzgesundheit fördern.[26] Wie wir gesehen haben, kann mit hochintensivem Training eine große Bandbreite an spezifischen metabolischen Adaptationen realisiert werden. Warum also sollte man sich darauf beschränken, nur einen Aspekt seines Stoffwechsels verbessern zu wollen?

Ein weiteres Beispiel: Wenn man regelmäßig auf einem Laufband geht oder joggt und seine maximale Sauerstoffaufnahme verbessern möchte, könnte man einen Ansatz verfolgen, bei dem man lange bei konstanter, niedriger Intensität trainiert. Wenn man dann seine maximale Sauerstoffaufnahme auf dem Laufband testet, würde man als Ergebnis eine Verbesserung feststellen. Wenn man nun aber statt auf das Laufband auf ein Ergometer steigt, wird man keine oder eine nur geringfügige Verbesserung der maximalen Sauerstoffaufnahme registrieren.

1976 wurde eine pfiffige Studie durchgeführt, bei der die Tester dreizehn Probanden einluden und auf einem Ergometer trainieren ließen. Sie ließen sie allerdings nur mit einem Bein treten; das andere durften sie nicht bewegen. Das trainierte Bein sollte Sprint- und/oder (Steady-State-)Ausdauerphasen absolvieren. Die Testpersonen führten vier oder fünf solcher Workouts pro Woche aus, vier Wochen lang. Am Ende der Studie ermittelten die Forscher erneut die maximale Sauerstoffaufnahme der Subjekte, die wieder nur mit dem trainierten Bein ins Pedal treten durften; dabei wurde ein Anstieg der maximalen Sauerstoffaufnahme um 23 Prozent verzeichnet. Dieses niedrigintensive Steady-State-Training hätte eigentlich eine zentrale kardiovaskuläre Adaptation hervorrufen müssen, doch als die Forscher den Test wiederholten und nun die untrainierten Beine der Testpersonen zum Einsatz kamen, bemerkten sie, dass die erwartete Verbesserung der maximalen Sauerstoffaufnahme diesmal ausblieb.[27]

Diese Studie zeigt, dass das, was bei der Ermittlung der maximalen Sauerstoffaufnahme gemessen wird, keine grundlegende kardiovaskuläre Verbesserung ist, sondern lediglich eine lokal begrenzte metabolische Adaptation in den jeweils beanspruchten Muskeln. Das erklärt auch, warum bei Laufsportlern jede Verbesserung der maximalen Sauerstoffaufnahme ausschließlich auf die Beine und auch ausschließlich auf die Aktivität des Laufens beschränkt ist. Es findet also keine grundlegende Adaptation statt, weil die Rumpf- und Armmuskeln weitgehend unbeteiligt sind, und daher lässt sich die Wirkung nicht auf andere Trainingsformen übertragen.

• •

Die beschränkte Spezifität aeroben Trainings

Während der drei Jahre, die ich in Ohio lebte, betrieb ich eine Kombination aus herkömmlichem Ausdauer- und Krafttraining. Wie viele andere Menschen ging ich damals davon aus, dass das so sein *musste*. Im Frühjahr und Sommer lief ich im Freien, im Winter trainierte ich auf einem Laufband in dem Fitnessstudio, in dem ich auch mein Krafttraining absolvierte – man musste ja etwas für seine »aerobe Fitness« tun.

Im Frühjahr joggte ich wieder im Freien, und ich hatte dann stets das Gefühl, mein letztes Stündlein hätte geschlagen. Das liegt daran, dass man sich auf dem Laufband völlig anders bewegt als auf der Straße. Auf der Straße besteht die Laufbewegung aus drei Phasen: dem Aufsetzen, dem Abstoßen und dem Landen, während auf dem Laufband wegen der Eigenbewegung des Geräts kein Abstoßen stattfindet – eine ganze Phase des Bewegungsablaufs fällt also weg. Das Laufen auf der Straße unterscheidet sich also im Hinblick auf Motorik und Technik deutlich von dem Training auf einem Laufband.

Ich hatte angenommen, mit meinem Ausweichtraining eine Form von zentraler kardiovaskulärer Adaptation erreicht zu haben, die sich eigentlich auf jede andere Aktivität übertragen lassen sollte. Aber nun musste ich mit einigem Schrecken feststellen, dass dies eben nicht der Fall war. Es ist mir mittlerweile schleierhaft, warum es so lange gedauert hat zu begreifen, dass ich mich nur im Hinblick auf eine spezielle Aktivität angepasst hatte und eine bestimmte Adaptation eben nicht auf andere Tätigkeiten übertragen werden kann.

Ein weiteres Beispiel für die beschränkte Spezifität aeroben Trainings erlebte ich, als ich ebenfalls noch in Ohio bei der Air Force tätig war. Die Air Force stellte einige körperliche Mindestvoraussetzungen, die jedes Jahr überprüft wurden, und die Verantwortlichen waren in diesem Zusammenhang auf die fragwürdige Idee verfallen, ein Ergometer zu benutzen, um auf der Grundlage der Herzfrequenz bei einer bestimmten Belastung die maximale Sauerstoffaufnahme zu ermitteln.

Nun, in meiner Gruppe gab es zwei Leute, die regelmäßig an 10-km-Läufen und Marathonveranstaltungen teilnahmen und sich dachten: »Ach, ich habe eine hervorragende aerobe Fitness. Ich tauche da auf und spule den Test ab – ein Kinderspiel.« Und wir hatten einen übergewichtigen Kollegen, der ebenfalls am Test teilnehmen musste. Er war zwar völlig außer Form, dafür aber überaus klug. In den zwei Wochen vor dem Test ging er täglich nach der Arbeit ins Fitnessstudio, benutzte *genau* das Ergometer, das beim Test verwendet wurde, trainierte mit *genau* dem Widerstand, der beim Test verwendet wurde, und hielt sich *genau* an die Zeitvorgaben, die auch im Test galten. Er erzielte das beste Ergebnis von allen, während die beiden Freizeitläufer, die eigentlich aerob besonders fit hätten sein sollen, durchfielen.

Der Grund für dieses Ergebnis war, dass der übergewichtige Kerl erkannte, dass man für den Test genau so trainieren musste, wie man letztlich auch getestet wurde. Man geht ja auch nicht in eine Mathematikprüfung und lernt vorher Englisch, dachte er sich wohl. Infolgedessen bestand ein übergewichtiger, untrainierter Mann den Test mit Bravour, und zwar indem er ihn zuvor wiederholt probte, während diejenigen scheiterten, die glaubten, bereits über die erforderliche zentrale kardiovaskuläre Adaptation zu verfügen. Das Einzige, was sie mit ihrem Lauftraining erzielt hatten, war ein spezifischer Satz an motorischen Fähigkeiten oder eine metabolische Adaptation an das Laufen, die sich jedoch nicht auf den Ergometer übertragen ließ.

Dr. Doug McGuff

Zusammenfassend möchten wir auf die folgenden drei Punkte aufmerksam machen:

1. Niedrigintensive Steady-State-Aktivitäten sind nicht unbedingt die beste Art, um sein kardiovaskuläres System zu verbessern.
2. Andere Elemente des Metabolismus (außer dem aeroben System) sollten nicht ignoriert werden, sie werden es aber in der Regel, wenn man einen niedrigintensiven, Steady-State-Ansatz verfolgt.
3. Hochintensives Training kann beachtliche gesundheitliche Vorteile erzielen, weil es den Metabolismus auf eine Weise anregt, die sich mit niedrigintensiven Aktivitäten nicht verwirklichen lässt.

Alle positiven Adaptationen, die der Körper infolge des Trainingsreizes vornimmt, sind metabolische Verbesserungen, die im Muskelgewebe selbst stattfinden. Was dort geschieht, wird aus metabolischer Sicht getrennt vom restlichen Körper betrachtet. Nehmen wir zum Schluss noch einmal ein anderes Beispiel. Ein Tier kann friedlich in der Landschaft stehen und grasen, wobei sein Stoffwechsel über die Hormone Insulin und Glukagon im Gleichgewicht gehalten wird und die Energiereserven aufgefüllt werden. Erfolgt nun ein Fluchtreflex, kann dasselbe Tier in Sekundenbruchteilen von einem Energiespeichermodus in einen anderen Stoffwechselprozess umschalten und sofort seine muskuläre Maximalleistung abrufen. Solch schnelle, extrem unterschiedliche metabolische Aktivitäten lassen sich nur erklären, wenn man annimmt, dass die entscheidenden Prozesse tatsächlich im Muskelgewebe selbst ablaufen. Nicht das Herz und das kardiovaskuläre System stehen daher im Zentrum eines gesunden Stoffwechsels, sondern das Muskelsystem. Hier finden die relevanten Enzymaktivitäten statt, die mittels einer Verstärkungskaskade derart vervielfacht werden, dass schon eine kleine Ursache ausreicht, um auf muskulärer Ebene einen großen und schnellen Effekt zu erzielen. In den Muskeln steckt all das »Gold«, das man im Training schürfen kann. Leider hat sich die Fitnessbranche bislang irrigerweise auf das kardiovaskuläre System konzentriert, sie sollte ihre Aufmerksamkeit aber vielmehr auf das Muskelsystem richten, weil genau hier alles geschieht, was zu positiven adaptiven Veränderungen führt.

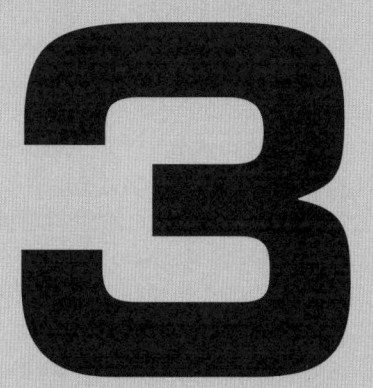

3 Die Dosis-Wirkungskurve körperlicher Aktivität

Mitte der 1990er ging Autor Doug McGuff seine alten Aufzeichnungen aus dem Medizinstudium durch und entdeckte eine interessante Parallele zwischen dem medizinischen Fachbereich Pharmakologie und der Trainingswissenschaft. Sowohl Medikamente als auch körperliche Übungen stellen einen Reiz für den Organismus dar, und in beiden Fällen kommt es darauf an, dass sie in einer optimalen Konzentration verabreicht werden, wobei die Dosis stimmen muss, d. h., sie darf nicht »zu hoch« sein, und auch die Anwendungshäufigkeit gilt es zu berücksichtigen.

Die Konzentration des Medikaments entspricht der Trainingsintensität, die Dosis der Anzahl an Sätzen pro Workout, und die Anwendungshäufigkeit entspricht der Regelmäßigkeit, mit der man dem Trainingsreiz ausgesetzt ist. So wie in der Medizin gibt es auch im Training ein »enges therapeutisches Fenster«, innerhalb dessen der Trainingsumfang optimal ist, um die gewünschte positive adaptive Reaktion zu erzielen. Überschreitet man die Grenzen dieses Fensters, nehmen – ebenso wie bei jedem Medikament – nicht länger die Vorteile zu, sondern es kann auch ein schädlicher Effekt eintreten.

Die Konzentration (Intensität)

In der Medizin wird der Wirkstoffgehalt eines Medikaments an seiner Konzentration gemessen. Im Training wird die Konzentration oder Wirkung des Reizes dadurch bestimmt, wie viele Muskelfasern im Laufe des Workouts aktiviert werden, wobei eine geringe Faserzahl einer niedrigen Konzentration entspricht und eine hohe Faserzahl einer hohen Konzentration.

Das Gehirn ist die Schaltzentrale, die die Muskelfasern rekrutiert, aber das geschieht nur, wenn es eine Notwendigkeit dafür sieht. Dies wird gesteuert über das zentrale Nervensystem durch motorische Nerven, die sich an die Vorgaben des Gehirns halten und im Rahmen des Rekrutierungsprozesses eine relativ feste Reihenfolge einhalten. Bei diesem Prozess wird nur genau die Menge an Nervenimpulsen übertragen, die nötig ist, um die Anzahl Muskelfasern zu aktivieren, die erforderlich ist, um eine bestimmte Menge an Kraft zu erzeugen.

Studien zur menschlichen Anatomie und Physiologie haben bei unserer Spezies vier verschiedene Arten von Muskelfasern ausgemacht. Die Aufgliederung ist etwas kompliziert, weil es in einer der Hauptklassen (schnell kontrahierende Fasern) drei Unterkategorien gibt. Um die Sache noch schwieriger zu machen, haben sich die Klassifikationsschemata im Laufe der Jahre verändert, was zu sage und schreibe drei verschiedenen Klassifikationen für dieselbe Gruppierung geführt hat. Die Klassifikation der vier Muskelfaserarten unter diesen drei Schemata sieht wie folgt aus:

Klassifikation der vier Fasertypen		
I	SO (Slow, Oxidative) langsam, oxidativ	S (Slow) langsam
IIA	FO (Fast, Oxidative) schnell, oxidativ	FR (Fast, Fatigue Resistant) schnell, geringe Ermüdungstendenz
IIAB	FOG (Fast, Oxidative, Glycolytic) schnell, oxidativ, glykolytisch	FI (Fast, Intermediate Fatigability) schnell, intermediäre Ermüdungstendenz
IIB	FG (Fast, Glycolytic) schnell, glykolytisch	FF (Fast, Fatigable) schnell, hohe Ermüdungstendenz

Schnell kontrahierende Muskelfasern unterscheiden sich in vielerlei Hinsicht von ihren langsameren Pendants, vor allem im Hinblick auf die Ausdauer. Das heißt, dass die Unterschiede am deutlichsten im Bereich der Ausdauer und weniger bei der Beschleunigung oder Geschwindigkeit hervortreten. Die schnell-oxidativen Fasern (FO, Typ IIA) haben ein mangelhaftes Ausdauerprofil. (Das Attribut *oxidativ* bezieht sich ausschließlich auf die aerobe Energiebereitstellung in der schnell-oxidativen Faser selbst.) Die schnell-glykolytischen Fasern (FG, Typ IIB) können mehr Kraft erzeugen, sind aber in Sachen Ausdauer ebenfalls mangelhaft. (Das Attribut *glykolytisch* bezieht sich auf die anaerobe Energiebereitstellung in der schnell-glykolytischen Faser selbst.) Die schnell-oxidativ-glykolytischen Fasern (FOG, Typ IIAB), die aufgrund ihrer Zellbeschaffenheit sowohl zur anaeroben als auch aeroben Energiebereitstellung fähig sind, zeichnen sich durch eine moderate Geschwindigkeit, Ausdauer und Kraft aus. Ihnen gegenübergestellt sind die langsam kontrahierenden Muskelfasern (SO, Typ I), die auf Ausdauertätigkeiten ausgerichtet sind und in erster Linie von Menschen genutzt werden, die Langstreckenläufe oder Ähnliches absolvieren. Sie haben eine hohe aerobe Kapazität und verfügen über eine Menge aerober Enzyme, Blutgefäße und Myoglobin – eine sauerstoffspeichernde Substanz, die im Rahmen der Ausdauerleistung eine wesentliche Rolle spielt. Die langsam kontrahierenden Fasern sind jedoch nicht in der Lage, eine Menge Kraft zu erzeugen, und besitzen folglich nicht das inhärente Massepotenzial ihrer schneller kontrahierenden Pendants.

Die Art und Weise, wie die Fasern bei einem Menschen anteilig verteilt sind, ist genetisch vorgegeben. Die meisten von uns kommen mit einem relativ ausgewogenen Verhältnis aller vier Fasertypen auf die Welt. Die langsamen Muskelfasern lassen sich am leichtesten beanspruchen, weil sie nicht viel Energie benötigen, und so zögert der Körper nicht, sie als Erste zu aktivieren. Etwas energieaufwendiger ist die Beanspruchung der FO-Fasern und noch aufwendiger die der FOGs. Die FGs erfordern den höchsten Energieaufwand. Es liegt in der Natur unserer Spezies, dass wir mit vorhandener Energie so sparsam wie möglich umgehen, und so wird das Gehirn, wenn es darum geht, einen Muskel gegen einen Widerstand zu kontrahieren, zunächst versuchen, die langsamen Fasern zu rekrutieren, die sich für die Aufgabe allerdings als ungeeignet erweisen. Daraufhin wird das Gehirn die FOs rekrutieren und im Anschluss daran die FOG-Fasern, um bei der Kontraktion zu assistieren. Sofern das Gewicht leicht oder mittelschwer ist, sind das alle Fasern, die rekrutiert werden müssen. Ist das Gewicht aber schwerer, wird ein Signal übermittelt, das die schwer ansprechbaren FG-Fasern aktiviert.

Dieser Vorgang ist in der Physiologie als »geordnete Rekrutierung« bekannt, was darauf anspielt, dass das Gehirn Muskelfasern nicht willkürlich ansteuert. Wenn das Gehirn Muskelfasern zwecks Kontraktion rekrutiert, kümmert es sich nicht um die gewünschte Geschwindigkeit, sondern ausschließlich um die benötigte Kraft. Es interessiert sich nicht dafür, wie schnell man eine Hantel stemmen oder wie schnell man laufen will. Mit anderen Worten: Das Gehirn kann nicht nach Belieben nur bestimmte Muskelfasern rekrutieren. Vielmehr ermittelt das Gehirn die genaue Menge Kraft, die die Muskeln aufbringen müssen, um einen bestimmten Widerstand zu überwinden, und dementsprechend rekrutiert es die genaue Menge an Muskelfasern, die notwendig sind, um die Aufgabe so energiesparend wie möglich zu erledigen.[28] (Dieses Prinzip gilt bis zu einem bestimmten Schwellenwert; sobald dieser Punkt erreicht ist, werden zusätzliche neuronale Impulse in den Muskel geleitet, um mehr Kraft freizusetzen.)

Noch immer besteht die irrige Annahme, dass sich die Unterteilung in langsam, intermediär und schnell auf die Kontraktionsgeschwindigkeit der verschiedenen Klassen von Muskelfasern bezieht – bzw. auf Gruppen von Muskelfasern, die als »motorische Einheiten« bekannt sind. Tatsächlich beziehen sich diese Bezeichnungen aber darauf, wie schnell sich die Fasern erschöpfen: Sie erschöpfen sich entweder »langsam«, »intermediär« oder »schnell«. Auch wenn schnell erschöpfende Fasern zu einer viel größeren Kraftleistung fähig sind als langsam kontrahierende Fasern, wird man auf Molekülebene feststellen, dass die Kontraktionsgeschwindigkeit der vermeintlich schnell kontrahierenden Fasern langsamer ist als die der sogenannten langsamen Fasern. Überdies benötigen sie auch mehr Zeit, um sich zu erholen. Und umgekehrt gilt: Je langsamer sich eine Muskelfaser erschöpft, umso schneller erholt sie sich.

Im Kontext betrachtet, stellen wir also fest, dass langsam kontrahierende Fasern langsamer ermüden, sich aber schneller erholen. Schnell kontrahierende Fasern hingegen ermüden schneller (weil ihre Kraftleistung so hoch ist und weil sie mehr Glykogen verbrennen als langsam kontrahierende Fasern) und erholen sich langsamer, während die intermediären Fasern mit ihrer Erholungsfähigkeit irgendwo zwischen diesen beiden Extremen liegen.

Um zu verstehen, warum schnell kontrahierende Fasern mehr Kraft erzeugen können, ist es zunächst nötig zu verstehen, wie sich Muskelfasern zusammenziehen. In diesem Zusammenhang ist es wichtig, sein Wissen über die bereits erwähnte motorische Einheit zu vertiefen.

Die motorische Einheit

Eine motorische Einheit ist eine Gruppe identisch kontrahierender Fasern (die wir für unsere Zwecke vereinfachend als schnell, intermediär und langsam klassifizieren), welche durch einen Nerv gesteuert werden, der wie ein Stromkabel durch den Muskel führt. Dieser Nerv ist mit Verzweigungen ausgestattet, die den Ästen eines Baumes ähneln und den Muskel seiner Länge und Breite nach durchziehen. Jede dieser Verästelungen (Nerven) endet in einer Muskelfaser, wobei mehrere Muskelfasern – die jeweils ein ähnliches Kontraktionsprofil aufweisen – zusammen eine motorische Einheit bilden.

Betrachten wir einmal, was passiert, wenn der Körper eine langsam kontrahierende motorische Einheit aktiviert. Zunächst müssen wir uns klarmachen, dass alle langsam kontrahierenden Muskelfasern an den Spitzen dieser zulaufenden Äste in der betreffenden motorischen Einheit gleichmäßig und homogen über den gesamten Umfang des Muskels verteilt sind. Mit anderen Worten: Sie gelten als »Einheit«, auch wenn sie voneinander getrennt sind und sich über den gesamten Muskel verteilen. Sie werden deshalb als Einheit betrachtet, weil sie alle über die verzweigten Äste in denselben Baumstamm führen, der, wie wir gesehen haben, ein einzelner motorischer Nerv ist. Langsam kontrahierende motorische Einheiten sind in der Regel klein und bestehen aus etwa 100 Fasern pro Einheit.

Schnell kontrahierende motorische Einheiten sind insofern ähnlich aufgebaut, als sie in gleicher Weise über einen einzelnen motorischen Nerv mit zahlreichen Verästelungen verfügen, aber hier verbinden sich nur schnell kontrahierende Fasern miteinander, die ebenfalls gleichmäßig über den gesamten Umfang des jeweiligen Muskels verteilt sind. Verglichen mit den langsamen motorischen Einheiten, bestehen die schnellen aus einer wesentlich höheren Anzahl an Muskelfasern. Während also eine langsam kontrahierende motorische Einheit aus etwa 100 Fasern besteht, setzt sich eine schnell kontrahierende motorische Einheit vielleicht aus 10.000 Fasern zusammen. Wird eine motorische Einheit aktiviert – ganz gleich, ob eine langsam oder schnell kontrahierende –, ziehen sich 100 Prozent der beteiligten Fasern mit 100 Prozent ihrer Kraft zusammen, sobald der elektrische Impuls durch den motorischen Nerv fließt und sich über seine Äste verteilt, sodass er schließlich alle Fasern erreicht.

Wenn eine langsame motorische Einheit aktiviert ist, ziehen sich alle 100 Fasern gleichzeitig zusammen. (Dies wird als Alles-oder-nichts-Gesetz der Muskelphysiologie bezeichnet.) Genauso gilt: Wenn eine schnelle motorische Einheit aktiviert wird, ziehen sich alle 10.000 Fasern mit 100 Prozent ihrer Kraft gleichzeitig zusammen. Da langsame motorische Einheiten im Muskel weniger Platz beanspruchen, sind in einem durchschnittlichen Muskel wesentlich mehr langsame motorische Einheiten vorhanden als schnelle, was zugleich bedeutet, dass man wesentlich mehr »Baumstämme« hat, die ihre jeweils 100 Äste ins Muskelgewebe ausstrecken. Wenn man also langsame motorische Einheiten auslöst, aktiviert man immer jeweils gleich etwa 1000 Stück. Schnelle motorische Einheiten hingegen sind viel größer (eine motorische Einheit besteht aus 10.000 Fasern), sodass man hier nur jeweils 50 oder 100 motorische Einheiten aktiviert, weil diese so groß sind.

Sequenzielle Rekrutierung

Motorische Einheiten können entweder gleichzeitig kontrahiert werden, wenn die Muskeln zum Beispiel gegen einen sehr starken Widerstand angespannt werden, oder sequenziell, wenn man zum Beispiel eine Aktivität ausführt, bei der man ein leichteres Gewicht stemmt, diese Tätigkeit aber über einen längeren Zeitraum wiederholt, in dem sich bestimmte untergeordnete Fasern erschöpfen und durch die progressive Rekrutierung höhergeordneter motorischer Einheiten ersetzt werden. Eine sequenzielle Rekrutierung würde im Krafttraining zum Beispiel im Laufe eines Satzes eintreten, bei dem man in einem Zeitrahmen von etwa sechzig bis neunzig Sekunden eine Reihe von Kontraktionen und Extensionen (Wiederholungen) ausführt, bis man nicht mehr in der Lage ist, eine Kontraktion zu Ende zu bringen.

In einem solchen Szenario würde man Muskelfasern der Größe nach – und folglich auch dem Typ der motorischen Einheit nach – progressiv erschöpfen. Man würde zuerst die kleinsten motorischen Einheiten rekrutieren, also die langsamen, und dann dazu übergehen, die intermediären motorischen Einheiten zu rekrutieren. Obwohl man also lediglich die weniger schnellen motorischen Einheiten rekrutiert, werden in jeder dieser motorischen Einheiten 10.000 Fasern gleichzeitig aktiviert.

Die Zeit ist ebenfalls ein wichtiger Faktor im Prozess der Rekrutierung, denn wenn sich die langsamen motorischen Einheiten erschöpfen, werden die nächstgrößeren, die intermediären, in die Pflicht genommen. Wenn sich diese schnell genug erschöpfen, sodass die langsamen und intermediären motorischen Einheiten keine Zeit haben, sich zu erholen, dann (und nur dann) rekrutiert man die schnellen motorischen Einheiten, wodurch man eine sequenzielle Rekrutierung und Erschöpfung aller verfügbaren motorischen Einheiten gewährleistet. Dies führt zur umfassendsten Beteiligung (und somit Stimulation) aller Fasergruppen der Muskeln bzw. der Muskelgruppen, die man trainiert.

Wie viele Fasern man über einen bestimmten Zeitraum in den Muskeln rekrutiert, hängt von der Belastung ab, die man für sein Training wählt. Verwendet man ein zu leichtes Hantelgewicht, ist die Belastung nicht groß genug. Man setzt zwar eine große Menge langsamer Fasern in Bewegung, aber weil sie sich so langsam erschöpfen, werden sich einige der langsamen motorischen Einheiten bereits wieder erholt haben, während man gerade erst damit anfängt, die intermediären Fasern zu rekrutieren. Die erholten langsamen Einheiten fangen daraufhin wieder an zu kontrahieren und verhindern somit, dass die übergeordneten Muskelfasern aktiviert werden.

Benutzt man umgekehrt ein zu schweres Gewicht, eine Hantel etwa, die man nur ein- oder zweimal stemmen kann, rekrutiert man alle verfügbaren motorischen Einheiten – langsame, intermediäre und schnelle –, und zwar gleichzeitig. Aber auch das ist nicht optimal, denn bei diesem Szenario passiert Folgendes: Sobald die schnellen motorischen Einheiten wegfallen (weil sie am schnellsten ermüden), wird man nicht mehr in der Lage sein, genügend Kraft aufzubringen, um eine dritte Wiederholung zu schaffen. Man muss den Satz also abbrechen, bevor man überhaupt die Gelegenheit hatte, die gesamte Bandbreite an langsamen und intermediären Fasern in vollem Umfang zu beanspruchen und zu stimulieren.

Deswegen ist es empfehlenswert, ein moderat schweres Gewicht zu verwenden, das es dem Trainierenden erlaubt, schnell genug alle drei Typen motorischer Einheiten zu beanspruchen, um sie alle zu rekrutieren. Aber eben nicht so schnell, dass nur die schnellen Fasern den Großteil der Stimulation erhalten – und eben auch nicht so langsam, dass die langsamen und/oder intermediären motorischen Einheiten sich schon erholen können und man immer wieder dieselben motorischen Einheiten niedriger Ordnung aktiviert. Dies würde dazu führen, dass der Großteil der Fasern des zu trainierenden Muskels weitgehend unstimuliert bleibt.

Erholung der Fasern

Es müssen zwei Aspekte der Regeneration unterschieden werden. Einer ist die temporäre Regeneration der motorischen Einheiten – die langsamen, intermediären und schnellen. Der andere ist die Regeneration der Energievorräte und Ressourcen, die man in einem Workout konsumiert. Wir beziehen uns in diesem Kontext auf die Regeneration der beteiligten motorischen Einheiten bis zu jenem Zeitpunkt, an dem sie wieder in der Lage sind zu kontrahieren. Wenn der neuronale Transmitter durch den Nerv geleitet wird und sich im synaptischen Spalt zwischen Nerv und Muskelzelle leert, um den Muskel zu aktivieren, benötigt der neuronale Transmitter nicht lange, um wieder vom Nerv aufgenommen, resynthetisiert und für die Rekrutierung und Kontraktion erneut verfügbar gemacht zu werden.

Um zu veranschaulichen, was hier vor sich geht, nehmen wir einmal an, dass Sie bei einem Workout an der Beinpresse ein Gewicht von 72 kg stemmen müssen. Sie schaffen zehn Wiederholungen, scheitern aber bei der elften. Sollten Sie versuchen, eine weitere Wiederholung an der Beinpresse zu bewältigen, bevor die schnellen Fasern in Ihren Beinen ausreichend Zeit hatten, sich voll zu erholen (und eine vollständige Regeneration kann sich unter Umständen erst nach Wochen einstellen), dann werden Sie feststellen, dass diese sich nicht mehr richtig aktivieren bzw. kontrahieren lassen.

Das liegt daran, dass die schnellen motorischen Einheiten nur in den letzten zwei bis zwanzig Sekunden einer Kontraktion zum Einsatz kommen. Ihrer Natur nach rekrutiert der Körper diese Fasern nur im absoluten Notfall, was selbst bei den steinzeitlichen Jägern und Sammlern relativ selten der Fall war. Diese Fasern sind von Natur aus so beschaffen, dass sie, sobald sie einmal aktiviert wurden, vier bis zehn Tage benötigen (oder auch länger), um sich vollständig zu erholen. Wenn Sie nun drei Tage nach dem letzten Workout wieder ins Fitnessstudio zurückkehren, um einen weiteren Satz Beinpressen zu absolvieren, würden Sie feststellen, dass Sie im Vergleich zum letzten Workout zwei bis drei Wiederholungen früher an den Punkt des vorübergehenden Muskelversagens kommen. Das liegt daran, dass die schnellen motorischen Einheiten nach drei Tagen Pause noch nicht verfügbar sind. Im Gegensatz dazu stehen die am langsamsten kontrahierenden motorischen Einheiten schon nach neunzig Sekunden Pause wieder für eine neuerliche Rekrutierung bereit.

Das erklärt auch, warum man zwar unmittelbar nach einem Satz Beinpressen bis zum Muskelversagen nicht aufstehen kann, nach einer kurzen Erholungsphase von dreißig bis sechzig Sekunden aber problemlos aufstehen, sich im Studio bewegen und wieder nach Hause fahren kann. Neunzig Sekunden Erholung reichen also aus, damit sich die Fasern niedriger Ordnung erholen, aber es dauert trotzdem noch mehrere Tage, bis sich die schneller kontrahierenden Fasern vollständig erholt haben und wieder einsatzfähig sind.

Um die Analogie mit der Medizin wieder aufzugreifen, ist Sport also ein starker Reiz, der auf einen Organismus einwirkt – Ihren Körper zum Beispiel – und der dazu führt, dass dieser mit einer adaptiven Reaktion darauf reagiert, vorausgesetzt, man gibt ihm die nötige Zeit, um dieses Ziel zu erreichen. Hat man dieses Prinzip verstanden, leuchtet es schnell ein, dass man nur dann weitere Fortschritte erzielt, wenn man den Reiz bzw. die Intensität des Trainings, mit dem man seinen Körper konfrontiert, stufenweise erhöht.

Nehmen wir nun an, dass Sie anstelle von Krafttraining Walking als Sport praktizieren. Um den Reiz/die Intensität dieser körperlichen Aktivität zu erhöhen, müssen Sie vom Walking zum Power-Walking übergehen und schließlich zum Jogging wechseln. Wenn Sie den Reiz/die Intensität so stark erhöhen möchten, dass Sie jene schnelleren motorischen Einheiten aktivieren und auch wirklich alle Fasern Ihrer Beinmuskulatur stimulieren, kommen Sie nicht umhin, mit dem Joggen aufzuhören und mit dem Sprinten anzufangen. Bedenken Sie jedoch Folgendes: Bei dieser Form von Training erhöhen Sie in jeder Phase, in der Sie die Intensität steigern, zugleich die Belastung auf Ihren Körper und damit auch das Verletzungsrisiko – und zwar sowohl kurz- als auch langfristig.

Da Sie also die Wahl haben, welche Form von Training Sie praktizieren wollen, sollten Sie bei dem Versuch, Ihre Fitness zu verbessern, gut aufpassen, dass Sie nicht zugleich Ihre Gesundheit aufs Spiel setzen. An dieser Stelle erweist sich Krafttraining als optimale körperliche Aktivität. Zum einen weil wir bei einem professionellen Widerstandstraining Bewegungen verwenden, die der natürlichen Funktion der Muskeln oder Gelenke genau entsprechen. Wir bringen unsere Gelenke oder Muskeln also nicht in eine Position, die uns mit steigendem Reiz/steigender Intensität einem erheblichen Verletzungsrisiko aussetzt.

Zweitens wenden wir ein Protokoll an, das die motorischen Einheiten in einer systematischen, geordneten Weise rekrutiert – oder mit anderen Worten so, dass die schnellen Fasern niemals zeitgleich mit den langsamen und intermediären Fasern aktiviert werden (so wie beispielsweise beim Sprinten). Zuerst rekrutieren und erschöpfen wir die langsamen motorischen Einheiten, und zwar so schnell, dass sie sich während des Trainingsverlaufs nicht erholen können. Das hat zur Folge, dass als Nächstes die intermediären und schnellen motorischen Einheiten rekrutiert und erschöpft werden – aber hintereinander, nicht gleichzeitig. Und während unsere Muskeln der Reihe nach die verschiedenen motorischen Einheiten rekrutieren und erschöpfen, fallen diese nacheinander aus.

Dahinter steht folgende Absicht: Im Laufe des Satzes werden wir immer schwächer, sodass wir an unserem schwächsten Punkt schließlich unsere schnellen motorischen Einheiten rekrutieren müssen. Mit Krafttraining erzeugen wir einen Reiz, der uns erlaubt, ebendiese schnell kontrahierenden motorischen Einheiten anzusprechen, aber zu einem Zeitpunkt, an dem wir uns schon so stark verausgabt haben, dass wir »zu schwach« sind, um uns besonderen Schaden zufügen zu können.

Krafttraining ist die einzige Form von Workout, mit der man einen starken Reiz erzeugen kann, der positive körperliche Veränderungen herbeiführt. Während man den Reiz/die Intensität immer weiter erhöht, wird man zugleich immer schwächer und setzt seinen Körper dadurch einer geringeren Krafteinwirkung aus. Dies ist einer der einzigartigen Vorteile von Krafttraining. Interessanterweise bleibt die physikalische Belastung jedoch die ganze Zeit über die gleiche: Wenn Sie mit einem Gewicht von 45 kg anfangen, bleibt es dabei, Sie benötigen also am Anfang und am Ende des Satzes dieselbe Menge Kraft, um den Widerstand zu überwinden; was sich jedoch verändert, sind die Rekrutierung der Muskelfasern und der Grad der Erschöpfung.

Es sollte darauf hingewiesen werden, dass alle Verletzungen dadurch entstehen, dass muskuläre oder mechanische Strukturen zu hohen Belastungen ausgesetzt werden, was bei einem richtig ausgeführten Krafttraining allerdings nicht passiert. Kraft ist per Definition Masse mal Beschleunigung. Beschleunigung ist ein Faktor, der exponentiell zunehmen kann, was allerdings potenziell gefährlich ist. Es gibt eine Menge Möglichkeiten, wie man seine schnell kontrahierenden motorischen Einheiten rekrutieren kann, aber nur wenige davon sind sicher. Schnelle motorische Einheiten können zum Beispiel aktiviert werden, indem man sprintet oder plyometrisches Training ausführt, etwa in Form von Kastensprüngen. Wenn man im Rahmen solcher Aktivitäten seine schnellen motorischen Einheiten rekrutiert, erfolgt dies stets im Verbund mit den langsamen und intermediären motorischen Einheiten. Ebenso verhält es sich, wenn man einen Maximalversuch unternimmt, beispielsweise im Kraftdreikampf.

Ungeübte laufen jedoch häufig Gefahr, zwei negative Resultate herbeizuführen. Szenario Nummer eins ist Folgendes: Bei hochintensivem Training kann man mit seiner Muskulatur eine Menge Kraft erzeugen; ist die Belastung jedoch zu hoch, kann es passieren, dass die strukturelle Kapazität des Körpers überschritten wird, und dann kann es zu Verletzungen kommen. Und wem das noch nicht abschreckend genug ist: Fallen die am schnellsten kontrahierenden motorischen Einheiten zu früh aus, weil man es übertrieben hat, kann man schlichtweg nicht mehr weitermachen – mit dem Ergebnis, dass man zu diesem Zeitpunkt seine motorischen Einheiten niedriger Ordnung noch nicht signifikant erschöpft hat und somit etwa zwei Drittel des produktiven Potenzials einer Übung ungenutzt lässt.

Bei sachgemäß ausgeführtem Krafttraining passiert das genaue Gegenteil. Es rekrutiert alle Muskelfasern nicht parallel, sondern in einer sequenziellen, geordneten Folge und aktiviert die schnellen motorischen Einheiten ganz zum Schluss, *nachdem* man alle anderen, langsameren Fasern bereits erschöpft hat. Dadurch stimuliert man seine Muskulatur und seinen Stoffwechsel wesentlich umfassender. Nichts wird ausgelassen. Es werden nicht nur alle Faserarten stimuliert, sondern weil die Stoffwechselwege mit mechanischer Bewegung in Verbindung stehen, spricht man mit dieser Methode alles an, was mit der Fitness des Organismus in Zusammenhang steht.

Die Dosierung: ein Satz bis zum Muskelversagen

Nachdem wir nun die einzelnen Bestandteile der erforderlichen Medizin identifiziert haben, müssen wir jetzt bestimmen, wie viel wir davon in jedem Intervall benötigen – das heißt also die Dosierung. Während viele Sportexperten behaupten, dass pro Übung mehrere Sätze ausgeführt werden sollten (normalerweise drei Sätze mit jeweils zehn Wiederholungen), legen Fachpublikationen nahe, dass ein Satz, wenn er so ausgeführt wird wie eben beschrieben, als Reiz völlig ausreicht.

1997 führten Physiologen eine zehnwöchige Trainingsstudie mit Amateurgewichthebern durch, bei der diese unterschiedlich viele Sätze absolvieren mussten. Sie kamen zu dem Ergebnis, dass ein Satz pro Übung genauso wirksam war wie zwei und vier Sätze, um im Oberkörper Muskelgröße, Kraft und Explosivität zu verbessern.[29] Außerdem erarbeiteten die Physiologen R. N. Carpinelli und R. M. Otto an der Adelphi University eine Meta-Studie, bei der sie die gesamte bekannte Fachliteratur nach Studien durchforsteten, in denen die Effizienz eines Satzes (Krafttraining) mit der von mehreren Sätzen verglichen wurde. Sie fanden heraus, dass die Ausführung mehrerer Sätze insgesamt *keine* zusätzliche Verbesserung der Ergebnisse mit sich brachte. Die Literatur ließ eindeutig erkennen, dass ein einziger Satz ausreiche; nur bei zwei der siebenundvierzig überprüften Studien war ein

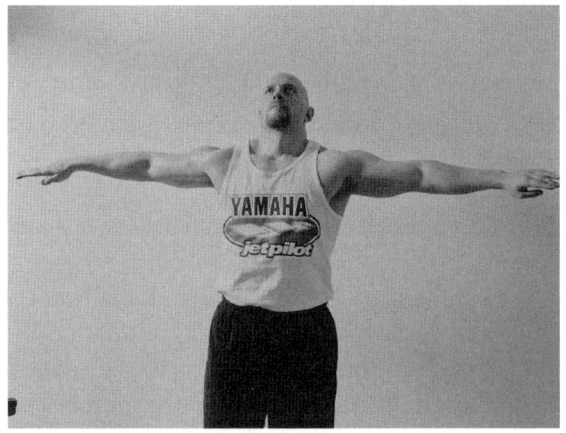 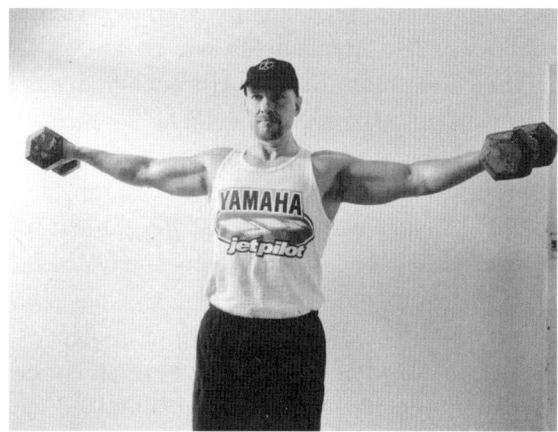

Korrekte Übungen folgen dem natürlichen Bewegungsverlauf der Muskeln und Gelenke auf ideale Weise. Die Schultermuskeln beispielsweise können die Arme nach vorne, hinten oder außen ziehen. Ein korrektes Krafttraining des seitlichen Kopfes dieser Muskelgruppe sorgt dafür, dass die beteiligten Muskeln gegen einen geeigneten Widerstand arbeiten müssen – ganz gleich, ob es sich dabei um ein Kraftgerät oder Hanteln handelt.

Vorteil erkennbar (und da auch nur eine zu vernachlässigende Optimierung), der mit der Ausführung mehrerer Sätze einherging.[30]

Andere Studien bestätigen diese Schlussfolgerung. Forscher zum Beispiel, die den Kraftanstieg bei siebenundsiebzig Probanden untersuchten, die über einen Zeitraum von zehn Wochen hinweg einen Satz bzw. zwei oder drei Sätze einer bestimmten Oberkörperübung machen mussten, zeigten alle eine ähnliche Verbesserung ihrer Muskelkraft.[31] In einer anderen Studie wurde der Kraftanstieg bei achtunddreißig Probanden verglichen, die über vierzehn Wochen hinweg jeweils einen Satz bzw. drei Sätze einer Übung für den Unterkörper absolvierten. Dabei wurden ähnliche Verbesserungen der Unterkörperkraft dokumentiert, wobei bei der Knieflexion und -extension ein Kraftzuwachs von etwa fünfzehn Prozent verzeichnet werden konnte.[32]

Eine weitere Studie, die in der Fachzeitschrift *Medicine and Science in Sports and Exercise* erschien, stellte außerdem fest, dass ein Satz hochintensiven Widerstandstrainings genauso effektiv war wie drei Sätze, um bei untrainierten Erwachsenen bei der Knieextension und -flexion sowohl das isometrische Drehmoment als auch den Muskeldurchmesser zu erhöhen.[33]

Das Fazit ist, dass ein einzelner Satz, der so intensiv ausgeführt wird, dass er zum positiven Versagen führt, ein ausreichender Reiz ist, um das Wachstum von Muskelmasse und -kraft auszulösen. Zusätzliche Sätze sind in diesem Zusammenhang eine reine Zeitverschwendung.

Übungen im Einklang mit der Muskel- und Gelenkfunktion

Wir haben bereits die Tatsache angesprochen, dass das Training im Idealfall im Einklang mit der Muskel- und Gelenkfunktion ausgeführt werden sollte, damit man seine Muskeln ausreichend und effizient auf eine Weise bewegen kann, die den Körper nicht unnötig belastet. Dieser Ansatz steht in starkem Kontrast zu den verschiedenen Konzepten des »Cross-Training«, die heute in den meisten herkömmlichen Fitnessstudios angeboten werden und bei denen die Klienten Seile hinaufklettern, Gewichtsschlitten ziehen, Medizinbälle werfen usw.

Diese Programme sind gewiss hochgradig anstrengend und rufen eine deutliche körperliche Erschöpfung hervor, außerdem schwächen sie die Muskeln und regen den Stoffwechsel an, aber solche Aktivitäten stehen in der Regel nicht im Einklang mit der natürlichen Funktion der beanspruchten Muskeln und Gelenke. Obwohl man sich körperlich stark verausgabt und infolgedessen durchaus einen Zustand der biochemischen Erschöpfung erreicht, führt dies nicht unbedingt zu einer effizienten Muskelbeanspruchung und schon gar nicht zur gewünschten sequenziellen Rekrutierung der motorischen Einheiten, die eine gezielte Schwächung der trainierten Muskeln bewirkt. Deshalb sind sie kein besonders wirksamer Anreiz für eine positive Adaptation oder Muskelwachstum. Darüber hinaus setzt man sich bei ihrer Ausführung enormen Kräften aus, was zur Verletzung der Gelenke und des Bindegewebes führen kann – und das Risiko erhöht, an Arthrose zu erkranken.

Ein zentrales Problem solcher eklektischer Konzepte ist, dass der Trainingseffekt der Aktivität ins Leere läuft. Dies wäre, um unsere Analogie wieder aufzugreifen, gleichbedeutend mit einer Verdünnung der Konzentration unserer Medizin. Schlussendlich verschwendet man eine Menge metabolischer Energie dafür, sich bei einer Tätigkeit zu verausgaben, die hinsichtlich ihres potenziellen Reizes, eine Adaptation herbeizuführen, im Grunde unproduktiv ist. Ihr Körper zieht es vor, fünf Muskelgruppen zu 20 Prozent auszulasten als eine Muskelgruppe zu 100 Prozent. Und insofern verhält er sich gemäß seiner genetischen Programmierung, der zufolge mit Energie möglichst sparsam umzugehen ist. Während bei dem vorigen Ansatz der Energieverbrauch mit dem Ende der Aktivität eingestellt wird, verbrennt Letzterer auch später noch Energie, um die adaptive Reaktion herbeizuführen, die Sie sich wünschen, beispielsweise den Aufbau von Muskelmasse; auf lange Sicht ist der Energieverbrauch für den Organismus somit wesentlich höher. Vergessen Sie nicht, dass der Körper nur widerwillig Energie verbraucht – und die Bildung von Muskelgewebe ist in dieser Hinsicht sehr kostenintensiv – und deshalb alles versucht, um dies zu vermeiden.

Die Studios der Autoren waren deshalb so erfolgreich darin, die Fitness und Gesundheit ihrer Klienten enorm zu verbessern, weil sie die erforderlichen Reize kennen – und wir *wissen*, dass es nicht nur auf die körperliche Aktivität an sich ankommt. Wir haben erkannt, dass es darum geht, eine Aktivität auf einer Intensitätsschwelle auszuführen, bei der hintereinander alle verfügbaren motorischen Einheiten innerhalb eines bestimmten Zeitrahmens rekrutiert werden, um zu gewährleisten, dass die Muskelfasern umfassend beansprucht werden und sich erschöpfen.

Und uns ist auch bewusst, dass der Reiz bis zu einem gewissen Grad aus mehreren Faktoren besteht, die aber alle in Zusammenhang mit einem Reiz/einer Intensität stehen, der/die allerdings hoch genug sein muss. Nur dann werden alle drei Arten von motorischen Einheiten aktiviert, und man wird ein ausreichendes Maß von dem produzieren, was wir als »Inroad« bezeichnen – also die momentane Erschöpfung oder Schwächung des Muskels. Sie werden mit einem signifikanten Widerstand trainieren und ein Gewicht verwenden, das schwer genug ist, um ein bestimmtes Maß an mechanischem Stress auf die Muskulatur auszuüben, was einer der Bestandteile des gewünschten Reizes ist. Während Sie nacheinander die langsamen, intermediären und schnellen motorischen Einheiten aktivieren, greift Ihr Stoffwechsel auf die anaerobe Energiebereitstellung zurück, bei der Glukose so schnell verbrannt wird, dass sich infolge der Erschöpfung Laktat und andere metabolische Abbauprodukte anhäufen. Dieser Zustand erscheint für die Erzeugung eines optimalen Reizes ebenfalls vorteilhaft.

Sicher, dasselbe Ergebnis lässt sich auch erreichen, wenn man einen Wagen im Leerlauf vor sich herschiebt, aber es geht auch anders – besser –, nämlich wenn man weiß, wie die Muskeln und Gelenke arbeiten, und dieses Wissen zu seinem Vorteil nutzt. Es ist die Aufgabe eines informierten und verantwortungsbewussten Trainers, Sie fit zu machen, bis Sie das siebenundvierzigste Lebensjahr erreichen und darüber hinaus (die Zeit, zu der Ihr Genom Ihnen sagt, dass Sie eigentlich tot sein müssten). Wählt man hingegen andere Trainingsformen, dann läuft man Gefahr, seinen Körper übermäßig zu verschleißen, und riskiert bereits im Alter von 50 Jahren nachhaltige gesundheitliche Schäden.

Zeit als Faktor für eine optimale Stimulation

Damit das Training optimal ablaufen kann, müssen möglichst viele Muskelfasern aktiviert und erschöpft werden. Diese Erschöpfung muss überdies schnell genug erfolgen, damit man den motorischen Einheiten, die sich am schnellsten erholen, nicht die Zeit gibt, sich zu regenerieren und wieder ins Spiel zu kommen, was zur Folge hätte, dass sich die schnell kontrahierenden motorischen Einheiten abschalten würden. Je nach Trainingsprotokoll und -rhythmus (dazu in Kürze mehr) sollte man sich in einem Zeitrahmen von vierzig Sekunden bis zweieinhalb Minuten erschöpfen. Im Idealfall streben wir pro Übungssatz eine Dauer von fünfundvierzig bis neunzig Sekunden als optimales Zeitfenster an, um ein maximales Maß an Erschöpfung herbeizuführen. Auf diese Weise stellt man sicher, dass alle verschiedenen Muskelfasern sukzessive rekrutiert und auch die schnell zuckenden motorischen Einheiten aktiviert werden, die das meiste Glykogen beinhalten.

Die Anwendungshäufigkeit: wie oft man trainieren sollte

Nachdem wir die richtige Medizin und Dosis definiert haben, gilt es nun die optimale Anwendungshäufigkeit zu bestimmen. Wir haben festgestellt, dass der Trainingsreiz einer Übung das Potenzial hat, zweierlei zu bewirken: Er kann eine positive Veränderung herbeiführen oder dem Adaptationsprozess zuwiderlaufen, wenn der Körper dem Reiz zu früh wieder ausgesetzt wird (siehe Abbildung 3.1)

Man könnte gewissermaßen sagen, dass man mit jedem Workout ein Loch gräbt oder einen Inroad vornimmt, der die Energiereserven angreift. Dieser katabole Zustand des Abbauens und Schwächens muss mit einem anabolen Zustand des Aufbauens und Regenerierens ausgeglichen werden. Wenn Sie also ein Loch graben und Ihre Muskeln einem bestimmten Trainingsreiz aussetzen, dann müssen Sie auch genügend Zeit verstreichen lassen, damit sich das Loch wieder auffüllen kann (durch Regeneration) und mit zusätzlichem Baumaterial verstärkt werden kann (Überkompensation), um das allgemeine Niveau anzuheben. Wenn Sie erneut anfangen zu graben, bevor das Loch gefüllt ist, erschaffen Sie keinen Hügel, sondern graben vielmehr ein immer tiefer werdendes Loch. Die Anzahl der Spatenstiche entspricht Ihrer Trainingsfrequenz (siehe Abbildung 3.2).

Sie sollten also nicht trainieren, bevor sich der Körper regeneriert und vollständig an das letzte Workout adaptiert hat – doch wie lange dauert das im Durchschnitt? Wir können Ihnen Richtwerte nennen, die wir im Rahmen unserer über dreißigjährigen Erfahrung als aktive Sportler gesammelt haben. Darüber hinaus haben wir zusammen über 150.000 Workouts betreut und informelle Studien zum Thema durchgeführt. Vielleicht noch wichtiger ist, dass wir uns auch auf die Ergebnisse trainingsphysiologischer Studien stützen können, die sich mit der Einwirkung eines hochintensiven Trainingsreizes auf die Muskeln und der damit verbundenen Dauer der Regeneration und Überkompensation befasst haben.

Die medizinische Fachliteratur zeigt, dass auf Zellebene mehr Schäden oder Mikrotraumata verursacht werden, je intensiver sich die Muskeln kontrahieren.[34] Je intensiver das Workout ist, umso mehr Zeit benötigt der Körper für die Reparatur und das Wachstum des Gewebes, das durch das Workout angeregt wurde. Es ist der Vorgang des Reparierens, der die Muskelfasern größer und stärker macht.[35]

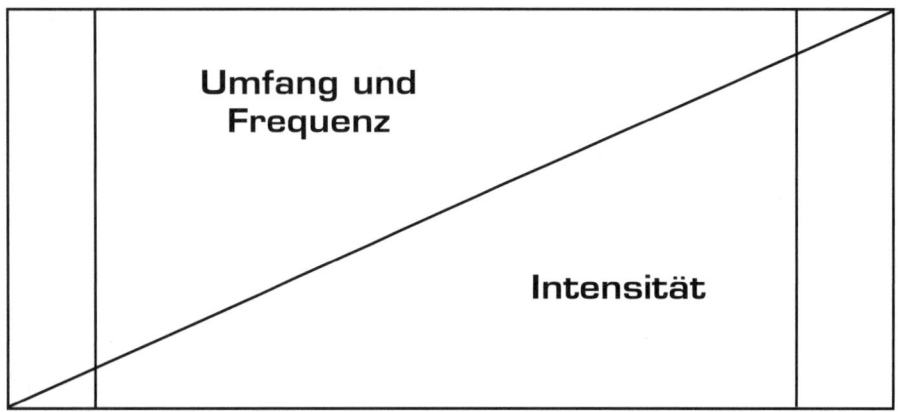

Damit eine Übung zeitsparend ist, muss sie hochintensiv sein. Mit steigender Übungsintensität müssen sowohl der Umfang als auch die Frequenz reduziert werden. Man kann nur dann lang oder oft trainieren, wenn man eine Aktivität mit niedriger Intensität ausführt. Vom biologischen Standpunkt aus möchte man einen Reiz erzeugen, der den Körper dazu veranlasst, die erwünschten Adaptationen vorzunehmen.

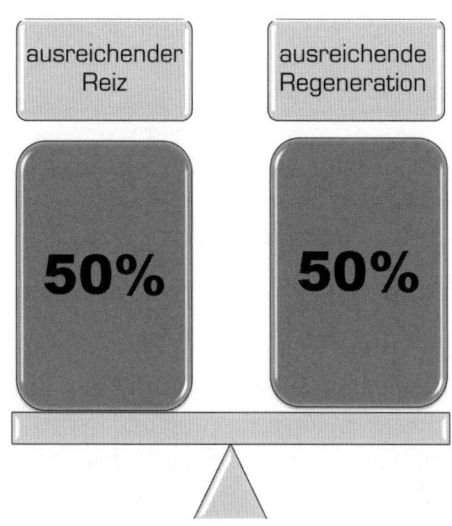

Sie müssen Ihrem Körper Zeit geben, die Speicher wieder aufzufüllen, die geleert worden sind. Wenn Sie Ihren Körper einem Reiz aussetzen, der ein Inroading darstellt, noch bevor die adaptive Reaktion abgeschlossen ist, wirkt sich dies auf selbige aus. Einen ausreichend intensiven Reiz zu bieten macht 50 Prozent der Adaptationsgleichung aus, während eine ausreichende Regeneration die anderen 50 Prozent ausmacht. Deshalb sollten Sie nur einmal pro Woche trainieren.

Das Workout selbst verursacht eine kurzfristige Schädigung der Muskelfasern, die größtenteils aus dem Absenken des Widerstands resultiert (dem negativen oder exzentrischen Teil der Kontraktion), nicht dem Anheben.[36] In den vierundzwanzig Stunden nach einem Workout stellt sich ein Entzündungszustand ein, bei dem die weißen Blutkörperchen (neutrophile Granulozyten) zunehmen und zur Verletzung transportiert werden.[37] In jenen ersten vierundzwanzig Stunden werden Lysosome produziert – Enzyme, die beschädigtes Gewebe aufspalten und verstoffwechseln –, was den Entzündungsprozess noch verstärkt.[38] In den folgenden Tagen werden weitere Zellen (Makrophagen) aktiv, die als Reaktion auf die Entzündung weitere Botenstoffe synthetisieren und dazu beitragen, die Anzahl der Lysosome zu erhöhen. Einer davon ist das Hormon Prostaglandin E2, dem die Eigenschaft nachgesagt wird, die Nerven in den Muskeln schmerzempfindlicher zu machen. Dieser Prozess erklärt teilweise das Phänomen des Muskelkaters, der normalerweise 24 bis 36 Stunden nach einem Workout einsetzt und in manchen Fällen eine Woche oder noch länger andauern kann.[39] Alles in allem schädigen diese Entzündungsreaktionen die Muskeln weiter und können auch mehrere Tage nach dem Workout noch spürbar sein.[40]

Nachdem die Entzündungsreaktionen abgeschlossen sind, machen sich die ersten Anzeichen der Geweberegeneration bzw. des Muskelaufbaus bemerkbar.[41] Die Muskelfasern erreichen zunächst wieder die Größe, die sie vor dem Workout hatten, und wenn man ihnen noch mehr Zeit gönnt, werden sie darüber hinaus noch wachsen. Die Dauer, die benötigt wird, damit sich dieser Prozess vollständig vollziehen kann, hängt von der Intensität des Trainingsreizes sowie dem Schaden ab, den die Muskelfasern erlitten haben.[42] In der Regel handelt es sich dabei um einen Zeitraum von zwischen fünf Tagen (wenn es schnell geht) und sechs Wochen.[43]

Während die vorangehende Zusammenfassung einen kleinen Überblick darüber liefert, was auf mikroskopischer Ebene nach dem Training geschieht, hat sich, wie bereits erwähnt, eine ganze Reihe von Studien mit der Trainingshäufigkeit beschäftigt und dabei die eher offensichtlichen Wirkungen untersucht, die ein, zwei oder mehr Workouts pro Woche bei verschiedenen Zielgruppen haben (von jungen Erwachsenen bis hin zu Senioren). Alle diese Studien kamen zu dem Schluss, dass man mit einmal Training pro Woche alle Vorteile erzielt, die sich mit einem Workoutprogramm erzielen lassen, und dass ein häufigeres Training keinen zusätzlichen Zweck erfüllt.[44] Für ein einmal wöchentlich ausgeführtes Training spricht auch eine Vergleichsstudie des Utah State Strength Laboratory, die speziell durchgeführt worden war, um die Wirkung von einem Satz Beinpressen zu untersuchen; eine erste Gruppe absolvierte die Übung einmal pro Woche, die zweite, also die Kontrollgruppe, zweimal. Am Ende der Studie kamen die Forscher zu dem Ergebnis, dass »die Ausführung von einem Satz Beinpressen ein- oder zweimal in der Woche statistisch zu einem vergleichbaren Kraftzuwachs führt«.[45]

Man könnte meinen, dass sich ein einmaliges wöchentliches Training nur für Männer eignet, weil diese in der Regel größer und stärker sind als Frauen und physiologisch bedingt einen größeren Inroad-Effekt, also eine größere Erschöpfung, erreichen können, was wiederum aufwendigere Reparaturprozesse nach sich zieht. Mit anderen Worten: Man könnte annehmen, dass Männer deutlicher, länger und nachhaltiger von einem HIT-Workout profitieren als Frauen. An der Utah-State-Studie nahmen aber ausschließlich weibliche Testpersonen teil, wodurch sich das einmalige Training pro Woche durchaus für beide Geschlechter als brauchbar erweist.

So aufschlussreich die Studie ist, es sollte dennoch hervorgehoben werden, dass sie nur acht

Wochen dauerte. Aufgrund unserer Erfahrung glauben wir, dass die Forscher eine eindeutig negative Wirkung bei den Subjekten festgestellt hätten, die zwei Workouts pro Woche absolvierten, wenn die Studie über einen Zeitraum von zehn bis zwölf Wochen gelaufen wäre. Unserer Meinung nach wurden bislang nur die wenigsten Studien im Bereich Krafttraining lange genug ausgeführt, um den »Nachteil« zu offenbaren, der uns als Personal Trainern schon vor langer Zeit aufgefallen ist.

Diese spezielle Studie legt nahe, dass man mit ein- oder zweimal Training pro Woche letztendlich dasselbe Ergebnis erhält – was vielleicht bei Anfängern über einen Zeitraum von acht Wochen auch tatsächlich zutrifft. Dennoch legen die Zahlen im besten Fall nahe, dass eine zweite Trainingseinheit pro Woche keine Vorteile bringt und nur unnötig Zeit kostet. Tatsache ist, dass man bei einer Studiendauer von zwölf Wochen festgestellt hätte, dass man mit einem zweiten Workout in der Woche nicht nur seine Zeit verschwendet, sondern sich körperlich sogar verschlechtert und früher oder später nicht mehr in der Lage wäre, dasselbe Gewicht in derselben Zeit unter Belastung bzw. »Time Under Load« (oder Wiederholungszahl) zu stemmen.

Dieses Phänomen wurde in zwei klinischen Versuchen nachgewiesen, die im Abstand von acht Jahren durchgeführt wurden. Bei diesen kontrollierten Experimenten untersuchten die Forscher den Entwicklungsfortschritt von zwei Gruppen von Probanden – die eine Gruppe trainierte an drei Tagen in der Woche, die andere Gruppe an zwei Tagen. Die Forscher reduzierten die Trainingshäufigkeit und wiesen die Gruppe, die bisher dreimal pro Woche trainiert hatte, an, eine Einheit zu streichen, während die Gruppe mit bislang zwei Trainingstagen nur noch einmal in der Woche in den Kraftraum ging. Die Forscher stellten fest, dass die Probanden erhebliche Fortschritte machten – wobei die Ergebnisse als Gesamtleistung pro Zeiteinheit gemessen wurden.[46]

Ähnliche Ergebnisse wurden auch in anderen Studien verzeichnet, an denen Testpersonen verschiedenen Alters teilnahmen, deren Trainingshäufigkeit von den Forschern reduziert wurde, die daraufhin feststellten, dass sich die Leistungen der Probanden im Workout erheblich verbesserten. In einer Studie mit Senioren, die vom Academic Health Care Center des New York College of Osteopathic Medicine in Verbindung mit der Abteilung für Physiotherapie der School of Health Professions am New York Institute of Technology in Old Westbury, New York, durchgeführt wurde, wurden die Ergebnisse der Senioren, die einmal pro Woche trainierten, mit den Werten einer anderen Gruppe von Senioren verglichen, die zweimal pro Woche Sport trieben. Die Forscher stellten »nach neun Wochen keine Unterschiede im Kraftzuwachs zwischen ein und zwei Trainingseinheiten pro Woche« fest. Sie fügten ferner hinzu: »Ein Satz Übungen, die einmal pro Woche bis zur Muskelerschöpfung ausgeführt werden, verbessern bei älteren Erwachsenen die Kraft genauso gut wie zwei Trainingseinheiten pro Woche.«[47]

• •

Der Input des Trainers

Ich bin seit meinem achtzehnten Lebensjahr als Personal Trainer tätig. Und ich begriff schnell, dass nachhaltige Ergebnisse von der korrekten Steuerung des Trainingsreizes einerseits und einer angemessenen Regenerationsdauer andererseits abhängen. Dies zeigte sich überdeutlich, als ich im Grundstudium an der University of New Orleans Trainingsphysiologie studierte und gleichzeitig nebenberuflich in einem Nautilus-Studio Klienten mit hochintensiven Trainingsmethoden in Form brachte. Da ich schon seit mehreren Jahren Klienten betreute, hatte ich mir angewöhnt, ihre Leistungen und Fortschritte festzuhalten, und konnte nun diese Daten für Hausarbeiten und andere Universitätsprojekte nutzen. Eines meiner Ziele war es damals, die ungefähre Zeit (in Jahren) zu bestimmen, die die meisten meiner Klienten benötigten, um ihr maximales genetisches Kraftpotenzial auszuschöpfen. Wie sich herausstellte, näherten sich die meisten Individuen dieser Grenze im Laufe von etwa zwei Jahren an, solange sich die beiden Variablen Stimulus (S) und Regeneration (R) im richtigen Verhältnis befanden.

Bei der Auswertung der ursprünglichen Daten wurden jedoch mehrere andere Dinge offensichtlich. War die Gleichung unausgewogen (S ≠ R), dann erreichten die Subjekte irgendwann ein künstliches Plateau. Das wurde offensichtlich, als die Daten ausgewertet und den Workouts von Klienten gegenübergestellt wurden, die ein- oder zweimal pro Woche trainierten – bzw. ein Workout pro Woche mit weiteren sportlichen Aktivitäten ergänzten, normalerweise mit einer Form von Ausdauertraining. Abbildung 3.3 veranschaulicht dieses Phänomen.

Wie Sie sehen können, zeigt sich die generelle Tendenz, dass die meisten Klienten bei zweimaligem Training in der Woche eingangs größere Fortschritte machten (d.h. Kraftzuwachs verbuchten), aber viel schneller ein Plateau erreichten. Während Klienten, die nur einmal pro Woche trainierten, eingangs keinen so schnellen Zuwachs zu verzeichnen hatten wie jene, die zweimal pro Woche trainierten, erzielten beide Gruppen proportional vergleichbare Verbesserungen – doch dann wurde der Unterschied überdeutlich, denn der Fortschritt der einmal wöchentlich trainierenden Klienten legte keine Pause ein; sie verbesserten sich kontinuierlich über einen wesentlich *längeren* Zeitraum hinweg als die Gruppe, die zweimal in der Woche trainierte.

Die Vorstellung einer »linearen Adaptation« ist falsch und beruht auf der Überzeugung vieler Laien, dass die Annäherung an ihr genetisches Potenzial eher ein direkter oder geradliniger Prozess ist als das, was sie in Wirklichkeit ist: eine Linie, die durchaus einige Kurven haben kann. Aber trotzdem: Als ein bestimmter Klient, der sonst immer zweimal pro Woche trainierte, seine Trainingsfrequenz auf einmal pro Woche reduzierte, war der Kraftzuwachs fast sofort erkennbar und anhaltend. Soweit ich mich erinnere, trat dieses Phänomen bei 97 Prozent der Personen auf, die in die Auswertung einflossen. Nur selten war das Gegenteil der Fall, obwohl es einen kleinen Prozentsatz an Testpersonen gab, die geringere Fortschritte machten, als sie auf ein einmaliges Training pro Woche umstiegen. So klein die Zahl auch war (3 Prozent), ich konnte diese statistische Besonderheit nicht ignorieren und habe deshalb meine folgende Laufbahn als Trainer damit zugebracht, die interindividuelle Variabilität in Reaktion auf Widerstandstraining näher unter die Lupe zu nehmen – bzw. ich habe versucht, diese zu verstehen. [Anmerkung des Autors: Ein Großteil der Forschung in Kapitel 8 ist das Ergebnis von Ryan Halls Bemühungen, die genetischen Komponenten zu ermitteln, die Aspekte wie Trainingsumfang und -häufigkeit beeinflussen.] Ich weiß, dass die meisten von uns, die hochintensives Training praktizieren, beim Training von Klienten ähnliche Erfahrungen gemacht haben, wobei die deutliche Mehrzahl auf ein einmal wöchentlich ausgeführtes Training am besten anspricht (und zwar über einen längeren Zeitraum hinweg).

Ryan Hall, Personal Trainer,
One to One Personal Training and Clinical
Exercise, LLC, New Orleans

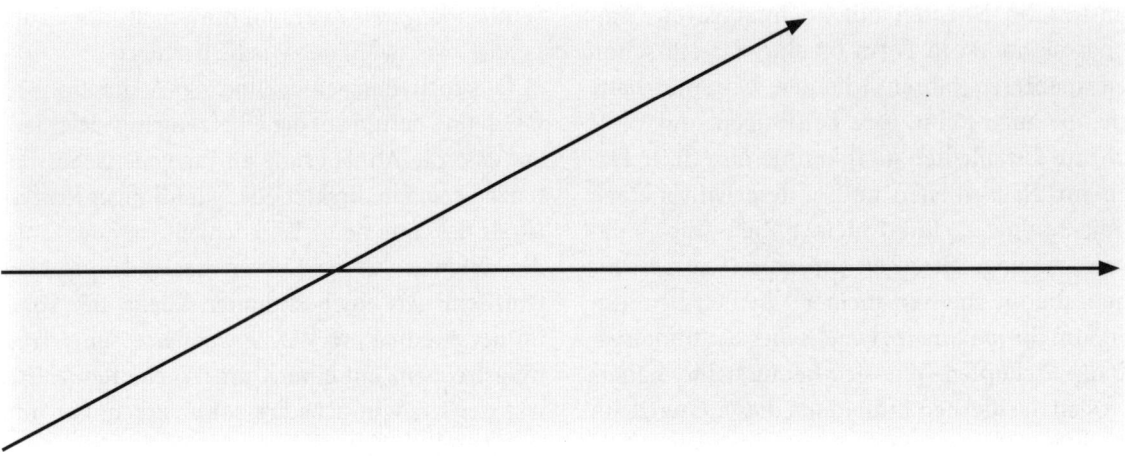

Ergebnisse bei einem wöchentlichen Workout gegenüber zwei wöchentlichen Workouts.

Ein biologisches Modell

Das Wachstum neuer Muskeln kann mit dem Nachwachsen neuer Haut nach einer Verbrennung oder einem Schnitt verglichen werden. Die Verletzung ist ein Reiz, der den Wachstums- und Reparaturmechanismus des Körpers aktiviert, welcher daraufhin das beschädigte Gewebe heilt und repariert. Wenn Sie sich das nächste Mal eine solche Verletzung zuziehen, sollten Sie einmal beobachten, wie lange es dauert, bis Ihr Körper dieses neue Gewebe produziert hat. Normalerweise dauert dies ein bis zwei Wochen – und zwar um deutlich *weniger* Gewebe zu produzieren, als Ihr Körper bei einem korrekten Trainingsreiz an Muskelmasse zu produzieren vermag (300 bis 500 Gramm).

Wenn Sie also einen größeren Reiz angewendet haben, um Ihren Körper dazu zu veranlassen, deutlich mehr Gewebe zu bilden, wird er für diese Aufgabe mehr Zeit benötigen. Muskeln aufzubauen dauert wesentlich länger, als die Haut nach einer Verbrennung heilen zu lassen.

Eine Verbrennung ersten Grades trägt sich beispielsweise auf der Körperoberfläche zu, was den Vorteil hat, dass sich die Epithelzellen (also die der oberen Hautschichten) relativ schnell regenerieren können. Wenn beispielsweise die Hornhaut des Auges eingerissen ist, verheilt diese in der Regel innerhalb von acht bis zwölf Stunden. Muskelgewebe hingegen befindet sich wesentlich tiefer im Körperinneren, wird aus einer anderen Art von Stammzellen gebildet und benötigt dementsprechend eine deutliche längere Heildauer. Insgesamt gilt: Lässt man einmal die subjektiven Gefühle und das positive psychologische Feedback außer Acht, das viele Menschen aus ihrem Training ziehen, dann sprechen die wissenschaftlichen Fakten eindeutig dafür, dass ein wöchentliches Workout für die große Mehrheit der Bevölkerung die optimale Trainingsfrequenz darstellt.

4 Das Big-Five-Workout

Das Workoutprogramm stellt sowohl einen idealen Ausgangspunkt dar als auch eine Grundlage, zu der man hin und wieder zurückkehren kann, nachdem man beispielsweise mit verschiedenen anderen Trainingsprotokollen experimentiert hat, um sein Workout zu optimieren. Sollten Sie sich im Laufe der Zeit dazu entschließen, von diesem Basisprogramm abzuweichen, um einige der Trainingsprotokolle auszuprobieren, die weiter hinten im Buch vorgestellt werden, dann kehren Sie bitte in regelmäßigen Abständen wieder zu diesem Workout zurück, um Ihre Fortschritte überprüfen zu können. Das hilft nicht nur dabei, die eigene Leistung zu beurteilen, sondern dieses Big-Five-Programm ist tatsächlich auch ein sehr effektives Workout, mit dem man die meisten Muskeln stimulieren und das man zugleich auch gut bei praktisch allen Personengruppen anwenden kann, die durch Training die besten körperlichen Verbesserungen und Adaptationen erreichen möchten.

Training als Investition

Stellen Sie sich vor, Sie wollen zum ersten Mal Geld am Finanzmarkt investieren. Sie hören sich um und erfahren, dass in der Vergangenheit stets diejenigen die meisten Gewinne erzielt haben, die Anteile an Anlagefonds kauften. Investoren hingegen, die ihren Wertpapierbestand durch Ein- und Verkäufe ständig verändern, vergrößern in der Regel ihre Verluste. Selbst wenn sie einmal einen Erfolg erzielen, ist es schwer zu sagen, warum eine bestimmte Strategie funktioniert hat (denken Sie an den »schwarzen Schwan«, von dem in der Einleitung die Rede war), und im Durchschnitt ist solch ein umtriebiger Investor weniger erfolgreich als jener, der einfach solide Anlagefondsanteile kauft und hält.

Von den vielen verfügbaren Anlagefonds wird ein börsennotierter Indexfonds, der beispielsweise auf dem US-Aktienindex S&P 500 steht, in der Regel höhere Erträge abwerfen als 85 bis 95 Prozent der anderen Anlagefonds. Das liegt daran, dass solche Fonds automatisch nur die 500 auf dem Index stehenden Wertpapiere kaufen. Es gibt nur relativ geringe Wertschwankungen, weil nur selten neue Aktien gekauft bzw. verkauft werden, und auch die Ausgaben sind relativ gering, weil die Bezahlung von Marktanalysten und Fondsmanagern wegfällt. Ein noch besseres Beispiel ist ein »Dow Five«-Fonds, der von den zehn dividendenstärksten Titeln auf dem Dow Jones nur die fünf lukrativsten kauft. Wenn Sie sich also Ihr erstes Geld mühsam erspart haben und gewinnbringend investieren wollen, wäre ein renommierter Anlagefonds ein guter Startpunkt.

Ein gutes, konstantes Workoutkonzept kann ebenfalls als verlässlicher »Indexfonds« betrachtet werden. Das hier vorgestellte Programm beruht auf einer Regenerationsdauer, die für 85 bis 95 Prozent der Bevölkerung gilt und jenen Daten entspricht, die in den Trainingseinrichtungen der Autoren im Laufe von über 150.000 betreuten Workouts – in insgesamt elf Jahren Praxiserfahrung – gesammelt worden sind.

Ähnlich wie der Börsenmarkt kann auch das Krafttraining eine heikle Angelegenheit sein. Jemand, der sich neu auf dem Finanzparkett bewegt, tut sich selbst keinen Gefallen, wenn er als erste Investition Derivat-Hedgefonds-Anteile erwirbt. Es wäre auch hier wieder klüger, einen Indexfonds zu wählen, der auf Nummer sicher geht, und sich daran zu halten. Mit der Zeit werden selbst die raffiniertesten Geldmanager mit ihren riskanten Taktiken Fehler begehen und Verluste einfahren, die sich mit einer solideren Strategie hätten vermeiden lassen, und dasselbe gilt auch für Trainingskonzepte.

Unser Ziel ist es, Ihnen ein Programm zur Verfügung zu stellen, das sich gut anwenden lässt und das Sie bzw. Ihren Stoffwechsel optimal fördert und fordert. Es ist nicht als »ultimativer Bodybuilding-Leitfaden« für jene gedacht, die an entsprechenden Meisterschaften teilnehmen wollen, obwohl dieses Workoutkonzept diesbezüglich vermutlich gute Dienste leisten würde. Diejenigen, die sich für diese Option interessieren, werden ohnehin wesentlich öfter ins Fitnessstudio gehen wollen, als wir für empfehlenswert halten, um ihren Bewegungsdrang zu stillen. Da wir nicht auf diese Klientel abzielen, sondern uns vielmehr damit beschäftigen, welchen Reizen man den Körper aussetzen muss, um den Stoffwechsel so anzuregen, dass er Gesundheit und Fitness optimal unterstützt, haben wir dieses Trainingsprogramm so einfach wie möglich gehalten.

Ausrüstung

Bevor wir mit den einzelnen Übungen anfangen, ist es ratsam, kurz über die benötigte Ausrüstung zu sprechen – sofern man sich diese aussuchen kann. In den späten 1970er-Jahren begann eine groß angelegte Kampagne der Hersteller freier Gewichte (dieselben Unternehmen übrigens, die auch die Mehrzahl der Fachzeitschriften für Bodybuilding und Fitness besitzen), die bis heute viele Menschen glauben lässt, Hanteln seien viel besser als Geräte. Tatsache ist, dass Ihre Muskeln nur darauf reagieren, ob und wie viel Kraft ihnen abverlangt wird, was wiederum durch den Widerstand bestimmt wird, dem die Muskeln ausgesetzt sind – und dabei spielt es keine Rolle, ob dieser Widerstand in Gestalt einer Hantel, eines Nautilus-Geräts oder eines mit Steinen gefüllten Eimers daherkommt. Die Fachliteratur bestätigt diese Annahme: Laut der wenigen existierenden sachdienlichen Studien, die freie Gewichte und Geräte im Hinblick auf ihre Wirksamkeit vergleichen, sind beide Methoden gleich effektiv.[48]

Obwohl sich praktisch alle Formen von Widerstandtraining gleichermaßen eignen, um Muskelgewebe zum Wachstum anzuregen, und auch das Trainingsziel dasselbe ist – nämlich einen Punkt zu erreichen, an dem man nicht mehr genug Kraft aufbringen kann, um den Widerstand ein weiteres Mal zu überwinden –, empfehlen wir die Verwendung von Kraftgeräten. Niemand möchte es riskieren, bei einer Übung wie dem Bankdrücken oder der Kniebeuge im Augenblick des Muskelversagens unter einer Langhantel zusammenzubrechen. Da Geräte sicherer sind und für die Muskelstimulation mindestens genauso wirksam wie Hanteln, sehen wir keinen Grund dafür, ein unnötiges Risiko einzugehen.

Von der Fülle an Geräten, die es zurzeit auf dem Markt gibt, empfehlen wir Maschinen der Firmen Nautilus und MedX, die mit Umlenkrollen ausgestattet sind, welche den Widerstand an die Kraftkurve der trainierten Muskeln anpassen. Für ein korrektes Training sollte das Fitnessstudio oder -center mindestens fünf Geräte haben, mit denen sich die größeren Muskelgruppen des Körpers trainieren lassen.

Wir neigen vor allem deshalb dazu, Nautilus-Geräte zu befürworten (speziell die älteren Maschinen, die zwischen 1970 und 1985 gebaut wurden), weil diese Ausrüstung das Ergebnis jahrzehntelanger Forschung ist, durchgeführt von einer Person, die ein wahrhaft umfassendes Wissen über die Muskelphysiologie besaß. Beträchtlich viel Know-how, Zeit, Mühe und Geld flossen in die gestalterische Konzeption der Maschinen; und sobald sie auf dem Markt waren, wurde sogar noch mehr Geld in die Erforschung ihrer Wirksamkeit und Effizienz investiert. Daher können wir mit ziemlich großer Genauigkeit einschätzen, welche Ergebnisse man von einem Training mit dieser Art von Geräten erwarten kann.

Bevor Nautilus auf der Bildfläche erschien, gab es nur Kraftstationen von Universal und Marcy und daneben natürlich noch freie Gewichte – in Form von Lang- und Kurzhanteln. Andere Unternehmen, die später auf den Markt drängten, fertigten im Wesentlichen Kopien der Nautilus-Geräte, aber keiner dieser Hersteller konnte mit einem neueren, besseren Konzept aufwarten; es ging ihnen nur darum, in der Branche Fuß zu fassen und Geld zu verdienen. Bis die erste Nautilus-Maschine konstruiert war, hatte es fast vierzig Jahre gedauert, waren immer wieder neue Tests durchgeführt und Prototypen gebaut worden, und wir kennen zurzeit keinen anderen Hersteller von Kraftgeräten, der mehr Aufmerksamkeit und Zeit in die Entwicklung seiner Produkte steckt.

NAUTILUS UND ARTHUR JONES

Arthur Jones, der Schöpfer der Nautilus-Geräte, gehörte zu den ersten Menschen, die effektive Kraftstationen bauten und dabei dem Umstand Rechnung trugen, dass sich die Anspannung der Muskeln im Laufe des Bewegungsumfangs verändert. Diese Variationen sind auf physikalische Gesetze zurückzuführen, die auch das Verhältnis von Muskeln und Knochen bestimmen.

Die sich daraus ergebende Kraftkurve kann sogar in jeder Phase der Bewegung gemessen werden, die ein Muskel gerade vollzieht. Bei einem Langhantel-Curl beispielsweise könnte man dann feststellen, dass die freigesetzte Kraft des Bizeps 4,5 kg beträgt, wenn der Arm gerade gestreckt ist, 11 kg, wenn er im 45-Grad-Winkel gebeugt ist, 17,5 kg, wenn der Unterarm um 90 Grad gebeugt ist, 9,5 kg, wenn er sich um weitere 45 Grad hebt, und schließlich 5,5 kg, wenn sich die Hand auf Schulterhöhe befindet. Überträgt man diese Zahlen in eine Grafik, ergibt die Kraftkurve für den Bizeps, dass dieser Muskel vom Anfang bis zum Ende des Bewegungsumfangs mal mehr und mal weniger Kraft aufbringt.

Dadurch, dass jeder Muskel seine eigene Kraftkurve hat, kann man sie nicht pauschal über einen Kamm scheren. Der Bizeps zum Beispiel zeigt bei der Kontraktion eine Kraftkurve »schwach – stark – schwach«, während die ischiocrurale Muskulatur das Muster »stark – schwach – am schwächsten« aufweist. Wird im Training dieser Muskeln eine kreisrunde Seilrolle eingesetzt, wie dies bei Kabelzugübungen und Kraftstationen bestimmter Fabrikate der Fall ist, würde der Sportler zu Beginn der Übung viel Kraft aufbringen müssen, am Ende aber gegen einen geringen Widerstand arbeiten müssen – ungeachtet der Muskelgruppe, die trainiert wird. Während dieser Effekt vielleicht gut ist, um die ischiocrurale Muskulatur zu trainieren, wäre sie für den Bizeps und die Brustmuskeln gänzlich ungeeignet.

Da die Kraft Ihrer Muskeln sich während der Kontraktion über den gesamten Bewegungsablauf verändert, muss dieser Umstand im Rahmen eines korrekten Krafttrainings berücksichtigt werden, das für eine synchrone (oder passende) Be- bzw. Entlastung der Muskulatur sorgt. Aus diesem Grund stellen freie Gewichte auch einen weniger wirksamen Ansatz dar. Wenn Sie, um das vorangehende Beispiel nochmals durchzuspielen, zu Beginn eines Satzes Langhantel-Curls nur 4,5 kg Kraft erzeugen können, wir Ihnen aber eine 16 kg schwere Langhantel geben, haben Sie nicht die Kraft, sie zu bewegen – obwohl Sie, wenn Sie den Unterarm auf 90 Grad beugen könnten, sehr wohl genug Kraft hätten, den Bizeps gegen dieses Gewicht zu kontrahieren. Da Sie die Bewegung mit 16 kg aber nicht einmal beginnen können, müssen Sie am Anfang eine 4,5 kg schwere Langhantel benutzen, damit die Übung überhaupt machbar ist. Die 4,5 kg bieten jedoch keine wirkungsvolle Belastung bei einer Flexion von 45 oder 90 Grad und reduzieren daher den Trainingsreiz, den wir brauchen, um einen Kraftzuwachs zu erzeugen.

Und genau in dieser Hinsicht stellt Jones' asymmetrische Umlenkrolle einen enormen Beitrag für die Trainingswissenschaft dar. Indem sich der Hebelarm (der Abstand von der Rotationsachse zum Widerstand) während des Bewegungsumfangs eines Muskels verändert, verändert sich auch die Kraft, die ein Muskel aufwenden muss, um etwa eine 16 kg schwere Last zu bewegen. Beträgt der Hebelarm beispielsweise 5 cm, dann wäre das Drehmoment 7,91 Newtonmeter; wenn der Hebelarm 15 cm beträgt, würde die erforderliche Menge Druck, um die Last zu bewegen, auf 23,7 Nm ansteigen; wenn der Hebelarm 25 cm beträgt, wären

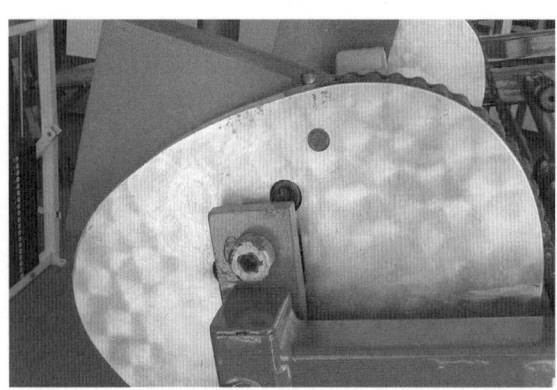

Der Radius der Nautilus-Umlenkrolle ist in der Anfangsposition des Bizeps-Curls kleiner.

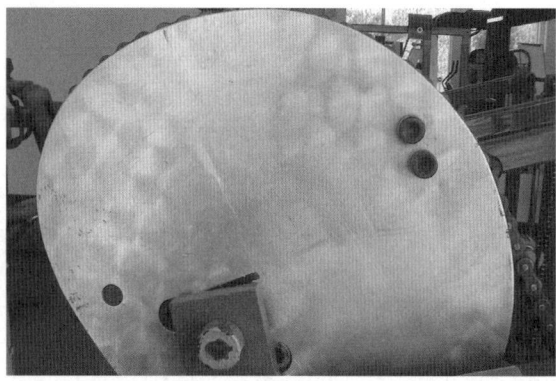

Der Radius der Umlenkrolle nimmt zu, wenn sich der Muskel kontrahiert, und erhöht dadurch den Widerstand der Maschine, der sich an die steigende Kraftkurve des Bizeps anpasst.

es 39,54 Nm; und wenn der Hebelarm null beträgt, wären es auch 0 Nm.

Der Radius einer Nautilus-Umlenkrolle variiert den Widerstand (und damit die tatsächlich aufzuwendende Kraft) so viel oder so wenig wie nötig und passt den Widerstand so an die Kraftkurve des menschlichen Muskels an, dass sie ihrem natürlichen Verlauf perfekt entspricht. Dank Jones' Bemühungen können die Muskeln nicht nur wesentlich effizienter und gründlicher trainiert werden, auch der Verschleiß wird erheblich reduziert. Die Nautilus-Umlenkrolle macht es somit möglich, die Muskeln in jeder Phase der Bewegung maximal zu belasten.

Jones ließ sich seine Umlenkrollen patentieren, was bedeutete, dass konkurrierende Hersteller sie nicht ohne Weiteres kopieren konnten; also mussten sie sich *andere* ausdenken, die zwar ähnlich, aber nicht identisch sein durften. Weil aber die Kraftkurven seiner patentierten Rollen korrekt waren, konnte dies folglich bei Konkurrenzprodukten nicht der Fall sein. Jones bezeichnete seine Maschinen einmal als »kompromisslose Geräte« – und seine ersten Modelle spiegeln diesen Anspruch auch wider. Aus diesem Grund empfehlen wir Nautilus-Maschinen, vor allem die älteren Modelle, die unter seiner fachmännischen Leitung hergestellt wurden. In ähnlicher Weise empfehlen wir auch alle Geräte von MedX, die Jones ebenfalls mitgestaltet hat, weil sie mit derselben Akribie entwickelt wurden.

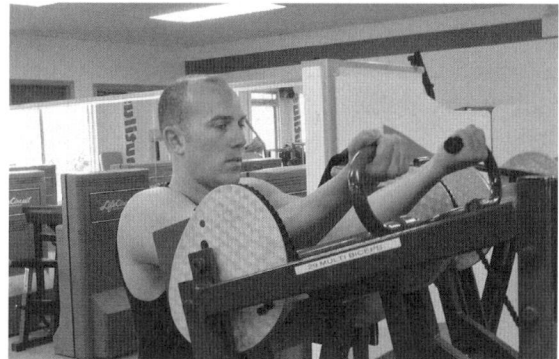
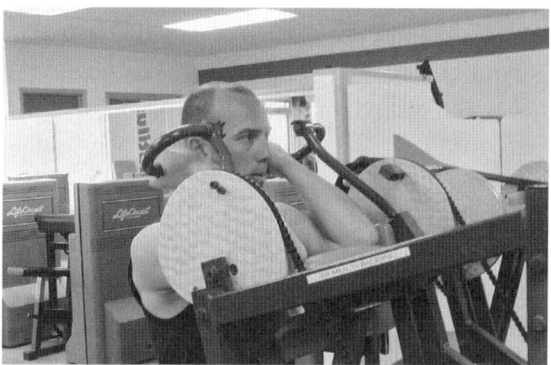

Wenn man seinen Bizeps an einem Nautilus-Multi-Bizeps-Gerät trainiert, passt sich der Radius der Umlenkrolle perfekt an die Kraftkurve des Bizeps an: je schwächer, desto kleiner und je stärker, desto größer.

Grundlagen der Ausrüstung

Wir beschreiben die nachfolgenden Übungen so, wie sie idealerweise an Nautilus- oder MedX-Geräten ausgeführt werden sollten, die wir für die zurzeit besten Kraftstationen auf dem Markt halten. Das liegt, wie erwähnt, an der Form der Umlenkrollen und ihrem Design, die den natürlichen Bewegungsmustern der Muskeln und Gelenke genau entsprechen. Falls möglich, sollten Sie also diese Markengeräte verwenden. Andere Hersteller wie Hammer Strength und Southern Xercise Inc. bieten ebenfalls hervorragende Geräte an, die biomechanisch größtenteils korrekt sind und die Bein- und Oberkörpermuskulatur effektiv und sicher stimulieren.

Dementsprechend möchten wir Ihnen also nahelegen, ein Fitnesscenter aufzusuchen, in dem die Geräte vorhanden sind, mit denen sich die Übungen umsetzen lassen, die in diesem Kapitel vorgestellt werden: Pulldowns, Beinpressen, Rudern sitzend, Brustpressen und Überkopfdrücken. Oder allgemein ausgedrückt: Wir möchten Sie dazu anhalten, Geräte zu benutzen, die nicht nur den Besonderheiten der menschlichen Biomechanik und Körperhaltung Rechnung tragen, sondern die auch den natürlichen Verlauf der Kraftkurve berücksichtigen. Es ist wichtig, dass der Widerstand, gegen den der Muskel über den gesamten Bewegungsverlauf arbeitet, auf den jeweils aktuellen Winkel des Gelenks abgestimmt ist. Denn unser Ziel ist es, einen Zustand positiven Muskelversagens zu erreichen, der ausschließlich durch ein tiefes Inroading der Muskulatur innerhalb einer vorgegebenen Zeitspanne entsteht. Sie sollten sich deshalb vergewissern, dass das Muskelversagen tatsächlich dadurch eintritt, dass Sie sich körperlich über den gesamten Bewegungsablauf maximal verausgaben – und nicht dadurch, dass die Kraftkurve des Geräts und der Muskeln nur unzureichend aufeinander abgestimmt sind.

Das soll nicht heißen, dass Sie kein produktives Workout absolvieren können, wenn Sie in einem Studio mit anderen Kraftstationen trainieren. Auch hier gelten dieselben Grundsätze: Sie sollten dieselbe Belastungsdauer (Näheres dazu im Laufe des Kapitels) einhalten und so viele Wiederholungen wie möglich ausführen, und zwar in korrekter Form. Wenn das nicht möglich ist, sollten Sie in Erwägung ziehen, eine Langhantelablage und gummierte Hantelscheiben zu kaufen und zu Hause zu trainieren. Sie können die Big-Five-Übungen relativ leicht mit einfacheren Mitteln umsetzen, und eine Hantelablage gibt Ihnen die nötige Sicherheit, nicht unter der Langhantel begraben zu werden, wenn das Muskelversagen eintritt.

Die Big Five

Dieses Programm besteht ausschließlich aus Verbundübungen – es bewegen sich dabei also mehrere Gelenke gleichzeitig –, wodurch in jeder Übung mehrere Muskelgruppen simultan beansprucht werden. Drei Kernübungen trainieren alle größeren Muskelstrukturen des Körpers. Diese sogenannten Big Three sind Beinpressen, Pulldowns und Brustpressen. Zu diesem Grundgerüst kommen das Überkopfdrücken und Rudern sitzend hinzu, die die Big Five komplettieren. Diese Übungen sind große, aber einfache Bewegungen, die mehrere Muskelgruppen beanspruchen und vom Bewegungsablauf so einfach sind, dass sie auch von durchschnittlich fitten Personen gut koordiniert und ausgeführt werden können. Statt seine Aufmerksamkeit und Anstrengung auf die Koordination komplexer Bewegungsabläufe zu lenken, ist es besser, eine einfache und natürliche Bewegung auszuführen, bei der man sich voll und ganz darauf fokussieren kann, sich körperlich zu verausgaben, statt sich gleichzeitig auch noch auf komplexe Bewegungsmuster konzentrieren zu müssen.

Im weiteren Verlauf dieses Kapitel werden wir noch klären, in welchen Sequenzen man die Wiederholungen ausführt und seine Fortschritte festhält. Doch sehen wir uns zunächst einmal jede Übung einzeln an.

RUDERN SITZEND

Die erste Übung ist das Rudern sitzend, das gemeinhin als Oberkörper-Zugübung gilt. Es zielt auf die Dorsalseite des Rumpfs ab (den Rücken) und beansprucht infolgedessen auch die Muskeln, die die oberen Extremitäten (Arme) beugen.

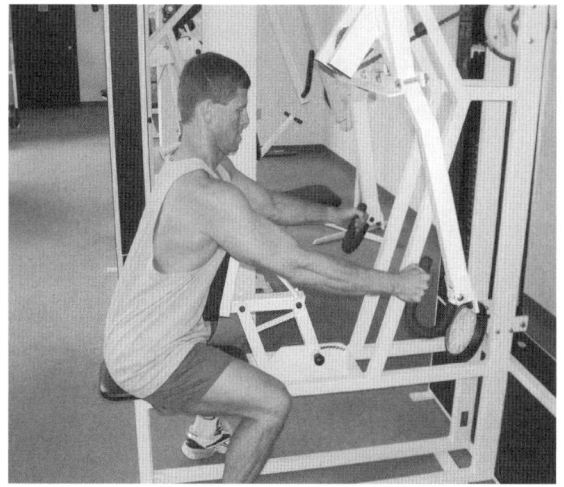
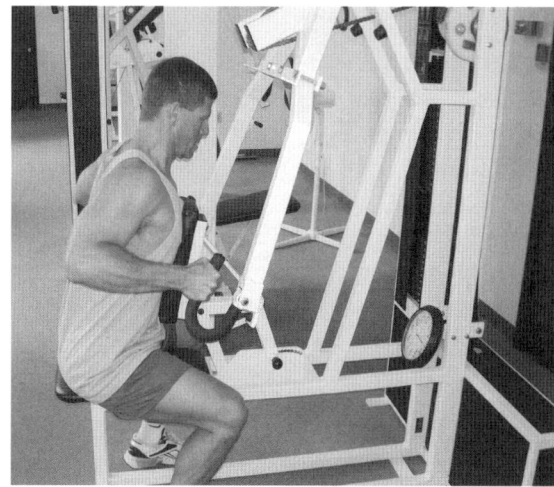

Rudern sitzend (Anfangs- und Endposition)

Beteiligte Muskelstrukturen. Das Rudern sitzend beansprucht den M. latissimus dorsi, den kleinen und großen Rautenmuskel (der zwischen den Schulterblättern liegt und sie zusammenzieht) und die Wirbelsäulenstrecker, die vom Kreuzbein bis zum Hinterkopf verlaufen. Diese werden also ebenfalls an der Bewegung beteiligt, ebenso wie alle Muskeln auf der Innenseite des Unterarms, die Ihr Handgelenk beugen, und der M. biceps brachii und M. brachioradialis, die den Arm am Ellenbogengelenk beugen.

Übungsausführung. Beim aufrecht sitzenden Rudern wird die Position Ihrer Arme ein Stück weit durch die Lage der Griffe der Kraftstation im Verhältnis zur Schulterbreite bestimmt. Im Idealfall sollte dies eine »natürliche« Position sein: Es sollte nicht erforderlich sein, die Ellenbogen anzuziehen oder zu spreizen, sondern Sie sollten vielmehr in der Lage sein, Hände, Arme, Handgelenke und Schultern so zu positionieren, wie es Ihnen am natürlichsten erscheint, wenn Sie sich vorstellen, tatsächlich zu rudern. Sinnvollerweise befinden sich dabei alle peripheren Gelenke etwa auf gleicher Höhe.

BRUSTPRESSEN

Auf das Rudern sitzend folgt als nächste Übung das Brustpressen. Dieses fällt unter die Kategorie der Oberkörper-»Drückübungen«, die die Muskeln der Ventral- oder Vorderseite des Rumpfs beanspruchen. Werden sie angespannt, bewegen sie den Widerstand vom Körper weg.

Beteiligte Muskelstrukturen. Bei den Brustpressen wird zu einem Großteil der Trizeps auf der Rückseite des Oberarms aktiv, außerdem auch der M. deltoideus, der das Schultergelenk umgibt. Der große und kleine Brustmuskel (M. pectoralis major und minor) werden ebenfalls stark stimuliert.

Übungsausführung. Beim Brustpressen drückt man die Griffe des Kraftgeräts vom Körper weg, während man gleichzeitig in der Streckbewegung den Humerus (Oberarmknochen) zur gedachten Mittellinie des Körpers zieht. In der Ausgangsposition befinden sich die Handflächen auf Höhe der Achseln oder etwas darüber. (Es ist nicht notwendig oder erstrebenswert, den Bewe-

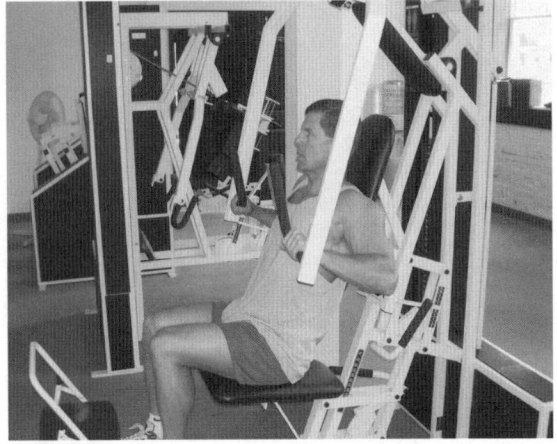 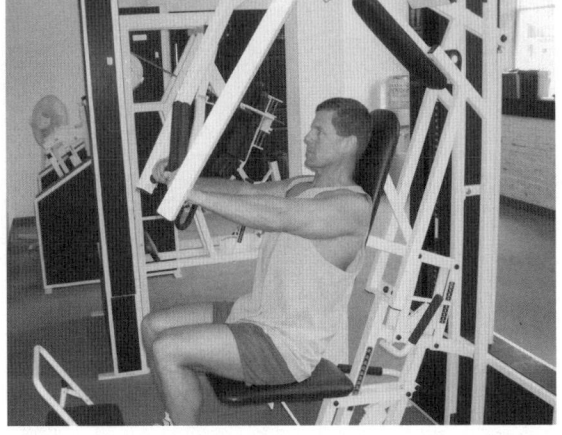

Brustpressen (Anfangs- und Endposition)

gungsradius zu erhöhen, indem man die Arme so weit wie möglich zurückzieht, weil dies die Schulterkapsel überstreckt und unnötig Druck auf die Bizepssehne am Humeruskopf ausübt.) Es ist wichtig, dass man die Arme weder übermäßig anzieht noch spreizt; wenn man die Griffe korrekt fasst, sollten sie sich in einem 45-Grad-Winkel befinden.

Drücken Sie nun die Arme in einer fließenden Bewegung vorwärts, und halten Sie an, bevor sie ganz durchgedrückt sind, damit die Muskeln unter Spannung bleiben und die Knochen und Gelenke nicht ganz senkrecht aufeinanderstehen, was sehr viel schädlichen Druck erzeugt. Wenn Sie das Gewicht absenken, sollten die Handflächen in der Endposition vor der Brust sein, sodass die Muskeln nicht völlig entlastet sind. (Wir raten unseren Klienten oft, in der Rückwärtsbewegung den Humerus nur leicht hinter den Rumpf zu bringen, damit die Ellenbogen nicht allzu weit hinter den Körper kommen.) Mit anderen Worten: Bringen Sie die Ellenbogen nur ein wenig weiter zurück, als wenn Sie die Übung auf dem Boden liegend mit einer Langhantel ausführen würden – hier würde die Unterlage Ihren Bewegungsradius zwangsläufig einschränken.

Konzentrieren Sie sich im Laufe dieser Übung darauf, die Schultern unten zu halten, indem Sie sie zuerst möglichst zu den Ohren ziehen und dann einen Trainer darum bitten, seine Hände unter Ihre Ellenbogen zu legen, während Sie sie aktiv nach unten drücken. Achten Sie darauf, die Schultern während des gesamten Übungsverlaufs unten zu halten. Andernfalls wird Ihre Bewegungsqualität im Laufe des Satzes nachlassen und die Übung wesentlich schwerer auszuführen sein. Sobald die Erschöpfung einsetzt, fangen viele Klienten nämlich an, ihre Arme enger zu halten und die Schultern hochzuziehen, um die Brustmuskeln zu schonen und den M. trapezius stärker zu belasten.

Selbst viele Weltklasse-Bodybuilder ziehen ihre Schultern in einem natürlichen Reflex hoch, um den M. trapezius stärker an der Bewegung teilhaben zu lassen, sobald die Übung schwerer wird. Diese Neigung ist auch der Grund dafür, warum manche Sportler nach Brustpressen Schmerzen zwischen den Schulterblättern entwickeln; sie spannen die Rautenmuskeln an, um die Schulterblätter zusammenzuschieben, wodurch der M. trapezius aktiviert wird, der das Gewicht stemmen soll.

Falls ein Klient bereits Brustpressen trainiert, raten wir von Varianten in Schräglage ab. Viele Freizeitsportler, die eine »dicke Oberbrust« entwickeln wollen, glauben oft, dass schräges Brustpressen die beste Methode ist, diese Partie der Brustmuskulatur zu betonen. Dabei sitzen sie allerdings einer Verwechslung auf. Viele halten den oberen Bereich des großen Brustmuskels, direkt unterhalb des Schlüsselbeins, für den »kleinen Brustmuskel«; der liegt aber in Wirklichkeit unter dem großen Brustmuskel, läuft von schräg oben zum Brustbein hin und setzt an drei Rippen und am Humeruskopf an. Der kleine Brustmuskel trägt zur Adduktion des Humerus bei, wenn sich der Oberarm streckt. Sowohl der kleine als auch der große Brustmuskel werden also beim Brustpressen ausreichend stark beansprucht.

PULLDOWN

Die nächste Übung ist der Pulldown. Halten Sie hierzu die Arme vor dem Körper, nicht seitlich gespreizt, und verwenden Sie einen Untergriff, bei dem die Hände etwas enger als schulterbreit sind. Dieser Griff ist vorzuziehen, weil er einen geringfügig größeren Bewegungsradius ermöglicht als die meisten Geräte mit parallelen Griffen; außerdem muss der Humerus dadurch, dass man ihn vor dem Körper hält, weder seitlich herangezogen noch abgespreizt, noch innerhalb der Bewegung gedreht (Rotation) werden. Wird der Humerus abgespreizt und nach außen gedreht, kommt es leicht zu einer Verengung zwischen dem Acromion bzw. Schulterdach und dem Oberarmkopf, wodurch Einschränkungen der Rotatorenmanschette wahrscheinlicher werden. Wenn die Arme vor dem Körper sind, werden außerdem die Muskeln der Oberkörpervorderseite etwas besser beansprucht, unter anderem auch die Bauchmuskeln (siehe Abbildung 4.1).

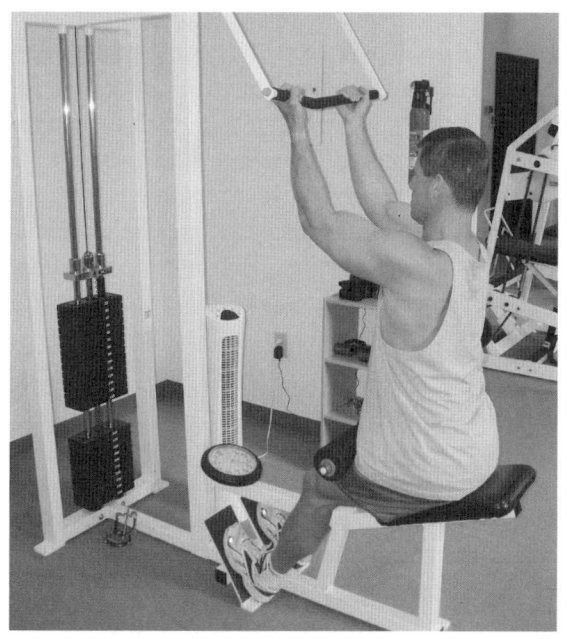
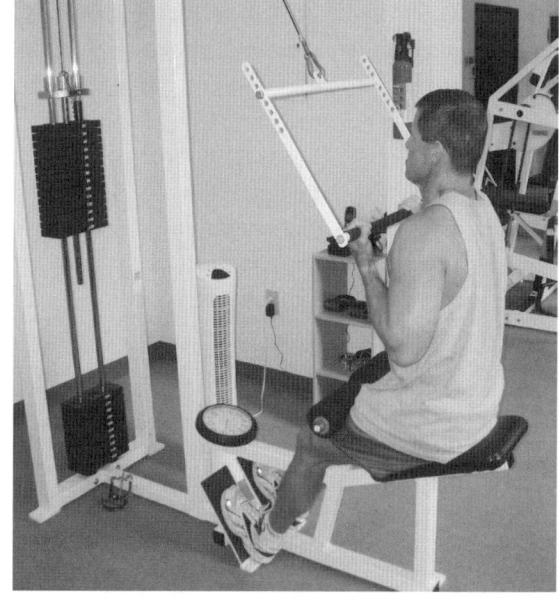

Pulldown (Anfangs- und Endposition)

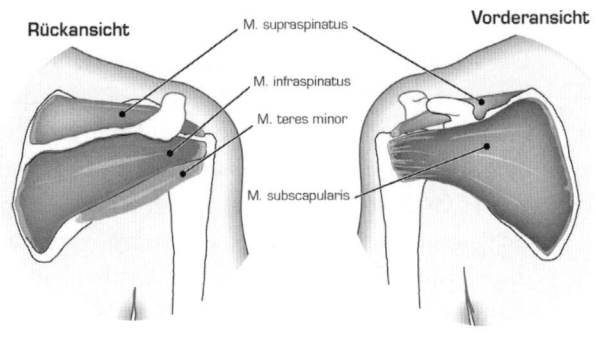
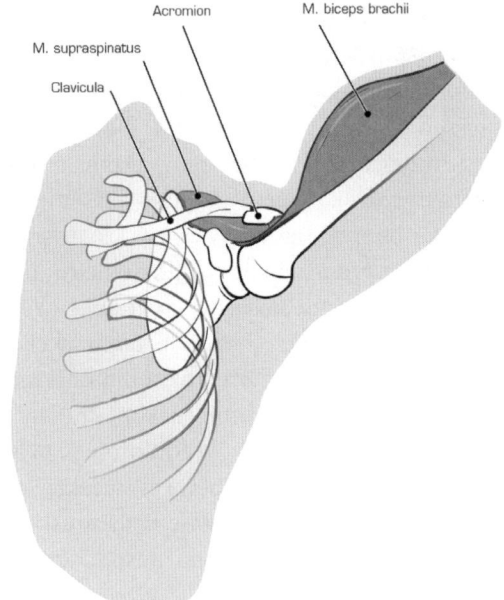

Die Rotatorenmanschette: Beachten Sie den schmalen Spalt unterhalb der Knochenbrücke bei angehobenem Arm; jeder Versuch, beim Pulldown (oder Überkopfdücken) eine breite Armhaltung einzunehmen, kann dazu führen, dass die Rotatorenmanschette unter diesem Knochenvorsprung der Scapula eingeklemmt wird.

Beteiligte Muskelstrukturen. Richtig ausgeführt, aktiviert der Pulldown fast die gesamte Rumpfmuskulatur – sowohl die Vorder- als auch die Rückseite. Diese Übung beansprucht nicht nur die M. latissimi dorsi des oberen Rückens, sondern auch andere Muskelgruppen. Vor allem die Greifmuskulatur bzw. Unterarmbeuger werden stark aktiviert.

Außerdem ist der Bizeps zu einem großen Teil an der Bewegung beteiligt. Obwohl die meisten den Bizeps mit Isolationsübungen wie Langhantel-Curls trainieren, erstreckt sich der Bizeps sowohl über das Ellenbogen- als auch das Schultergelenk, er wird also an beiden Enden beansprucht. Der Pulldown aktiviert außerdem den klavikularen (oberen, auf Höhe des Schlüsselbeins befindlichen) Anteil des M. pectoralis; tatsächlich hat der obere Anteil des großen Brustmuskels sogar einen Anteil von 15 bis 20 Prozent an der Einleitung der Abwärtsbewegung, bei der sich der gestreckte Arm immer weiter beugt, bis er eng am Körper ist.

Wenn man fest zieht und dabei den Humerus zur Mittellinie adduziert, beansprucht man den Brustmuskel und sogar den Trizeps in starkem Maße. Sobald die Hände auf Kopfhöhe sind, spannt man den Trizeps und hier vor allem den medialen Trizepskopf an, um den Humerus wieder nach unten in Richtung Rumpf zu ziehen. Im Laufe der gesamten Bewegung sind auch der M. latissimus dorsi, der M. rhomboideus und der M. trapezius wesentlich beteiligt, welche ebenfalls dabei helfen, die Stange nach unten zu ziehen. Schließlich spannt man auch die Bauchmuskeln stark an, vor allem wenn man in der Abwärtsbewegung »einsackt« (Näheres dazu im nächsten Abschnitt).

Übungsausführung. Sobald die Arme vollständig über dem Kopf gestreckt sind, ziehen Sie die Griffe (oder Stange) nach unten bis vor die Brust. Halten Sie die Spannung drei bis fünf Sekunden lang, bevor Sie Ihre Arme wieder strecken. Wir achten stets darauf, dass unsere Klienten eine aufrechte Sitzhaltung einnehmen, und sobald die Griffe ganz nach unten in die untere Endposition gezogen worden sind (bei der die Hände auf Brusthöhe sind), weisen wir sie an, sich in die Kontraktion »fallen zu lassen«. Damit meinen wir nicht, dass sie sich nach vorne lehnen sollen, wir verstehen darunter vielmehr ein lineares Absenken der Schultern zu den Hüften, so wie bei einem Crunch, der im Sitzen ausgeführt wird. Diese Bewegung, die an ein Einsacken erinnert, verkürzt durch eine Kontraktion der Bauchmuskeln den Abstand zwischen Sternum und Schambein. Wenn der Sportler in dieser Position voll angespannt ist, lassen wir ihn diese Kontraktion drei bis fünf Sekunden halten, bevor er sich wieder entspannt und die Griffe langsam in die gestreckte Position zurückbringt. Wenn die Griffe wieder über Kopfhöhe sind, sagen wir ihm immer, dass er sich vorstellen soll, er würde seine Hände seitlich nach außen drücken; auf diese Weise wird der M. latissimus dorsi noch effektiver belastet.

ÜBERKOPFDRÜCKEN

Unmittelbar nach dem Pulldown sollten Sie Ihr Workout mit dem Überkopfdrücken fortsetzen. Bei korrekter Übungsausführung werden, ähnlich wie beim Brustpressen, alle Muskeln angespannt, die an der Oberkörper-Druckbewegung beteiligt sind.

Beteiligte Muskelstrukturen. Beim Überkopfdrücken wird der Trizeps stark aktiviert, der sich auf der Rückseite der Oberarme befindet, ebenso auch die Delta- und sogar die Brustmuskeln. Weil sich die Bewegung in der Frontalebene vollzieht, werden die Deltamuskeln zu Beginn stärker angespannt als die Brustmuskeln, sie erschöpfen daher auch entsprechend früher; aufgrund der geordneten Rekrutierung und Erschöpfung wird man daher seine Brustmuskulatur trotzdem in beträchtlichem Maß beanspruchen.

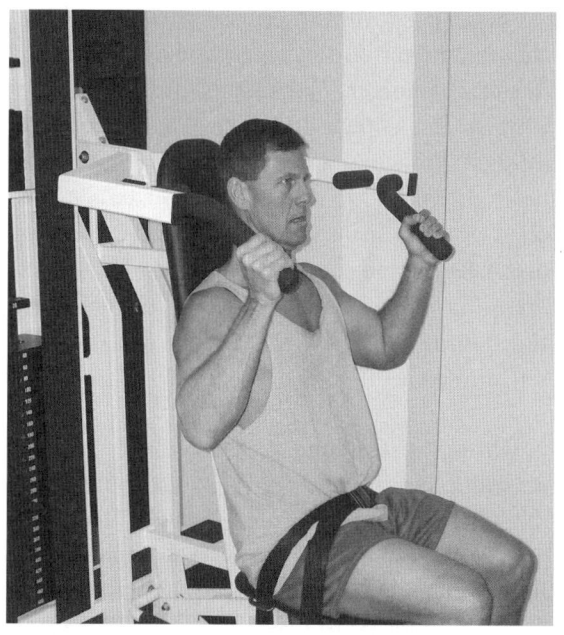
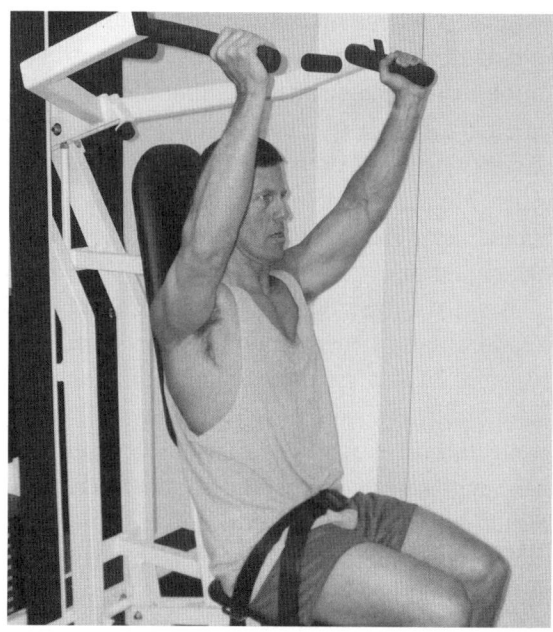

Überkopfdrücken (Anfangs- und Endposition)

Übungsausführung. Beim Überkopfdrücken ist es wichtig, dass bei der Aufwärtsbewegung der Arme die Hände stets vor dem Körper bleiben und keine Gelegenheit haben, zur Seite auszuweichen. Idealerweise nimmt man dabei einen parallelen Griff ein (Handflächen zeigen zueinander).

Ein paralleler Griff, vor allem wenn man eine Druckbewegung nach oben ausführt, hilft insgesamt dabei, die Oberarme in Richtung Mittellinie des Körpers zu ziehen, statt sie abzuspreizen und nach außen zu drehen.

Wenn man das Überkopfdrücken an einer Kraftstation ausführt, bei der man die Ellenbogen seitlich abspreizen muss (wie beim Nackendrücken mit einer Langhantel), werden die Arme als Ganzes nach außen bewegt, und somit verändert sich die Position des Humerus im Schultergelenk. Das ist nicht wünschenswert, weil man auf diese Weise den Humeruskopf so rotiert, dass seine breiteste Stelle unter dem Acromion der Scapula zu liegen kommt; dadurch sind die Sehnen der Rotatorenmanschette in ihrer Bewegung eingeschränkt, während man die Arme hebt und senkt, und dadurch riskiert man ein Impingement-Syndrom. Behält man bei dieser Übung allerdings die Arme vor dem Körper und lässt die Hände zueinander zeigen, maximiert man den Abstand zwischen Humeruskopf und Acromion, sodass die Sehnen der Rotatorenmanschette mehr Spielraum haben und sich frei bewegen können.

Wenn den Sportler im Laufe des Satzes die Kräfte verlassen, neigt er in der Regel dazu, den unteren Rücken zu überstrecken, um mit den Schulterblättern eine bessere Hebelwirkung zu erzielen, und er wird beginnen, sich gegen das Rückenpolster der Maschine zu stemmen. Wir ziehen es daher vor, wenn unsere Klienten für diese Übung den vorhandenen Sicherheitsgurt anlegen und bei der Übungsausführung darauf achten, das Becken gegen den Gurt zu drücken, als ob sie mit ihrem Gesäß von der Auflagefläche rutschen würden. Dadurch erzielen sie die erforderliche Hebelwirkung, ohne ins Hohlkreuz zu fallen und den unteren Rücken in eine verletzungsanfällige Position zu bringen.

BEINPRESSEN

Die letzte Übung im Workout ist das Beinpressen, mit dem praktisch jede Muskelgruppe des Unterkörpers trainiert wird.

Beteiligte Muskelstrukturen. Diese Übung trainiert den gesamten Unterkörper von der Hüfte abwärts, wobei die Hüft- und Gesäßmuskulatur besonders beansprucht wird. Sie beteiligt außerdem die Muskulatur auf der Vorder- und Rückseite der Oberschenkel in starkem Maße, ferner findet auch eine Rotation des Fußgelenks statt, die dazu dient, den M. gastrocnemius (Zwillingswadenmuskel) des Unterschenkels zu rekrutieren. Es gibt eine Fülle an Beinpressgeräten, bei denen sich der Druckwinkel einstellen lässt. Jedes von ihnen erfüllt seinen Zweck, aber je weniger linear der Winkel der Bewegung ist, umso weniger Widerstand muss man überwinden (in ziemlich derselben Weise, wie es wesentlich einfacher wäre, seinen PKW eine ebene Straße entlangzuschieben, als ihn gerade nach oben zu drücken). Die einzigen Ausnahmen von dieser Regel sind die Nautilus- und MedX-Beinpress-Maschinen, die spezielle Umlenkrollen besitzen und somit den Widerstand korrekt anpassen können.

Übungsausführung. Die Beinpressmaschine sollte so voreingestellt sein, dass die Oberschenkel einigermaßen senkrecht zur Decke zeigen, wenn man mit gebeugten bzw. angezogenen Beinen in der Maschine sitzt. Die Hüften sollten etwas über 90 Grad gebeugt sein, während die Knie möglichst einen 90-Grad-Winkel bilden.

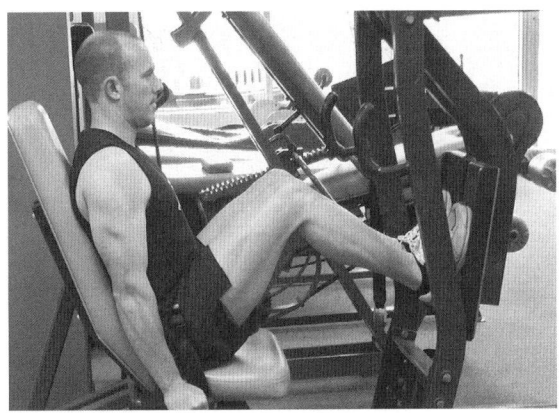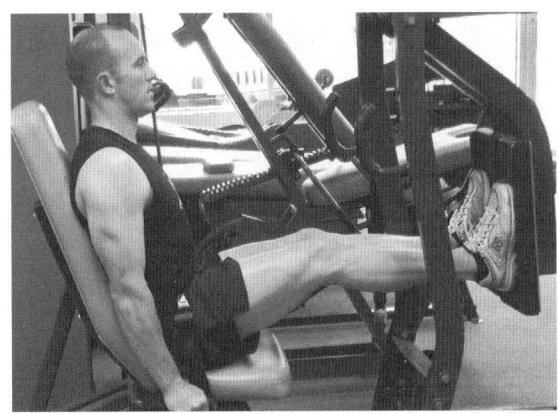

Beinpressen (Anfangs- und Endposition)

Strecken Sie die Beine nun in einer langsamen und fließenden Bewegung, bis sie fast durchgedrückt sind. Sie sollten allerdings nicht ganz durchgedrückt sein, weil die Muskelspannung sofort nachlässt, sobald die Knochen senkrecht aufeinanderstehen und das Knie gewissermaßen »verriegelt«. Führen Sie daraufhin den Bewegungsablauf in umgekehrter Reihenfolge aus, also beugen Sie Ihre Beine, bis sie wieder in der Ausgangsposition sind. Lassen Sie am Ende der Wiederholung das Gewicht leicht gegen den Block fallen, bis es ein leises Geräusch macht, und strecken Sie die Beine wieder. Die Bewegung, also das Strecken und Beugen, sollte fließend, geschmeidig und kreisförmig sein. Versuchen Sie, die seitlichen Griffe locker mit den Händen zu umfassen, da das Beinpressen eine Übung ist, bei der ein zu starkes Umklammern unproduktiv ist und den Blutdruck nur unnötig in die Höhe treibt.

DIE BIG FIVE MIT FREIEN GEWICHTEN

Da voraussichtlich nicht jeder Trainingswillige Zugang zu den empfohlenen Kraftgeräten hat, stellen wir Ihnen nachfolgend ein »Big Five«-Workout vor, das sich auch mit freien Gewichten wirkungsvoll umsetzen lässt.

Langhantelrudern vorgebeugt. Beugen Sie sich mit dem Oberkörper nach vorne, und fassen Sie die Hantel in einem schulterbreiten Griff. Halten Sie die Knie leicht gebeugt, damit Sie den unteren Rücken nicht unnötig belasten. Ziehen Sie die Arme langsam nach oben, bis die Stange die obere Bauchpartie berührt. Halten Sie in dieser voll kontrahierten Position kurz inne, und senken Sie die Langhantel langsam in die Ausgangsposition zurück. Wiederholen Sie die Übung so lange, bis Sie Ihre »Time under Load« erreicht haben. (Anmerkung: Die Time under Load, TUL oder Zeit unter Belastung ist ein Bezugswert, der neben der Wiederholungszahl berücksichtigt werden sollte. Sie wird nach dieser und den folgenden Übungsbeschreibungen ebenso noch erklärt werden wie z.B. die Dauer der einzelnen Wiederholungen.)

Überkopfdrücken stehend. Halten Sie die Langhantel mit einem schulterbreiten Griff, und ziehen Sie sie zur Brust, bis die Hände vor den Schultern sind. Halten Sie den Rücken gerade, und drücken Sie die Hantel über den Kopf. Achten Sie

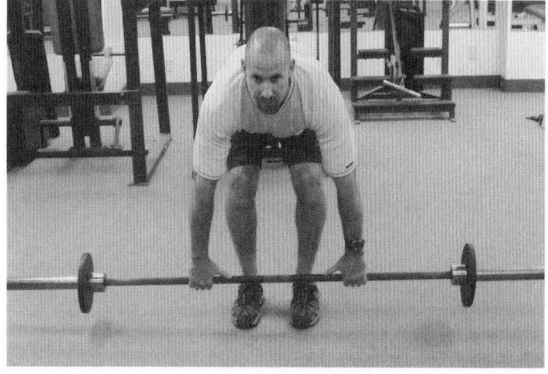
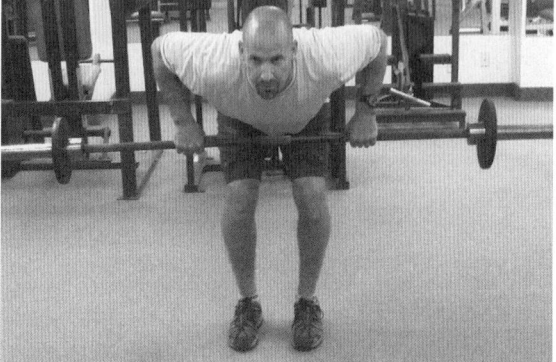

Langhantelrudern vorgebeugt (Anfangs- und Endposition)

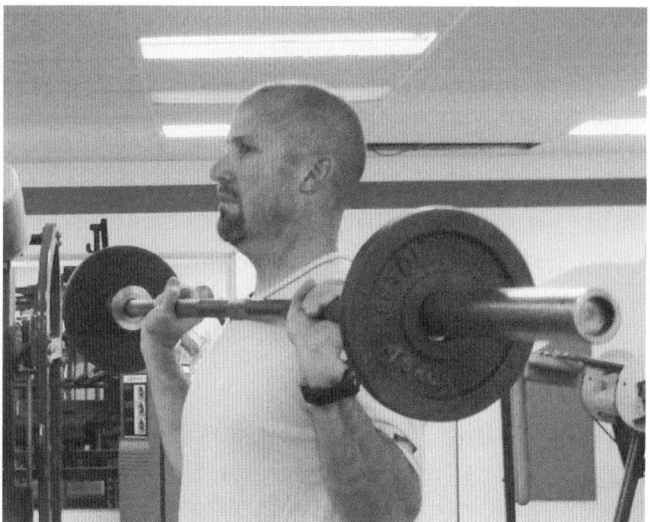
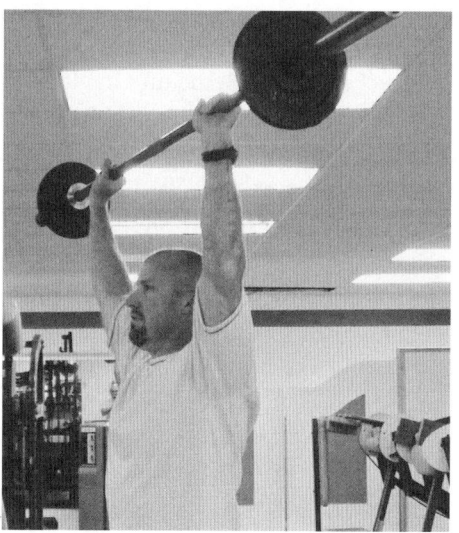

Überkopfdrücken (Anfangs- und Endposition)

bei dieser Übung darauf, dass Sie anders als beim Langhantelrudern in der oberen, voll kontrahierten Endposition nicht innehalten, weil sonst das Gewicht in der ganz durchgedrückten Position zu stark auf den Knochen lastet. Senken Sie die Langhantel zurück auf Schulterhöhe ab. Wiederholen Sie die Übung bis zur erforderlichen TUL.

Kreuzheben. Halten Sie den Rücken gerade, und beugen Sie die Beine, als wollten Sie sich auf einen Stuhl setzen. Ihre Arme sollten während des gesamten Übungsverlaufs vollkommen gerade sein. Fassen Sie die Langhantel mit einem schulterbreiten Griff. Sie können die Langhantel entweder so halten, dass beide Hände zum Körper zeigen, oder Sie wenden einen »invertierten Griff« an, d. h., dass eine Hand zum Körper und eine nach vorne zeigt. Richten Sie sich nun mithilfe Ihrer Beinmuskeln auf, bis Sie aufrecht stehen. Ruhen Sie sich in dieser Position nicht aus, sondern kehren Sie die Bewegungsfolge langsam um. Achten Sie darauf, den Rücken und den

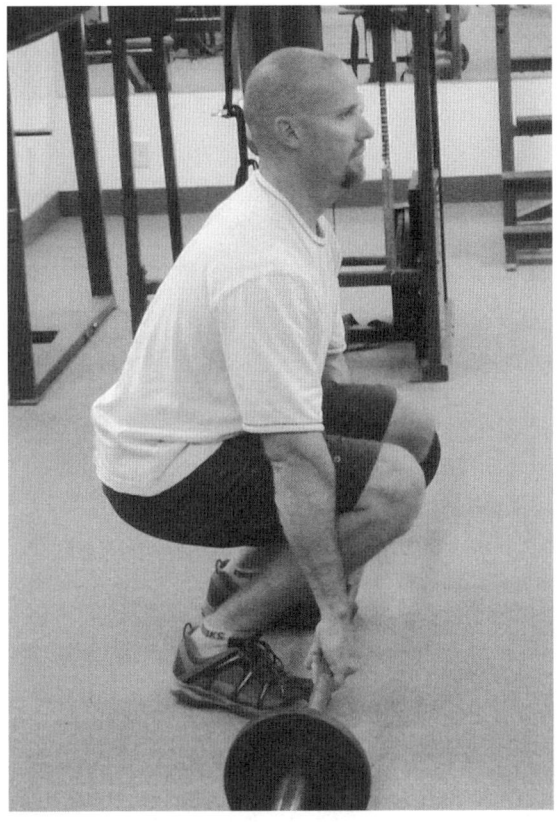 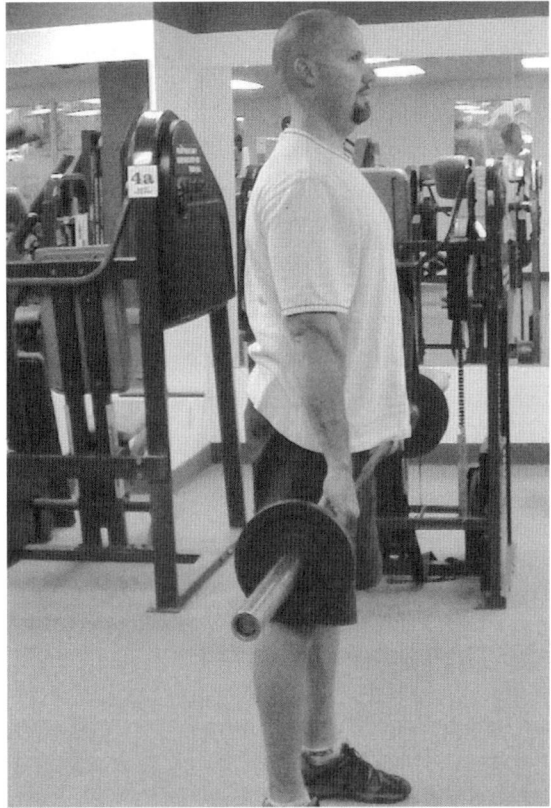

Kreuzheben (Anfangs- und Endposition)

Kopf gerade zu halten, bis die Stange wieder in der Ausgangsposition ist. Wiederholen Sie die Übung und ermitteln Sie Ihre TUL.

Bankdrücken. Um diese Übung auszuführen, benötigen Sie eine flache Trainingsbank mit einem Hantelgestell – im Idealfall ein Power Rack. Der Vorteil dieses Hilfsmittels ist, dass es eine höhenverstellbare Querstrebe hat, die bei Muskelversagen die Stange hält und dafür sorgt, dass man nicht unter ihr begraben wird. Legen Sie sich auf den Rücken, heben Sie die Langhantel von der Aufnahme, und stemmen Sie sie aufwärts, bis sie sich über der Brust befindet und Ihre Arme gestreckt sind. Halten Sie in dieser Position nicht inne; sonst passiert dasselbe wie beim Überkopfdrücken: Wenn Sie die Arme durchdrücken, lastet das Gewicht der Hantel auf den Knochen und nicht auf der Muskulatur, die dafür verantwortlich ist, die Arme in diese Position zu bewegen. Senken Sie die Langhantel langsam ab, bis sie die Querstrebe des Power Rack erreicht, und drücken Sie sie wieder in die gestreckte Position. Wiederholen Sie die Übung für Ihre TUL.

Kniebeuge. Langhantel-Kniebeugen sind eine hervorragende Übung für den gesamten Unterkörper, aber die Tatsache, dass die Stange dazu hinter den Nacken gebracht werden muss, kann zu Schmerzen oder Haltungsproblemen führen. Darüber hinaus kann es schwierig sein, bis zum Muskelversagen zu trainieren, weil man

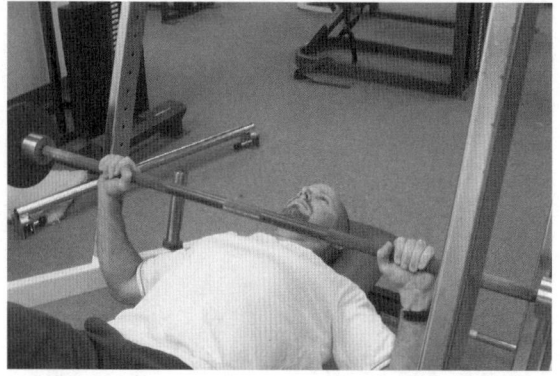
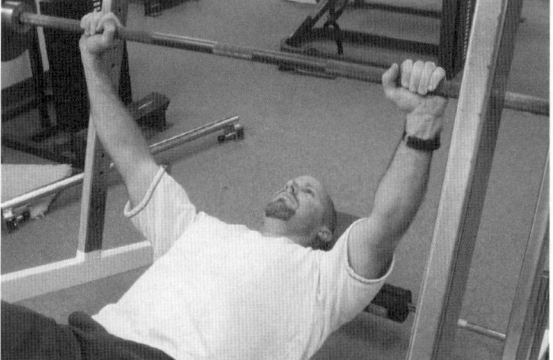

Bankdrücken (Anfangs- und Endposition)

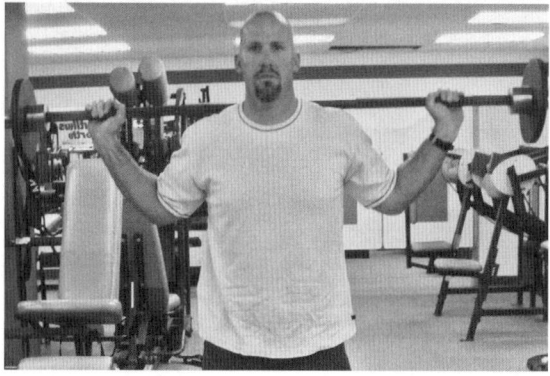
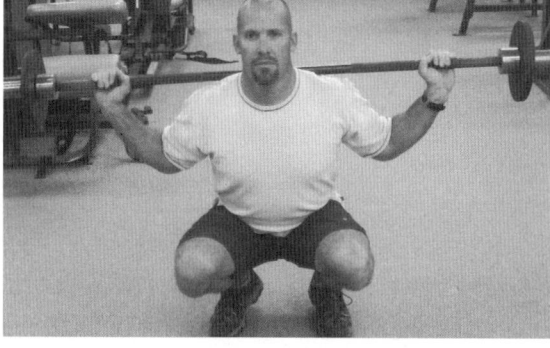

Kniebeuge (Anfangs- und Endposition)

das Gleichgewicht verlieren und sich verletzen könnte, wenn man nicht gerade an einem Power Rack oder einer Smith Machine trainiert.

Stellen Sie für diese Übung die Sicherungsbolzen des Power Rack so ein, dass es die Hantel aufnimmt, sobald Ihre Knie im 90-Grad-Winkel gebeugt sind. Dies stellt die untere Endposition der Bewegung dar. Stellen Sie sich nun unter die Langhantel, sodass die Stange auf dem Trapezius unterhalb des Nackens aufliegt, aber nicht direkt auf der Halswirbelsäule. Strecken Sie die Beine, bis die Langhantelstange sich von den Sicherungsbolzen löst (oben am Gestell), und treten Sie einen Schritt zurück. Ihre Füße sollten schulterbreit auseinander stehen, der Rücken ist gerade. Beugen Sie langsam die Knie, und halten Sie dabei den Rücken gerade, bis die Stange auf den Schultern leicht die Sicherungsbolzen berührt, die Sie auf 90 Grad eingestellt haben. Senken Sie sich langsam und kontrolliert ab, also nicht zu schnell. Sobald Sie die unteren Sicherungsbolzen leicht berühren, kehren Sie die Bewegungsrichtung langsam um und strecken die Beine, bis Sie die Ausgangsposition erreichen. Wiederholen Sie die Übung für Ihre TUL.

GESCHWINDIGKEIT DER WIEDERHOLUNG

Wir empfehlen, die Übungen langsam zu wiederholen. Die aus der Fachliteratur gewonnenen

Daten sprechen eindeutig dafür, dass schnellere Bewegungen den Kraftzuwachs verringern.[49] Das liegt daran, dass man bei einer schnellen Ausführung dazu neigt, das Gewicht mit Schwung nach oben zu bewegen, und dabei seine Muskelfasern nicht angemessen aktiviert.[50] In einer Studie, die der Physiologe und Leiter des Krafttrainings an der YMCA, Wayne Wescott, durchführte, wurden männliche und weibliche Probanden im Alter von 25 bis 82 Jahren in zwei Gruppen aufgeteilt. Die eine trainierte langsam, die andere führte schnellere Bewegungsabläufe aus, wie sie im Rahmen konventioneller Workouts praktiziert werden. Innerhalb einer zehnwöchigen Testphase zeigten die Probanden, die zur Gruppe mit den langsamen Kontraktionen gehörten, einen allgemeinen Kraftzuwachs von 59 Prozent, während bei der schneller kontrahierenden Gruppe lediglich ein Zuwachs von 39 Prozent zu verzeichnen war.[51]

Sie sollten nicht nur darauf hinarbeiten, das Gewicht von Punkt A nach Punkt B zu bewegen, sondern Ihr Ziel sollte es vielmehr sein, ein Inroading bzw. eine Schwächung des Muskels zu bewirken. Je wirksamer Sie einen Muskel belasten können, desto intensiver schwächen Sie ihn – und desto stärker baut er sich dadurch letztlich auf. Ein Training, bei dem ein Gewicht kontrolliert bewegt wird, verbessert nicht nur die Kraft, sondern reduziert auch das Verletzungsrisiko in erheblichem Maße.[52] Im Hinblick auf die Wirksamkeit eines Workouts – und somit auf Übermittlung eines optimalen Reizes mit dem Ziel, eine positive Adaptation herbeizuführen – eignen sich langsame Bewegungen also deutlich besser.

Wie schnell oder langsam sollte man die Gewichte stemmen? Wir empfehlen grundsätzlich möglichst langsame Bewegungen, ohne diese an den Start- und Endpunkten ruckartig zu unterbrechen. Wie langsam dieses Tempo tatsächlich ist, hängt einerseits von den Kraftkurven der verwendeten Geräte ab, der materialbedingten Reibung an den jeweilgen Geräten sowie Ihrer eigenen neurologischen Effizienz. Manche Sportler können absolut fließende Bewegungen ausführen, obwohl sie sich für das Heben und Senken des Gewichts jeweils 15 Sekunden Zeit lassen, was eine sehr gute Leistung ist. Bei anderen liegt die Obergrenze bei jeweils fünf Sekunden, weil die Bewegungen sonst zu ruckartig ausfallen.

Als Faustregel für die Geschwindigkeit der Wiederholungen gilt: Jedes Tempo, bei dem Sie sich so langsam – und gleichzeitig so fließend – wie möglich bewegen können, ohne in hektische, abgehackte Bewegungen zu verfallen, ist korrekt. Sie werden vielleicht feststellen, dass sich Ihre Geschwindigkeit im Laufe eines Satzes verändert. Wenn Sie zum Beispiel an einem Gerät trainieren, das eine schwierige Anfangs-, aber eine leichte Endposition hat, wird der schwere Start eine beträchtliche Hürde oder Barriere sein, die es zu bewältigen gilt. Sie beginnen den Satz also vielleicht mit einem Tempo von acht Sekunden, das zunächst fließende Bewegungen erlaubt, aber weil die Hürde anstrengend ist und Sie immer mehr Mühe kostet, kann die Geschmeidigkeit nachfolgend vielleicht nur noch mit einem Tempo von sechs oder fünf Sekunden beibehalten werden. Spannen Sie die Muskeln also so langsam wie möglich gegen den Widerstand an, und achten Sie dabei darauf, dass Ihre Wiederholungen nicht unsauber und ruckartig werden.

TIME UNDER LOAD (TUL)

Um innerhalb eines bestimmten Workouts ihren Leistungsstand zu messen und etwaige Verbesserungen festzustellen, haben sich Sportler seit jeher vor allem auf die Anzahl an Wiederholungen verlassen, die sie mit einem bestimmten Gewicht bzw. einer bestimmten Belastung schaffen. Dies war für lange Zeit der vorherrschende Maßstab. Wir empfehlen jedoch eine andere Einheit: nämlich die Dauer, die man für einen Satz benötigt, und zwar von seinem Anfang bis zum Augenblick des Muskelversagens. Wir nennen diese Einheit »Time under Load«. Andere bezeichnen sie als »Zeit bis zum konzentrischen Versagen« oder »Zeit unter Spannung«. Ganz gleich, wie Sie diesen Maßstab auch nennen möchten – Sie können damit Ihre Trainingsleistung optimieren.

Wenn Sie zum Beispiel im Durchschnitt für eine Auf- und Abwärtsbewegung jeweils zehn Sekunden benötigen, kämen Sie auf insgesamt zwanzig Sekunden, in denen Ihre Muskeln bei jeder Wiederholung unter Belastung stehen. Wenn nun beispielsweise im Laufe von zwei aufeinanderfolgenden Workouts jeweils bei der sechsten Wiederholung einer bestimmten Übung Muskelversagen eintritt und Ihre Time under Load im ersten Workout bei nur 90 Sekunden lag, im nächsten Workout aber schon bei 100 Sekunden, dann wäre Ihnen – sofern Sie ausschließlich auf die Wiederholungszahl geachtet hätten – der Kraftzuwachs entgangen, auf den die zehn Sekunden Differenz hinweisen. Die Time under Load erlaubt es Sportlern demgemäß, jede noch so kleine Verbesserung zu bemerken, die ihnen möglicherweise sonst entgangen wäre, wodurch man wiederum die Wahl der verwendeten Trainingsgewichte akkurater steuern kann.

Atmung

Die Atmung sollte bei der Übungsausführung fließend und unverkrampft sein und mit offenem Mund erfolgen. Sobald eine Übung anstrengender wird und das Laktat sich in den Muskeln ansammelt, die dann zu »brennen« beginnen, sollte man bewusst schneller atmen oder leicht hyperventilieren. Dadurch wirken Sie der Neigung entgegen, die Luft anzuhalten und das Valsalva-Manöver anzuwenden, bei dem man die Luft anhält, während man sich verausgabt (technisch betrachtet, handelt es sich dabei um ein Verschließen der Glottis oder der Stimmritze, man holt Luft und presst sie kräftig in den Brustkorb). Wir raten aus mehreren Gründen entschieden davon ab:

1. Es erhöht den Blutdruck unnötig.
2. Es erhöht den intravaskulären Druck auf den Venenkreislauf.
3. Es erhöht den intrathorakalen Druck, wodurch weniger venöses Blut zum Herzen gepumpt wird.
4. Im Muskel stellt es eine interne mechanische Unterstützung dar, und dies erklärt, warum Gewichtheber die Luft anhalten, wenn sie eine schwere Langhantel stemmen. Diese Praktik läuft allerdings unserem Ziel zuwider, den Muskel zu erschöpfen und ein schnelles Inroading herbeizuführen. Das Luftanhalten ist also nicht nur eine potenziell gefährliche Methode, sondern auch ziemlich kontraproduktiv.

Wie man dem Sturm trotzt (und versteht, wie Inroading funktioniert)

Der Reiz für positive adaptive Veränderungen hängt mit vielen Faktoren zusammen. Er besitzt eindeutig eine starke kardiovaskuläre Komponente, weil das kardiorespirative System die mechanische Funktionsweise der Muskeln erst möglich macht. Je höher die Intensität einer Muskelbeanspruchung, desto größer die kardiovaskuläre und respirative Anregung. Es entstehen durch die Erschöpfung auch mehr Stoffwechselproduk-

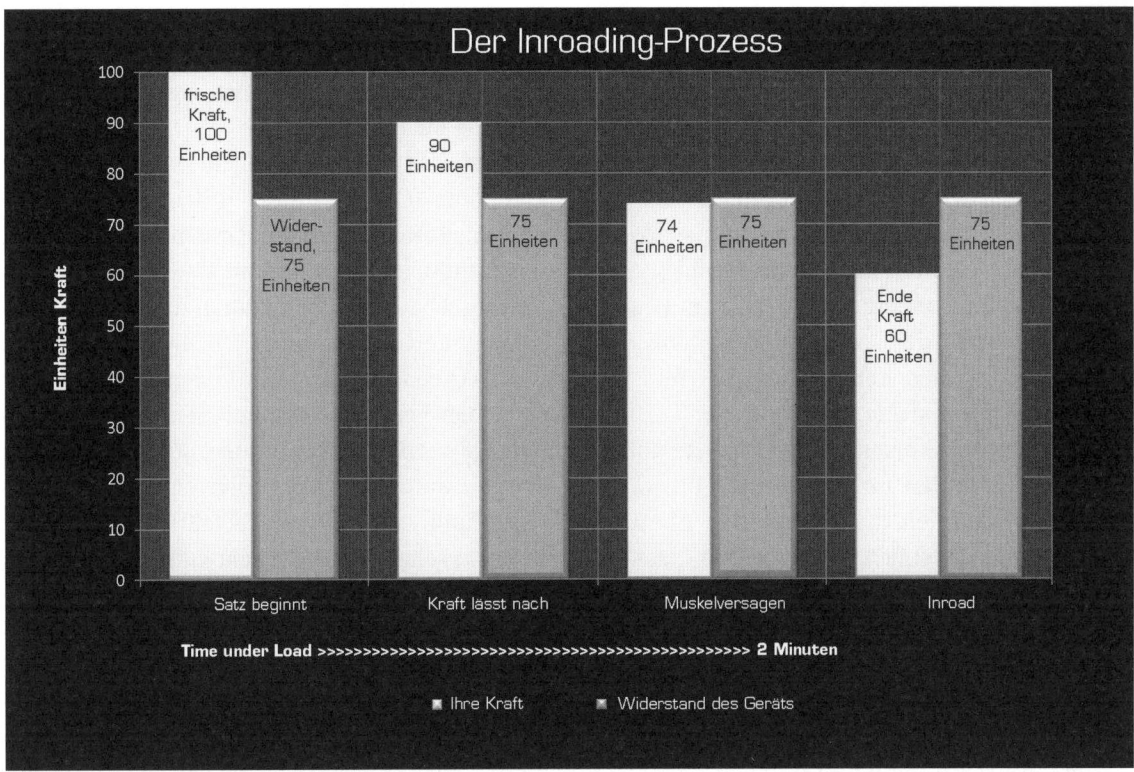

Diese Grafik zeigt, wie sich Ihre Kraft verändert, während Sie einen Satz Übungen ausführen. Die Zeit verläuft horizontal (x-Achse) und die Krafteinheiten vertikal (y-Achse). Die grauen Balken stellen den Widerstand des Geräts (Gewicht) dar, der bei konstant 75 Einheiten liegt. Die weißen Balken zeigen, wie im Laufe des Satzes die Kraft nachlässt und die Muskeln schwächer werden.

te, wie beispielsweise Laktat, die sich schneller anhäufen, als sie vom Körper abgebaut werden können. All das trägt zu einer biochemischen Umgebung bei, in der gewisse Wachstumsfaktoren freigesetzt und somit die ersten Phasen des Muskelwachstums initiiert werden.[53] Die Belastung bzw. das Gewicht ist ebenfalls ein Teil dieses Prozesses. Das Training mit schwereren Gewichten verursacht mikroskopisch kleine Zellschäden, welche muskuläre Adaptation veranlassen und notwendig zu sein scheinen, um sowohl eine Zunahme der Muskelmasse als auch der Knochenmineraldichte zu stimulieren.[54]

Durch den Mechanismus des Inroading oder Schwächens der Muskeln werden alle diese Faktoren herbeigeführt und tragen zu dem gewünschten Stimulationsprozess bei. Hochintensive muskuläre Kontraktionen, bei denen das Muskelgewebe zielgerichtet geschwächt wird, sind ein starker Reiz, um positive Veränderungen herbeizuführen.[55] Es ist daher wichtig, dass jeder Sportler genau versteht, was er eigentlich zu erreichen versucht. Unserer Meinung nach hilft das Inroading-Diagramm (Abbildung 4.2) ganz gut, diesen Prozess zu erklären.

Am Anfang eines Satzes verfügt man noch über volle Kraftreserven; bezeichnen wir diesen Zustand als das Vorhandensein von 100 Einheiten Kraft. Sie wählen als Widerstand aber kein Gewicht, das diesen 100 Einheiten entspricht, sondern vielmehr 75 Einheiten, gegen die Sie sich mit all Ihrer Kraft stemmen müssen. Damit ein Inroading stattfinden kann, muss der Widerstand, dem Sie Ihre Muskeln aussetzen, signifikant sein, also zwischen 75 und 80 Prozent des Ausgangswertes Ihrer Kraft liegen. Ist der gewählte Widerstand zu leicht, werden sich Ihre Muskeln schneller erholen, als sie ermüden, und es findet kein Inroading statt. Bei einem langsamen Absolvieren des Workouts führt man eine Wiederholung nach der anderen aus und bewegt die Hanteln dabei immer wieder auf und ab. (Wir würden Sie normalerweise dazu anhalten, zehn Sekunden für die positive Aufwärts- und zehn Sekunden für die negative Abwärtsbewegung aufzuwenden, vorausgesetzt, dass das Gerät mit korrekten Umlenkrollen ausgestattet ist und einen geringen Reibungswiderstand aufweist.) Diese langsamere Geschwindigkeit sorgt dafür, dass man keinen Schwung holt, sie erhöht die Sicherheit und hält die Muskeln während des gesamten Satzes unter Belastung.

Mit jedem Augenblick, der verstreicht, nimmt Ihre Kraft ab – mit der Folge, dass die muskuläre Leistungsfähigkeit abnimmt, während zugleich Ihre Erschöpfung und Schädigung kleinster Muskelfasern zunimmt. Sie haben mittlerweile zwar einen Teil Ihrer anfänglichen 100 Krafteinheiten verloren, aber Ihre Muskeln sind immer noch stärker als die 75 Einheiten Widerstand, die Sie heben und senken. Sie merken jetzt allerdings, dass die Wiederholungen schwerer werden. Ihr Körper mag es instinktiv nicht, so schnell zu ermüden, und Sie erhalten eine negative Rückmeldung, die sich normalerweise in dem »brennenden Wunsch« äußert, die Aktivität umgehend einzustellen. Sie machen aber tapfer weiter, versuchen eine fortwährende Belastung Ihrer Muskeln aufrechtzuerhalten und erhöhen die Konzentration, um sowohl eine saubere Technik als auch die Muskelspannung beizubehalten. Mit steigendem Schwierigkeitsgrad nimmt unter Umständen die innere Unruhe zu, weil Sie merken, dass Sie dem Muskelversagen nahe sind. (Diese Unruhe ist eine normale körperliche Reaktion.)

An diesem Punkt werden Sie wirklich mit sich kämpfen, und Ihr Trainer sollte versuchen, Sie wieder auf Kurs zu bringen, indem er Sie anweist, das Tempo zu halten und die Bewegung nicht zu unterbrechen, weil Sie dadurch die Muskelspannung unterbrechen und sich erholen können, was das genaue Gegenteil von dem ist, was Sie zu erreichen versuchen. Ohne einen Trainer würden Sie vermutlich an diesem Punkt aufgeben, aber Sie werden dazu ermutigt, eine weitere Wiederholung auszuführen. Es fällt Ihnen mittlerweile so schwer, das Gewicht zu heben, dass Sie hierfür möglicherweise 15, 20 oder sogar 30 Sekunden brauchen. Während Sie in der Abwärtsbewegung einer Übung den Widerstand senken, merken Sie, wie das Gewicht Ihre Kraft übersteigt. Am unteren Endpunkt der Übung angekommen, versuchen Sie das Gewicht ein weiteres Mal zu heben, aber es bewegt sich nicht mehr. Ihr Trainer weist Sie jetzt an, die Muskeln lediglich gegen den Widerstand anzuspannen (wobei das Gewicht sich nicht mehr oder kaum mehr bewegt), während er bis zehn zählt. Ihr Erschöpfungszustand nimmt jetzt rapide zu, und Ihre Kraft sinkt deutlich unter die Schwelle des Widerstands. Sobald der Trainer fertig gezählt hat, setzen Sie das Gewicht ab. Wenn Sie mit dem Satz fertig sind, hat sich Ihre Kraft auf etwa 60 Prozent des Ausgangswerts reduziert, das heißt, sie hat um 40 Prozent abgenommen.

Dieser ganze Prozess hat nur etwa zwei Minuten gedauert, aber in dieser kurzen Zeit sind Ihre Muskeln um 40 Prozent schwächer geworden, haben also fast die Hälfte ihrer Kraft eingebüßt. Dieser Zustand stellt für Ihren Körper eine ernsthafte »Bedrohung« dar, weil er sich nicht darüber im Klaren ist, dass Sie sich ja nur in einem Studio befinden und ein Krafttraining absolviert haben.

Für ihn war es so, als hätten Sie mit einem Berglöwen ums nackte Überleben gekämpft. Für den Körper war diese Aktivität, metabolisch gesehen, eine einschneidende Erfahrung, denn am Ende dieser Erfahrung *konnte er sich nicht mehr bewegen*. Mobilität ist eine biologische Grundfunktion und Notwendigkeit fürs Überleben: Wenn Sie sich nicht bewegen können, können Sie nicht auf Nahrungssuche gehen und es zwangsläufig nicht vermeiden, selbst zur Nahrung eines anderen Raubtiers zu werden. Diese Erfahrung stellt einen erheblichen Reiz dar, auf den der Körper reagieren wird, wenn man ihm genügend Zeit lässt – und zwar indem er seine Kraftreserven erhöht, damit mehr Kraft übrig bleibt, falls er noch einmal mit einem vergleichbaren Reiz konfrontiert werden sollte. Nur wenn Sie diesen Zusammenhang verstehen, werden Sie beim nächsten Workout einen geringfügig höheren Widerstand verwenden, um Ihren Körper dazu anzuregen, eine weitere metabolische Adaptation vorzunehmen.

Bitte behalten Sie Folgendes im Hinterkopf: Während Sie sich in diesem Prozess erschöpfen und Ihre Kraftleistung nachlässt, werden Sie vermutlich unwillkürlich den Eindruck erhalten, dass sich das Fenster zwischen Ihrer Kraftleistung und dem verwendeten Widerstand zu schließen beginnt. Dadurch stellt sich praktisch umgehend ein Gefühl von Panik ein, ein Gefühl, dass Sie plötzlich nicht mehr stark genug sind, um den Widerstand zu heben, mit dem Sie es zu tun haben. Dies ist der Punkt im Satz, an dem eine »alles oder nichts«-Haltung vonnöten ist. Nur wenn Sie zuvor verinnerlicht haben, dass Sie versuchen, ein hohes Maß an Muskelerschöpfung zu erzeugen, können Sie es schaffen, den an dieser Stelle aufkommenden natürlichen Fluchtinstinkt zu überwinden. Flucht bedeutet in diesem Kontext ein vorzeitiges Aufgeben und Abbrechen oder das krampfhafte, ruckartige Hochstemmen des Gewichts, um sich kurzzeitig zu entlasten.

Wir erklären unseren Klienten immer: »Es ist uns egal, ob das Gewicht nach unten sackt und Sie es nicht mehr nach oben bekommen. Drücken Sie nur weiter wie zu Beginn, und wenn es sich nicht mehr rührt, dann geraten Sie nicht in Panik: Drücken Sie einfach weiter. Am Schluss spielt es keine Rolle, ob Sie die Wiederholung zu Ende bringen.« Es ist wichtig zu verstehen, dass sich Ihre Instinkte dagegen wehren, bis zu einem solchen Maß an Erschöpfung weiterzuarbeiten, und dass Sie diese Instinkte daher auf intellektueller Ebene überwinden müssen. Es ist absolut wichtig, dass Sie wissen, was während des Prozesses vor sich geht. Damit Sie den Punkt erreichen, an dem eine körperliche Aktivität zu einem Reiz für eine produktive biologische Anpassung führt, hilft es zu verstehen, dass es völlig in Ordnung ist, während des Satzes unruhig oder nervös zu werden. Das Ziel des Trainings ist es schließlich nicht, das Gewicht auf und ab zu bewegen; es geht vielmehr darum, ein massives Inroading zu bewirken und den Punkt zu erreichen, an dem man das Gewicht nicht mehr bewegen kann, es aber immer noch versucht. Wenn Sie das verinnerlichen, werden Sie in der Lage sein, die Instinkte zu ignorieren, die sich ansonsten einschalten würden, um Sie bzw. Ihren Körper davon abhalten, eine solche positive adaptive Reaktion herbeizuführen.

MUSKELVERSAGEN

Es ist eine durchaus logische Frage: Welchen Punkt der Erschöpfung sollte der Anfänger ins Auge fassen? Ist es der Moment, an dem keine weitere Wiederholung mehr möglich ist? Oder ist es – zumindest in den ersten Workouts – der Punkt, an dem Unbehagen eintritt? Aus eigener Erfahrung können wir sagen, dass die meisten Klienten, selbst Trainingsneulinge, gleich von Anfang an ein positives Muskelversagen anstreben sollten. Wenn Sie feststellen, dass Sie den verwendeten Widerstand falsch eingeschätzt haben und eine Übung zu lange ausführen (also über neunzig Sekunden), machen Sie einfach so lange weiter, bis das Muskelversagen eintritt, und erhöhen Sie beim nächsten Workout das Gewicht um etwa 5 bis 10 Prozent (oder gegebenenfalls mehr), um unter die neunzig Sekunden Time under Load zu kommen.

Es wird zugegebenermaßen auch Sportler geben, die zuvor einen eher inaktiven Lebensstil gepflegt haben und es deshalb nicht gewohnt sind, sich zu verausgaben. Für sie wird das gesamte Konzept des Muskel-Inroadings ein solches Neuland sein, dass sie manchmal eine Übung vorzeitig beenden müssen, d. h., noch bevor ein positives Versagen eintritt. In solchen Fällen benutzen wir den Punkt des freiwilligen/verfrühten Abbruchs als vorläufige Definition positiven »Versagens« – und zwar für ein oder zwei Workouts, bis sie anfangen, die nötige körperliche und mentale Stärke zu entwickeln, die es ihnen ermöglicht, ein echtes Muskelversagen zu erzielen. Falls unsere Klienten dazu aber bereits in der Lage sind, überspringen wir diesen Punkt und führen sie gleich von Anfang an zum Muskelversagen.

Der Punkt des Versagens wird sowohl durch die vorhandenen körperlichen Voraussetzungen des Sportlers bestimmt sowie durch das Maß, in dem er oder sie in der Lage ist, die zunehmende Erschöpfung auszuhalten. Sobald sich der Klient an diesen Zustand gewöhnt hat, ermuntern wir ihn, den Punkt temporären Muskelversagens zu erreichen (positives Versagen). Wir sind überzeugt, dass damit keine besonderen Verletzungsrisiken verbunden sind, weil das verwendete Gewicht ohnehin sehr stark von den aktuellen Fähigkeiten der trainierenden Person abhängt; man kann sich nie mehr zumuten, als man tatsächlich bewältigen kann.

FREQUENZ

Ein Sportler, der eine relativ gute Kondition hat und bis zum Muskelversagen trainieren kann, sollte das Big-Five-Workout in sieben Tagen einmal ausführen. Ausnahmen bestätigen jedoch die Regel: Der Abstand zwischen den einzelnen Trainingseinheiten wird abhängig von der Intensität des allerersten Workouts sowie der Muskelmasse festgelegt, die als Ausgangswert bestimmt wurde. Eine zierliche, 45 kg schwere Frau, deren Leistungsgrenze noch stark von ihrem körperlichen Unbehagen limitiert wird und die daher noch kein echtes Muskelversagen erreicht, kann zweimal in der Woche trainieren, ohne sich Sorgen machen zu müssen, ins Übertraining zu kommen. Ein vergleichsweise athletischer junger Mann, der solide 77 kg wiegt und bis zum echten Muskelversagen gelangt, muss vielleicht nur einmal in sieben bis zehn Tagen trainieren. Und auch die 45 kg schwere Frau wird auf lange Sicht zwischen ihren Workouts längere Pausen einlegen müssen, wenn sie mit der Zeit stärker wird, bis auch sie nur noch einmal in der Woche oder sogar noch seltener trainiert.

Die siebentägige Regenerationsphase basiert auf der absoluten mechanischen Arbeit, die man verrichtet: Es kommt also darauf an, wie schwer die verwendeten Gewichte sind und wie hoch der metabolische Aufwand ist. Jemand, der zu Beginn nicht in der Lage ist, eine ausreichende mechanische/metabolische Arbeit zu verrichten, welche eine siebentägige Erholung rechtfertigt, profitiert anfangs vielleicht von etwas häufigerem Training, wenn aber ansonsten alles gleich bleibt und sich die Leistung mit der Zeit steigert, ist einmal Training in sieben Tagen eine ausgezeichnete Frequenz, die sich gut als anfänglicher Richtwert eignet.

Wenn Sie sich an die Vorgaben halten – ausreichend hart trainieren, den Umfang des Workouts so begrenzen, dass Ihnen genügend Zeit zur

Regeneration bleibt, und Ihre Trainingsleistung (schriftlich) festhalten – sollten Sie in der Lage sein, den verwendeten Widerstand schrittweise zu erhöhen und Ihre Time under Load dabei von Workout zu Workout zu halten oder sogar zu verbessern. Sobald dies nicht mehr der Fall ist und Sie keine Fortschritte mehr erzielen, ist das ein erstes Anzeichen dafür, dass Sie mehr Regenerationstage einlegen müssen, weil Sie jetzt stärker werden und dadurch die körperliche Belastung steigt, sodass es zunehmend schwierig für Sie wird, sich in dieser bestimmten Trainingsfrequenz zu erholen.

Wir haben im Großen und Ganzen beobachtet, dass Menschen, die sich an ein Fitnessstudio wenden, um regelmäßig mit einem Personal Trainer zusammenzuarbeiten, dabei einem festen Programm folgen möchten, das ihnen hilft, eine gewisse Routine zu entwickeln. Wenn man ihnen einen solchen festen Ablauf verschafft, gewöhnen sie sich in der Regel schnell an die Einstellung »Zu diesem Zeitpunkt bin ich verabredet, und jetzt trainiere ich« und sind von Anfang an bereit mitzuarbeiten. Die meisten herkömmlichen Fitnessstudios überlassen den Großteil ihrer Neumitglieder nach spätestens zwölf Wochen ihrem eigenen Schicksal, was dann nachfolgend zu vielen Austritten führt, während die Klienten unseren Einrichtungen im Durchschnitt vier bis sieben Jahre treu bleiben. Manche trainieren auch schon seit zehn Jahren bei uns, weil Umfang, Frequenz und Regelmäßigkeit des Trainings überschaubar bleiben. So lässt es sich leichter in ihren Alltag integrieren und wird zu einem festen Bestandteil ihrer Lebensweise.

ERHOLUNGSPHASEN ZWISCHEN DEN ÜBUNGEN

Wir empfehlen unseren Klienten, zügig von einer Übung zur nächsten zu schreiten. Dreißig Sekunden bis eine Minute reichen in der Regel völlig aus, zur nächsten Kraftstation zu wechseln. Ein zügiges Workout bringt in metabolischer Hinsicht einige Vorteile mit sich. Während sich im Körper Laktat ansammelt, nimmt nach und nach die Kraft ab, mit der Sie einen Widerstand bewegen können, und damit steigt zugleich das relative Maß an Inroading, das Sie an jeder weiteren Station erreichen.

Im Idealfall sollten Sie so zügig von Übung zu Übung wechseln, dass Sie immer so weit außer Atem sind, dass Sie es nicht mehr schaffen, mit Ihrem Trainer oder Trainingspartner ein Gespräch zu führen. Ein solches Tempo sollte eine ziemlich einschneidende metabolische Wirkung hervorrufen, aber Sie sollten sich andererseits auch nicht so schnell bewegen, dass Ihnen schwindlig wird oder Übelkeit aufsteigt. Umgekehrt sollten Sie das Tempo auch nicht so sehr drosseln, dass Sie sich bei jeder Wiederholung so frisch fühlen, als würden Sie gerade den ersten Satz einer Workoutsequenz beginnen.

FORTSCHRITTE FESTHALTEN

Das Trainingstagebuch sollte einheitlich sein. Es empfiehlt sich eine Tabellenform, die ein Feld für das Datum des Workouts enthält, die Uhrzeit, die Übungsbezeichnungen, die verwendeten Gewichte, die Sitzhaltung (falls relevant) und das Tempo – oder die Time under Load. Es ist auch eine gute Idee, die Gesamtdauer des Workouts aufzuschreiben, also die Zeit von der ersten bis zur letzten Übung, bei der das Muskelversagen eintritt.

Wenn Sie auch die Time under Load notieren wollen, ist es unter Umständen hilfreich, alle TULs festzuhalten und der Gesamtdauer des Workouts gegenüberzustellen, um die Erholungsphasen relativ konstant zu halten. Schreiben Sie hierfür alle TULs auf, die Sie während einer Trainingseinheit erzielen, addieren Sie die Werte, und ziehen Sie sie von der Gesamtdauer des Workouts ab. Die Differenz entspricht der Gesamterholungsdauer für alle Übungen, die Sie im Rahmen der Trainingseinheit ausgeführt haben. Dieser Wert sollte sich im Laufe der Zeit nicht wesentlich erhöhen. Wenn Ihr Trainingstagebuch zum Beispiel bei einem bestimmten Workout eine große Leistungssteigerung ausweist, dann kann es durchaus sein, dass Sie nach einem Abgleich zwischen der TUL und der Gesamtdauer des Workouts feststellen, dass in jener Trainingseinheit die Erholungsphasen insgesamt fünf Minuten länger gedauert haben als sonst. In diesem Fall hat sich Ihre Leistung vielleicht doch nicht so stark verbessert, wie Sie gedacht haben.

Wann wird das Programm verändert?

Je nachdem, wie groß Ihre Fortschritte sind, empfiehlt es sich, dieses Programm über einen Zeitraum von vier bis zwölf Wochen zu absolvieren. Sollten Sie feststellen, dass Ihre Fortschritte nachlassen, raten wir dazu, das Big-Five-Programm auf drei Übungen zu reduzieren: eine Oberkörper-Zugbewegung, eine Oberkörper-Druckbewegung und Beinpressen. Alternativ dazu könnten Sie auch eine der Big-Three-Bewegungen auswählen (Pulldown, Brustpressen oder Beinpressen bzw. Langhantelrudern vorgebeugt, Bankdrücken oder Kniebeugen, falls Sie freie Gewichte verwenden) und dazu zwei Nebenübungen absolvieren. Hierbei handelt es sich um kleinere Bewegungen mit einer Rotation, die keine allzu lange Regenerationsphase erfordern. Sie könnten also alternativ zu den Big Five auch eine Bewegung aus den Big Three sowie zwei kleinere Isolationsübungen ausführen. Wenn Sie kein schlechtes Gewissen plagt, ein so kompaktes Training zu absolvieren, wäre es also völlig in Ordnung, das ursprünglich aus fünf Übungen bestehende Workout auf drei zu reduzieren, nämlich eine Druck-, eine Zugbewegung und eine Form von Beinpressen.

Insgesamt lässt sich also sagen: Dieses Workout ist in der Lage, alle größeren Muskelstrukturen des Körpers wirksam zu stimulieren. Es besteht nicht aus einem Dutzend Übungen, die eine Menge Zeit kosten, sondern beschränkt sich auf Bewegungsabläufe, mit denen sich eine optimale sowie umfassende Kraft und körperliche Funktionsfähigkeit erreichen lässt. Im Hinblick auf ein zeitsparendes, produktives Training ist das vorliegende Programm das effektivste, das wir kennen. Mit seiner Hilfe konnten unsere Klienten hinsichtlich ihrer Gesundheit und Fitness die deutlichsten und überzeugendsten Fortschritte erzielen.

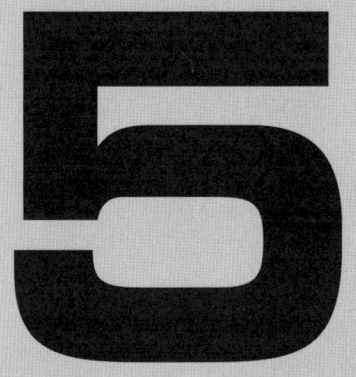

5 Die Vorteile des Big-Five-Workouts

Da Sie nun über ein effektives Trainingsprogramm verfügen, stellt sich zwangsläufig die Frage nach den Resultaten, die Sie mit seiner Anwendung erzielen können. Die Antwort darauf ist einfach: Sofern Sie Ihr Widerstandstraining korrekt ausführen und sich infolgedessen Ihr Muskelaufbau erhöht, profitiert Ihr gesamter Körper in jeder Hinsicht davon.

Die metabolischen Subsysteme, die eine Zunahme der Muskelmasse fördern, wachsen im selben Ausmaß wie die Muskeln, die auf sie angewiesen sind. Je näher Sie Ihrem genetischen muskulären Potenzial kommen, umso besser wird also auch das Potenzial Ihres metabolischen Hilfssystems. Das Muskelgewebe seinerseits deckt, gesundheitlich gesehen, ein extrem großes Gebiet ab. Es kann unter anderem Stoffwechselabfälle verarbeiten, Blut mit Sauerstoff anreichern, den Insulinspiegel regulieren, die Knochenmineraldichte verbessern, den Stoffwechsel ankurbeln, den Körperfettanteil reduzieren, die aerobe Kapazität optimieren, die Flexibilität erhöhen und erfreulicherweise auch das Verletzungsrisiko reduzieren, während man gleichzeitig bei alltäglichen Tätigkeiten seinen Körper weit geringerem Verschleiß aussetzt. Alle diese gesundheitlichen Vorteile resultieren aus dem Aufbau und der Stärkung Ihrer Muskeln.

Eine Zunahme an Muskelmasse ermöglicht es Ihnen, Ihren gesundheitlichen Ist-Zustand auf ein Niveau zu heben, an dem Sie Ihr genetisches Potenzial voll ausschöpfen. Je näher Sie an diesen Punkt kommen, desto mehr wird Ihre Gesundheit davon profitieren. Diese hängt aber immer sehr eng mit Ihrem muskulären Potenzial zusammen; im Rahmen Ihrer genetischen Voraussetzungen gilt also grundsätzlich das Motto: Je gesünder die Muskulatur, desto gesünder der Mensch. Allerdings gibt es keine »Supergesundheit«, und es ist auch nicht möglich, dass Sie so fit oder gesund wie jemand werden, der deutlich bessere genetische Voraussetzungen hat. Wer im Hinblick auf seine muskuläre Fitness und sein muskuläres Potenzial bislang weit unter seinen genetischen Möglichkeiten bleibt – die um einiges über seinem »normalen« Gesundheitszustand liegen können –, kann durch die Entfaltung seines muskulären Potenzials eine

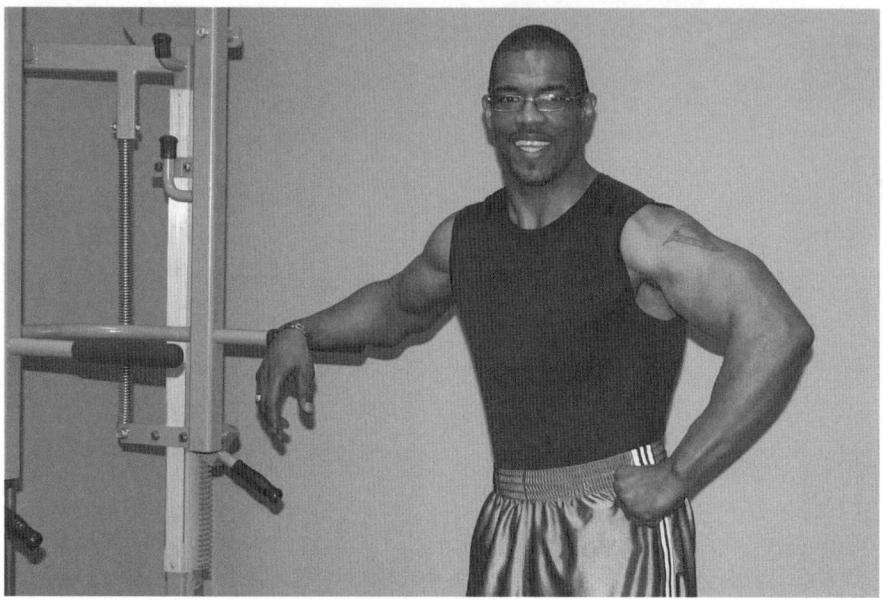

Vee Ferguson, 43 Jahre alt, ist ein Klient von Bo Railey und praktiziert hochintensives Training. Im Laufe von drei Jahren hat er mit einem Workout, das aus vier bis fünf Übungen besteht und das er einmal pro Woche absolviert, über 30 kg Körperfett verloren und die beste Form seines Lebens erreicht.

erhebliche Verbesserung seiner Lebensqualität bewirken; wenn er unter Unbehagen, Schmerzen und chronischer Nervosität leidet, kann er dadurch Lebensfreude sowie neue Perspektiven erlangen und Stress sowie körperliche Beschwerden reduzieren. Korrekt ausgeführt, eignet sich das Training hervorragend dazu, Sie der Entfaltung dieses Potenzials näher zu bringen.

Wenn wir also behaupten, dass ein korrektes Training die Flexibilität, kardiovaskuläre Leistung und Kraft verbessert, meinen wir damit, dass es Ihnen ermöglicht, Ihr Potenzial in dieser Hinsicht zu erreichen und dadurch die verschiedenen Hilfssysteme der menschlichen Muskulatur zu optimieren. Genau darum geht es in diesem Buch. Mit diesem Ziel vor Augen beschreiben die nachfolgenden Abschnitte, wie diese verschiedenen Aspekte der Gesundheit und Fitness durch korrektes Training verbessert oder optimiert werden können.

Mehr Muskeln können Ihr Leben retten

Die medizinische Literatur bestätigt die vorteilhafte Rolle, die mehr Muskelmasse in lebensbedrohlichen Situationen spielen kann. Viele positive Wirkungen des Krafttrainings sind auf die Tatsache zurückzuführen, dass andere Organe des Körpers ihre funktionelle Kapazität mit der Zunahme der Muskelmasse erhöhen. Wenn Sie zum Beispiel in einen schweren Verkehrsunfall geraten und in der Notaufnahme landen würden, würden sich Ihre Organe abhängig von der vorhandenen Muskelmasse schneller oder langsamer abbauen. Mit anderen Worten: Die Geschwindigkeit, mit der ein multiples Organversagen und damit der Tod eintritt, steht in direktem Zusammenhang zur Muskelmasse, weil das Gewicht aller Organe proportional dazu sein wird.

Leben retten mit hochintensivem Training

Ein Arztkollege von mir hatte einmal ein schweres Emphysem. Eines Abends wurde er in die Notaufnahme des Krankenhauses gebracht, in dem ich Dienst hatte. Obwohl er an Atembeschwerden litt, wollte er nicht an ein Beatmungsgerät angeschlossen werden. Ich setzte mich zu ihm und sagte: »Hören Sie mal, wenn wir Sie nicht an ein Beatmungsgerät anschließen, werden Sie sterben – und zwar noch heute Abend. Ich weiß, dass Sie nicht am Beatmungsgerät hängen wollen. Sie haben sicher Angst zu leiden, wochenlang künstlich beatmet zu werden und am Schluss vielleicht trotzdem zu sterben, aber wenn Sie das jetzt überstehen, denke ich, werden Sie noch viele schöne, ereignisreiche Jahre genießen können.«

Widerwillig stimmte er zu. Ich hatte eine Zeit lang ein schlechtes Gewissen, ihn überredet zu haben, weil er anschließend zwei Wochen an dem Beatmungsgerät verbrachte, und als er es schließlich nicht mehr benötigte, war er wegen seines Emphysems größtenteils an den Rollstuhl gebunden. Er konnte im Haus kurze Strecken zu Fuß zurücklegen, und an guten Tagen konnte er zum Briefkasten gehen oder vor die Tür, um die Zeitung zu holen, aber insgesamt war er in einer schlechten Verfassung, die sich zunehmend verschlimmerte.

Dann beschloss er völlig überraschend, meine Trainingseinrichtung zu besuchen. Er sagte, er wolle trainieren, und so ließ ich ihn das Big-Three-Workout ausführen, das aus Pulldowns, Brustpressen und Beinpressen besteht. Diese Übungen kräftigten ihn im Laufe der Zeit.

Und während seine Muskelkraft immer weiter zunahm, benötigte er immer weniger Atemunterstützung, um eine bestimmte muskuläre Anstrengung zu bewältigen – eben weil er nun stärker war. Er trainierte einmal in der Woche, und wir schafften es, seine Kraft zu verdoppeln. Hatte eine hohe Beanspruchung seiner Muskeln früher dazu geführt, dass er alle verfügbaren motorischen Einheiten rekrutieren und sich dabei völlig verausgaben musste, reichte es jetzt völlig aus, nur noch die Hälfte dieser Muskelfasern zu rekrutieren. Infolgedessen mussten auch sein Herz und seine Lunge nur noch halb so viele motorische Einheiten unterstützen, wodurch sein Atemsystem deutlich entlastet wurde.

Statt in jener Nacht in der Notaufnahme zu sterben, lebte mein Kollege weitere sechs Jahre und führte ein funktionelles und aktives Leben, in dem er keinen Rollstuhl mehr benötigte. Er unternahm mit seiner Frau nicht eine, sondern zwei Kreuzfahrten, und zwar ganz ohne auf einen Rollstuhl angewiesen zu sein. Obwohl er nur Monate zuvor beinahe gestorben wäre, konnte er dieselben Sehenswürdigkeiten und Abenteuer erleben wie jeder Gesunde – einfach weil er stärker war.

Muskeln enthalten mehr Mitochondrien im Körper als alle anderen Gewebearten. Hier wird über die Atmung der größte Teil der Energie gebildet, und hier haben Sie mit Abstand den größten Spielraum für metabolische Adaptionen. Kurz gesagt: Je mehr Muskelmasse Sie durch ein korrektes Krafttraining aufbauen, desto mehr Mitochondrien werden gebildet.

Dr. Doug McGuff

Kraft

Alles, was Ihre Muskeln größer macht, macht sie auch stärker (und umgekehrt). Je stärker man ist, desto weniger metabolische Kosten muss man für die alltägliche körperlich verrichtete Arbeit aufbringen. Bei nahezu allen Aktivitäten profitieren Sie von mehr Kraft; es erleichtert nicht nur das, was Sie ohnehin schon tun, sondern eröffnet Ihnen auch neue Möglichkeiten.

Die meisten unserer Klienten bemerken zuerst – d. h., noch bevor sie Veränderungen im Spiegel feststellen –, dass sie körperlich plötzlich in der Lage sind, Dinge zu bewältigen, zu denen sie vorher nicht imstande waren. Eine Frau mittleren Alters zum Beispiel erzählte mir einmal: »Ich war im Supermarkt, hob einen zwanzig Kilogramm schweren Sack mit Hundefutter einhändig in den Einkaufswagen und wuchtete ihn dann später in den Kofferraum. Und erst später fiel es mir auf: Donnerwetter! Habe ich das gerade wirklich geschafft?« Andere berichteten von ähnlichen Verbesserungen, die ihnen bei alltäglichen Tätigkeiten auffallen, wie etwa im Garten, beim Putzen, Handwerken und Treppensteigen. Ein Mann, der regelmäßig bei uns trainiert, lebt an einem See und fährt gerne Boot, muss aber zwei lange Treppen zu seiner Anlegestelle hinabsteigen. Um das Boot zu betanken, muss er außerdem zwei schwere Benzinkanister die Treppen hinuntertragen. Früher musste er nach dem ersten Satz Stufen eine Verschnaufpause einlegen. Kurz nachdem er mit dem Krafttraining angefangen hatte, konnte er den Weg zu seinem Boot ohne Pause zurücklegen und war danach weder atemlos noch erschöpft.

Gastrointestinale Durchlaufzeit

Eine langsame Verdauung wurde bereits mit einem erhöhten Risiko an Darmkrebs in Verbindung gebracht; nach nur drei Monaten Krafttraining konnte jedoch eine Beschleunigung der gastrointestinalen Durchlaufzeit um 56 Prozent nachgewiesen werden.[56] Und wieder gilt: Je größer die Muskelmasse, desto schneller die Verdauung und umso niedriger das Darmkrebsrisiko.

Ruheumsatz

Muskeln sind metabolisch aktives Gewebe. Jeder Verlust an Muskelmasse, der sich im Laufe des Älterwerdens einstellt, führt zu einem geringeren Energiebedarf und einem geringeren Ruheumsatz. Ohne korrektes Krafttraining, das diesem Prozess entgegenwirkt, wird sich der Ruheumsatz um etwa zwei bis fünf Prozent pro Jahrzehnt verringern.[57] Eine Studie der Tufts University, die Senioren beiderlei Geschlechts an einem zwölfwöchigen Kraftaufbauprogramm für Einsteiger teilnehmen ließ, führte dazu, dass die Probanden im Durchschnitt 1,4 kg Muskelmasse zunahmen und 1,8 kg Fett verloren. Infolgedessen stieg ihr Ruheumsatz im Durchschnitt um 7 Prozent an, was zusätzlichen 108 verbrannten Kalorien pro Tag entspricht oder 756 Kalorien pro Woche. Diese Studie deutet darauf hin, dass man mindestens 35 Kalorien pro Tag für jedes Kilogramm Muskelmasse verbrennt. Dieses neue Gewebe benötigt mehr Energie bzw. Kalorien, auch wenn der Proband gerade keine körperliche Arbeit verrichtet. (Es bedarf allerdings nur 4 Kalorien täglich, um ein Kilogramm Fett zu erhalten.)[58]

Glukose-Stoffwechsel

Die Fähigkeit, Glukose effizient zu verstoffwechseln, ist für die Gesundheit von entscheidender Bedeutung. Diabetes beispielsweise geht auf einen ineffizienten Glukose-Stoffwechsel zurück. Krafttraining kann diesen Zustand verbessern und nach nur vier Monaten die Glukoseaufnahme um 23 Prozent erhöhen.[59]

Insulinempfindlichkeit

Menschen müssen hin und wieder hohe muskuläre Anstrengungen bewältigen. Sonst leeren sich die Glykogenspeicher in den Muskeln nicht in ausreichendem Maße. Geht dieser Zustand zudem mit dem regelmäßigen Konsum großer Mengen verarbeiteter Kohlenhydrate einher, wird so viel Glukose produziert, dass sie nicht mehr in den Muskeln gespeichert werden kann. Die Muskeln sind außerdem bereits voll, weil zu wenige glykolytische Fasern aktiviert werden. Folglich reichert sich die Glukose im Blut an, und der Insulinspiegel steigt. Weil die Glukose nicht in die Muskelzellen gelangt, werden die Rezeptoren an den Zelloberflächen unempfindlich gegenüber Insulin. Als Reaktion darauf produziert der Körper noch *mehr* Insulin und muss sich daraufhin mit großen Mengen freigesetzter Glukose *und* Insulin auseinandersetzen. Die Glukose wird in die Leber transportiert, wo sie sich wegen des hohen Insulinspiegels an Fettsäuren bindet (Triacylglycerol), und alle weiteren aufgenommenen Kohlenhydrate werden jetzt ausschließlich als Fett gespeichert.

Während die Muskelzellen bereits insulinresistent geworden sind, bleiben Fettzellen (Adipozyten) diesem Hormon gegenüber noch lange sensitiv. Infolgedessen wird der Körper einer Person, die keine Form von hochintensivem Training betreibt, eine Menge Triacylglycerol aufweisen, das in die Fettzellen gelangt, wo es in Triglyceride umgewandelt und letztlich als Körperfett gespeichert wird.

Dieser Prozess lässt sich am besten durch eine körperliche Aktivität abwenden, die intensiv genug ist, um die Fasern höherer Ordnung zu beanspruchen, welche die größten Glykogenspeicher aufweisen. Dadurch wird die Freisetzung von Adrenalin bewirkt, die eine Verstärkungskaskade auslöst, welche eine Menge Glykogen aus der Zelle freisetzt. Glykogen wird für den Notfall im Muskel gespeichert, quasi direkt vor Ort, um Überlebenssituationen wie Angriff oder Flucht zu überstehen. Hochintensives Training schafft das besser als jede andere Form von körperlicher Aktivität und löst die Freisetzung von Adrenalin aus, die Zehntausende von Glykogenmolekülen als sofort verfügbaren Treibstoff für die Muskulatur verbraucht. Dadurch wird Platz geschaffen, und neues Glykogen kann in die Muskelzelle eindringen.

Jetzt kann die Glukose, die sich zuvor im Blut angesammelt hat, in die Muskelzelle transportiert werden, die Insulinrezeptoren auf den Muskeln können ihre Arbeit verrichten und beginnen, wieder empfindlicher zu werden. Sobald das geschieht, nimmt der Glukosespiegel im Blut ab und damit auch das Insulin.

Abbau von Körperfettdepots

Der Verlust von Körperfett ist ein weiterer Vorteil, von dem man bei korrektem Krafttraining profitiert. Dies ist auf drei Faktoren zurückzuführen. Der erste ist, dass mehr Muskelmasse den Ruheumsatz erhöht, wodurch im Laufe des Tages mehr Kalorien verbrannt werden. Der zweite ist, dass Kalorien nicht nur während des Krafttrainings verbrannt werden, sondern auch danach – und zwar mehr davon –, während der Körper die leeren Energiereserven wieder auffüllt und das beschädigte Gewebe repariert. Drittens leeren sich die Glykogenspeicher der Muskeln, woraufhin die Glukose aus dem Blut in den Muskel transportiert wird und der Insulinspiegel sinkt. In diesem Fall nimmt das Triacylglycerol in der Leber und im Blut ab. Der niedrigere Insulinspiegel führt dazu, dass *weniger* Körperfett gespeichert wird.

Dieser dritte Punkt ist ein Prozess, der fast völlig ohne Rücksicht auf die Kalorienzufuhr in beide Richtungen stattfindet. Deswegen ist es für eine fettleibige Person, die auf eine kalorienarme Diät gesetzt wird, praktisch *unmöglich*, Körperfett zu verlieren, wenn sie nicht gleichzeitig hochintensiven Sport treibt und ihren Kohlenhydratkonsum so weit drosselt, dass sich dieser auf den Insulinspiegel auswirkt.

Das Enzym, das für die Mobilisierung von Körperfett zuständig ist, ist die hormonsensitive Lipase, die vor allem auf Adrenalin und Insulin empfindlich reagiert. Im Fall von Adrenalin wird die hormonsensitive Lipase für den Notfall Fettsäuren aus Fettzellen mobilisieren, aber in Anwesenheit von Insulin wird die Aktivität der hormonsensitiven Lipase unterdrückt. Bei hochintensivem Krafttraining stimuliert Adrenalin eine Verstärkungskaskade bezüglich der Aktivität der hormonsensitiven Lipase, wodurch die Fettsäuren aus den Fettzellen freigesetzt werden, sodass Fett insgesamt abgebaut wird. Dieses Ergebnis ist allein das Resultat eines hochintensiven Trainings, ungeachtet dessen, wie viele Kalorien man sich zuführt.

Cholesterin-(Blutfett-)Werte

Es hat sich gezeigt, dass hochintensives Krafttraining eine positive Wirkung auf die Cholesterinwerte hat und die Blutfettwerte nach nur wenigen Wochen verbessert.[60] Insulin spielt auch hier wieder eine große Rolle, da es sich um ein entzündungsförderndes Hormon handelt, das in Kombination mit hohen Glukosewerten dazu führt, dass das Gewebe einen höheren oxidativen Schaden erleidet. Dadurch entsteht ein allgemeiner Entzündungszustand, der die Gefäßwände massiv angreift, welche repariert werden müssen. Cholesterin ist im Körper ein universell einsetzbares Hormon, eine Art natürlicher Mörtel oder Spachtelmasse; wenn eine Gefäßwand entzündet ist, wird diese mit Cholesterin geflickt.

Low-Density Lipoprotein (LDL) und *High-Density Lipoprotein* (HDL) sind Begriffe, mit denen die Dichte des Proteins beschrieben wird, das das Cholesterin transportiert. Um zu verstehen, wie diese beiden Lipoproteine funktionieren, muss man einen Blick darauf werfen, wie das Blut fließt. In der Mitte des Blutgefäßes fließt es etwas schneller als am Rand. Metaboliten niedriger Dichte neigen dazu, sich im Blut ähnlich zu verhalten wie Blätter, die einen Fluss entlangtreiben und ans Ufer gespült werden. Wenn der Körper Cholesterin aus den Blutgefäßwänden verwenden muss, um einen entzündeten Bereich zu reparieren, verwendet er dazu LDL-Cholesterin.

Wenn der Körper das Cholesterin aber zwecks Weiterverarbeitung zurück in die Leber bringen muss, erfolgt dies am besten über die zentrale Zirkulation, wo es nicht an den Zellwänden haften bleibt. Daher wird in solchen Situationen HDL-Cholesterin eingesetzt und führt das zirkulierende Insulin der zentralen Zirkulation zu, damit es in andere Systeme integriert werden kann, einschließlich der Synthese von Hormonen. In diesem Fall muss ein Lipoprotein hoher Dichte das Cholesterin durch die Mitte des Blutgefäßes schleusen und nicht am Rand entlang. Das Verhältnis von HDL zu LDL ist also größtenteils ein indirekter Marker für den generellen Entzündungszustand, in dem sich der Körper befindet. Die Wiederherstellung der Insulinsensitivität verringert diesen systemischen Entzündungszustand, was dazu führt, dass die Blutgefäßwände weniger entzündet sind, sodass weniger Cholesterin zu Reparaturzwecken auf LDL-Molekülen transportiert werden muss.

In diesem Licht betrachtet, sind hohe Cholesterinwerte eher ein Symptom – und nicht die Ursache – für kardiovaskuläre Erkrankungen. Da viele Menschen diesen Zusammenhang nicht verstehen, nehmen sie Medikamente, um ihre LDL-Werte künstlich zu senken. Mit Medikamenten jene Enzyme steuern zu wollen, die den erhöhten Cholesterinwert erzeugen, ist allerdings in etwa so sinnvoll, wie mit einem Seil Billard zu spielen statt mit einem Queue. Es wäre viel praktischer, die Ursache für die erhöhten Cholesterinwerte zu behandeln, indem man die zugrunde liegende Entzündung auf Zellebene behebt, damit weniger LDL und mehr HDL produziert werden muss. Jene Werte sind im Grunde indirekte Marker oder Downstream-Effekte des allgemeinen Entzündungszustands, der grundsätzlich mit der Menge an Glukose und Insulin in Zusammenhang steht, die im Körper zirkulieren.

Die Ernährung spielt auch in diesem Zusammenhang eine große Rolle. Die richtige Ernährung ist ein gewaltiger erster Schritt, um das gesamte metabolische Syndrom in den Griff zu bekommen. Eine Ernährungsweise, die derjenigen der steinzeitlichen Jäger und Sammler ähnelt, die mit relativ wenig Kohlenhydraten auskommt und praktisch völlig auf verarbeitete Kohlenhydrate verzichtet, welche hohe Glukose- und Insulinspitzen verursachen, kann eine einschneidende Wirkung auf alle diese Parameter haben. Dies ist darauf zurückzuführen, dass der Körper Glukagon Insulin vorzieht, aber eine Ernährungsumstellung allein reicht nicht aus, weil Glukagon keinen Kaskadeneffekt erzeugt, das heißt, dass ein Molekül Glukagon sich lediglich auf ein Molekül Glukose auswirkt.

Auch hier lässt sich mit hochintensivem Training Abhilfe schaffen, weil dieses einen signifikanten Effekt auf die Insulinsensitivität hat. Es erzeugt eine Verstärkungskaskade, die das Glykogen aggressiv aus den Muskeln freisetzt und eine erhöhte Insulinempfindlichkeit notwendig macht. Sie müssen auf einem Niveau trainieren, das hoch genug ist, um die glykolytischen Zellen dazu zu veranlassen, Ihre Glykogenspeicher zu leeren. Das schaffen Sie nicht allein dadurch, dass Sie Ihre Ernährung umstellen, auf dem Laufband gehen oder auf einem Steady-State-Niveau joggen. Das liegt daran, dass die Menge an Insulin, die für den Abbau von Glukose aufgebracht werden muss, viel niedriger ist als die, die aus der Freisetzung von Glykogen resultiert.

Blutdruck

Erhöhter Blutdruck ist vor allem für Menschen mittleren Alters ein wachsendes Problem. Lange Zeit nahm man an, dass Krafttraining für Menschen mit hohem Blutdruck zu anstrengend sei. Die medizinische Fachliteratur zeigt jedoch, dass ein korrekt ausgeführtes Krafttraining den Ruheblutdruck bei leicht hypertonen Erwachsenen *senkt*, ohne eine gefährliche Blutdruckerhöhung zu riskieren.[61]

Knochenmineraldichte

Es sind in der medizinischen Fachliteratur ausreichende Daten vorhanden, die darauf hinweisen, dass durch Krafttraining eine erhebliche Zunahme der Knochenmineraldichte erzielt werden kann.[62] Korrektes Krafttraining macht Sie nicht nur stärker, diese Kraft hilft Ihnen auch, Sie dank besserer Koordination vor Stürzen zu schützen, die jene Knochenbrüche verursachen, die wir oft bei Osteoporose-Patienten sehen. Falls Sie aber doch einmal einen solchen Sturz erleiden sollten und über eine ausgeprägte Muskelmasse verfügen, sorgt diese zusätzliche Muskulatur dafür, dass Ihre Knochen vor der Einwirkung des Sturzes besser geschützt sind. Vor allem angesichts solcher Szenarien erweist sich korrektes Krafttraining als überlegene Trainingsmethode, besonders bei Senioren. Laufen, Gehen, Golfspielen, Laufbandtraining etc. stellen keine ausreichende Belastung dar, die den Körper dazu veranlasst, mehr schützende Muskelmasse zu produzieren. Selbst Übungen mit leichten Hanteln sind in dieser Hinsicht wirkungslos. In einer Studie wurden 56 Probanden zufällig einem Widerstandstraining mit leichten oder schweren Gewichten zugeteilt; nur die Gruppe, die mit schwereren Gewichten trainierte, konnte dadurch ihre Knochenmineraldichte erhöhen.[63]

Obwohl Krafttraining also durchaus hilfreich sein kann, um Osteoporose zu bekämpfen, gibt es andererseits auch die Annahme, dass der mit dem Alter zunehmende Verlust an Knochenmineraldichte ein ausschließlich hormonell verursachtes Phänomen ist, das durch Sport nicht signifikant beeinflusst werden kann. Sie sollten sich davon aber nicht verunsichern lassen, denn bei einer angemessen kräftigen Muskulatur ist die eigentliche Knochenmineraldichte dieser entscheidenden Bereiche beinahe vernachlässigbar. Wenn die umgebende, stützende Muskulatur stark genug ist, kann man eine größere Abnahme der Knochendichte hinnehmen und muss trotzdem weniger Konsequenzen fürchten. Dies legt eine Studie nahe, die die medizinische Fakultät der Universität Yale in Kooperation mit der Hokkaido Medical School (Japan) durchgeführt hat, bei der der Leiter der Studie, Manohar Pahjabi, zu folgendem Schluss kam:

Die menschliche Wirbelsäule ist ohne Muskulatur nicht fähig, die physiologische Belastung auszuhalten, die auf sie ausgeübt wird. Es hat sich im Experiment gezeigt, dass die isolierte Wirbelsäule eines gerade Verstorbenen vom ersten Brustwirbel bis zum Sacrum, die in eine aufrechte neutrale Position gebracht wurde, bei der das Sacrum am Versuchstisch fixiert war, einer Krafteinwirkung von maximal 20 N standhalten konnte, bevor sie nachgab und instabil wurde. Muskeln sind also notwendig, um die Wirbelsäule zu stabilisieren, damit sie ihre normalen physiologischen Funktionen erfüllen kann.[64]

Arthur Jones, der Jahre damit verbrachte, die mechanische Funktionsweise und Muskulatur des unteren Rückens zu erforschen, bestätigte diese Erkenntnis und behauptete, dass die Wirbelsäule eines Zwanzigjährigen, der keine stützende Muskulatur besitzt, unter dem Gewicht einer Getränkedose zusammenbrechen würde. Viele Oberschenkelhalsbrüche sind vermutlich auf die Tatsache zurückzuführen, dass die umgebende Stützmuskulatur zu schwach war, um den Sturz abfedern zu können, und daher die Kraft, die den Bruch herbeigeführt hat, nicht wirkungsvoll genug verteilen konnte.

Symptome von Arthrose

Menschen, die an Arthrose leiden, werden es sicher gerne hören, dass Forschungsarbeiten über Krafttraining bei Arthrosepatienten gezeigt haben, dass Widerstandsübungen sowohl bei Osteoarthrose als auch bei rheumatoider Arthritis Schmerzen lindern können.[65] In einer Studie kamen die Wissenschaftler zu folgendem Schluss: »Hochintensives Krafttraining ist bei bestimmten Patienten mit gut kontrollierter rheumatoider Arthritis durchführbar und ungefährlich und führt im Hinblick auf Kraft, Schmerzempfinden und Erschöpfung zu deutlichen Verbesserungen, ohne den Krankheitsverlauf oder den Umfang der Gelenkschmerzen negativ zu beeinflussen.«[66]

Schmerzen im unteren Rücken

Eines der gängigsten Leiden in unserer heutigen Gesellschaft sind Schmerzen im unteren Rücken. Zum Glück gibt es eindeutige medizinische Belege dafür, dass ein korrekt ausgeführtes Widerstandstraining, das auch spezielle Übungen für die Muskeln der Lendenwirbelsäule umfasst, dabei helfen kann, Beschwerden im unteren Rücken zu lindern und die dort befindliche Muskulatur zu kräftigen. In einer Studie mit Patienten, die Ischias- oder andere ausstrahlende Schmerzen hatten, welche von der Wirbelsäule ausgingen, reagierte über die Hälfte aller Probanden genauso gut auf das Krafttraining wie Patienten, die den Schmerz ausschließlich lokal im unteren Rücken spürten. Was diese Studie für unsere Zwecke interessant macht, das war die Tatsache, dass diese Patienten, bevor sie an der Physicians Neck and Back Clinic (PNBC) begutachtet wurden, im Durchschnitt drei Ärzte aufgesucht und sechs verschiedene Behandlungsmethoden ohne Erfolg ausprobiert hatten, unter anderem Chiropraktik, epidurale Injektionen, Wirbelgelenkinfiltrationen, Ultraschall, Extensionsverbände, Medikamente und elektrische Stimulation. Die Patienten, die an der Studie der PNBC teilnahmen, hatten 67 Prozent weniger Nachbehandlungen im Jahr nach ihrer Entlassung als Patienten einer vergleichbaren Kontrollgruppe, die an einer anderen Einrichtung mit passiven Therapieansätzen behandelt worden waren.[67]

In einer gemeinsamen Studie der PNBC und der University of California, San Diego, die ausschließlich die Wirkung von Widerstandstraining untersuchte, waren die Forscher in der Lage, bei Wirbelsäulenpatienten mit vergleichbaren Befunden vergleichbar hervorragende Ergebnisse zu erzielen. Darüber hinaus wurde die Inanspruchnahme von Krankenkassenleistungen in beiden Kliniken auf beinahe identische Werte reduziert, was die Ergebnisse beider Einrichtungen weiter bestätigte. Im Jahr nach dem Abschluss der Krafttrainingstherapie mussten nur zwölf Prozent der PNBC-Patienten das Gesundheitssystem infolge ihrer Wirbelsäulenprobleme erneut in Anspruch nehmen.[68] Außerdem ergab eine Studie mit Patienten, die unter Schmerzen im unteren Rücken litten und über einen Zeitraum von zwölf Wochen ein spezifisches Krafttraining für die entsprechende Muskulatur absolvierten, dass die Beschwerden deutlich nachließen.[69]

Flexibilität

Oft wird die Flexibilität als dritter Faktor der Fitnessgleichung betrachtet; die anderen beiden sind kardiovaskuläre Stimulation und Kraftaufbau. Während eine verbesserte Flexibilität zwar durchaus erwünscht ist, muss man keine Yogakurse besuchen oder sich ständig (oder überhaupt) dehnen, um ein gewisses Maß an Beweglichkeit zu erreichen. Im Hinblick auf Stretching und Beweglichkeit herrscht auch unter Fitnessexperten weitverbreitete Uneinigkeit. Erstrebenswert ist weniger eine *höhere* als vielmehr eine *verbesserte* Flexibilität. Diese erreicht man durch die Anwendung eines Widerstands an den sicheren Extremen des Bewegungsumfangs eines Muskels.

In einer Studie, die an jungen Leuten durchgeführt wurde, welche ein Krafttrainingsprogramm absolvierten, folgerten die verantwortlichen Forscher, dass die Probanden weitaus besser in der Lage waren, ihren Bewegungsumfang zu erhöhen, als die Testpersonen einer Kontrollgruppe.[70] In einer anderen Studie verbesserten 48 Probanden, die über einen Zeitraum von acht Wochen ein Krafttraining mit Nautilus-Geräten absolvierten, die Flexibilität von Hüfte und Rumpf um mehr als sechs Zentimeter (ohne Dehnübungen zu machen), während sie gleichzeitig ihre Muskelkraft um 50 Prozent verbesserten.[71]

Bei der Gestaltung eines angemessenen Widerstandstrainingsprogramms sollte man darauf achten, dass die verwendeten Übungen der natürlichen Funktionsweise der Muskeln und Gelenke entsprechen und der Widerstand über den vollen Bewegungsradius (also von der Flexion bis zur äußersten Extension) bewegt wird. Dazu gehört auch, dass ein Muskel (oder eine Muskelgruppe) vor allem auch an den sicheren Endpunkten seines Bewegungsumfangs belastbar sein muss. Für manche Gelenke kann das bedeuten, dass wir ihren Bewegungsumfang verbessern oder erhöhen, bei anderen Gelenken kann es aber auch so sein, dass eine verbesserte Flexibilität dazu führen kann, dass wir ihren Bewegungsumfang begrenzen. Die meisten Probleme und Einschränkungen, die zum Beispiel im Schultergelenk eintreten, sind nicht das Ergebnis verminderter, sondern die Folge *übermäßiger* Flexibilität. Die gestiegene Kraft und das Wachstum der Muskeln der Rotatorenmanschette sowie der Deltamuskeln können den Bewegungsumfang des Schultergelenks zwar ein wenig verringern, dies kommt dem Gelenk allerdings zugute.

Daraus folgt, dass man durch die Ausführung einer angemessenen Übung mit einem Widerstand über den gesamten Bewegungsumfang alles tut, was man tun sollte (und kann), um seine Beweglichkeit zu verbessern. Yoga oder Dehnübungen verbessern Ihre Beweglichkeit nicht, sie bringen lediglich Muskeln und Gelenke in eine Extremposition, in der sich der Muskel nicht mehr kontrahieren kann, was sich in einem unangenehmen Ziehen bemerkbar macht (was häufig mit dem Quadrizeps beim Hürdensitz geschieht). Oder man versucht letztlich, das Gelenk an seinem Bindegewebe auseinanderzuziehen – was nicht gerade gesund ist.

Während viele Zeitgenossen vielleicht wehmütig an eine Zeit zurückdenken, als sie noch »beweglicher« waren, weil sie »in den Spagat« gehen konnten, ist letztlich doch die Argumentation, die hinter solchen Überzeugungen steckt, fehlerhaft. Wir sind nicht mehr zu diesen und ähnlichen körperlichen Leistungen in der Lage, mit denen wir in unserer Jugend glänzen konnten, weil die Gelenkpfannen der Hüfte mittlerweile gereift und unsere Femora (Oberschenkelknochen) größer geworden sind. Mit größeren Knochen ist das Bewegungspotenzial der Hüftpfannen stärker eingeschränkt, weil sie sich an die Knochen einer erwachsenen Person anpassen müssen. Viele Kampfkünstler, die sich sehr intensiv dehnen, benötigen in reiferem Alter künstliche Hüft- und Kniegelenke, weil sie ihre Gelenke früher immer wieder in unnatürliche, verletzungsanfällige Positionen gebracht haben. Auch Kinder, die Mannschaftssportarten betreiben, bekommen von ihren Trainern oft zu hören, sie müssten sich dehnen, und nicht wenige von ihnen ziehen sich dadurch eine Leistenzerrung zu.

Viele Erwachsene, die glauben, sie hätten ihre Flexibilität verloren, haben in Wirklichkeit ihre funktionale Kraft eingebüßt. Wenn sie versuchen, in den Spagat zu gehen, verbessern sie dadurch nicht ihre Kraft, sondern vielmehr (und das gilt auch für andere Dehnübungen) lediglich ihre Fähigkeit, diese eine bestimmte Bewegung auszuführen. Indem sie sie aber ständig wiederholen, richten sie genau das Ausmaß an Schaden am Gelenk an, das benötigt wird, um dieses Maß der Beweglichkeit zu ermöglichen. Es ist allerdings weder wünschenswert noch notwendig, so etwas zu tun, um seine Flexibilität zu erhöhen.

Kardiovaskuläre Stimulation

Nahezu jede Studie, welche sich bislang mit den kardiovaskulären Auswirkungen korrekten Krafttrainings auseinandergesetzt hat, ist zu dem Schluss gekommen, dass es mindestens dieselben Wirkungen entfaltet wie konventionelle Ansätze, also beispielsweise Laufen oder andere Steady-State-Aktivitäten.[72] Das ergibt Sinn, weil Ihr aerobes System tagaus, tagein im Einsatz ist, und nicht nur, wenn Sie einmal in der Woche zum Aerobickurs gehen oder Ihre Laufrunde drehen. Es wird immer dann stärker belastet, wenn Ihre Muskeln dazu gebracht werden, anspruchsvolle Arbeit zu verrichten.

Bedenken Sie, dass das kardiovaskuläre System die Aufgabe hat, die Muskulatur mit bestimmten Nährstoffen zu versorgen und ihr dabei zu helfen, die Stoffwechselprodukte zu entfernen, die bei der Aufnahme und Verwertung dieser Nährstoffe anfallen. Kardiovaskuläre Gesundheit wird oft mit aerober Konditionierung verwechselt, wobei Letztere immer für eine bestimmte Aktivität spezifisch ist, wie das Laufen oder das Fahren auf einem Ergometer. Kardiovaskuläre Gesundheit drückt sich dagegen in der Fähigkeit von Herz, Lunge und Blutgefäßen aus, die Muskeln mit dem zu versorgen, was sie gerade brauchen. Laut der zahlreichen Studien zu diesem Thema wird das kardiovaskuläre System durch Widerstandstraining enorm angeregt und gefördert.

Widerstandstraining: die beste Form sportlicher Aktivität

Ein Blick auf die neuere Fachliteratur legt nahe, dass Widerstandstraining der möglicherweise beste Ansatz ist, um das kardiovaskuläre System zu trainieren. Die einzige Möglichkeit, den Herz- oder den Blutkreislauf zu fordern, ist es schließlich, mit den Muskeln mechanische Arbeit zu verrichten. Es ist daher eine logische Schlussfolgerung, dass, wenn die Intensität und Qualität der Muskelarbeit zunimmt, zugleich auch die Effektivität der Systeme steigt, welche die Muskelarbeit unterstützen müssen. Biologisch betrachtet, ist Bewegung eine Art Störreiz, der auf den Körper (bzw. einen Organismus) einwirkt; wenn der Reiz/die Intensität hoch genug ist und der Organismus über ausreichende Ressourcen (Regeneration und Nahrung) verfügt, wird dies eine adaptive Anpassung hervorrufen. Eine Erhöhung des Reizes/der Intensität wird also eine deutlichere und nachhaltigere adaptive Reaktion provozieren.

Doch woher wissen wir, dass Widerstandstraining einen starken kardiovaskulären Effekt hervorruft? Ein geläufiger Irrtum ist die Annahme, dass hohe Muskelanspannung den peripheren vaskulären Widerstand erhöht und venöses Blut »einschließt«, wodurch der venöse Rückfluss gestört wird und damit die Herzleistung sinkt. Diese Theorie ergibt allerdings wenig Sinn. Der venöse Rückfluss in Richtung Herz ist weitgehend von Muskelkontraktionen abhängig. Kräftigere Muskelkontraktionen sollten den Rückfluss zum Herzen also verbessern, nicht einschränken. Darüber hinaus verursacht die Freisetzung von Catecholaminen während eines intensiven Trainings zwar eine Verengung der Darmgefäße, stimuliert aber eine Gefäßweitung in den Muskeln, was zu einer Abnahme des peripheren Widerstands führt. Eine Abnahme des peripheren Widerstands steigert in Kombination mit einem verbesserten venösen Rückfluss die Herzleistung. Darüber hinaus verbessert ein erhöhter, enddiastolischer Blutdruck die koronare arterielle Perfusion, wodurch auch Patienten sinnvoll Sport treiben können, die an einer Herzkranzgefäßverengung leiden (siehe Abbildung 5.1).

Beweise für diesen Zusammenhang wurden 1999 in einem Artikel in der Juniausgabe des *American Journal of Cardiology* präsentiert, der von einer Forschergruppe berichtete, die einen Rechtsherzkatheter verwendete, um hämodynamische Veränderungen während hochintensiver Beinpressen bei Patienten zu messen, die an einer stabilen kongestiven Herzinsuffizienz litten. Die Messwerte verzeichneten einen signifikanten Anstieg der Herzfrequenz sowie einen jeweils durchschnittlichen arteriellen Blutdruck, diastolen pulmonaren Arteriendruck und Herzindex. Darüber hinaus gab es eine deutliche Abnahme des peripheren vaskulären Widerstands sowie einen erhöhten Herzarbeits- und linksventrikulären Schlagarbeitsindex, die auf eine verbesserte linksventrikuläre Funktion hinwiesen.[73]

Diese Studie zeigte, dass die alte Annahme, Krafttraining sei schädlich fürs Herz, falsch war. Uns wurde früher immer gesagt, während des Hanteltrainings steige der systemische vaskuläre Widerstand erheblich an, sodass das Herz gegen wesentlich mehr Widerstand pumpen müsse, und dass das Blut im arbeitenden Muskel gefangen sei. Alles in allem werde auf diese Weise der Blutrückfluss zum Herzen verringert.

Inzwischen hat sich gezeigt, dass genau das Gegenteil der Fall ist: Bei hochintensivem Training weiten sich die Blutgefäße in der peripheren Muskulatur, was zu einer Abnahme des systemischen vaskulären Widerstands führt. Das Zusammenpressen der kontrahierenden Muskeln »melkt« das venöse Blut vielmehr zurück ins Herz. Die Blutmenge, die in die rechte Herzkammer zurückfließt, bestimmt die Blutmenge, die von der linken Kammer ausgestoßen wird, und die Blutmenge, die die linke Herzkammer während der Systole ausstößt, bestimmt die Blutmenge, die während der Diastole zur Basis der Aorta zurückgespült wird (mit anderen Worten das Blutvolumen, das passiv in die koronaren Arterien strömt, die an der Aortabasis ihren Ursprung haben) (siehe Abbildung 5.2). Der Blutfluss der Herzkranzgefäße ist direkt proportional zum venösen Rückfluss (die Menge an Blut, die in die rechte Herzkammer zurückfließt), da dieses Volumen die Blutmenge bestimmt, die von der linken Herzkammer ausgestoßen wird, die wiederum die Blutmenge bestimmt, die in die Basis der Aorta fließt (siehe Abbildung 5.3). Krafttraining kann also als eine Form von Training definiert werden, die den Blutfluss in den Herzkranzgefäßen verbessert – und zwar auf eine Weise, die den systemischen vaskulären Widerstand verringert.

Mit Krafttraining steht also eine Form von Training zur Verfügung, das den Blutfluss der Herzkranzgefäße verbessert, während es gleichzeitig den Widerstand verringert, gegen den das

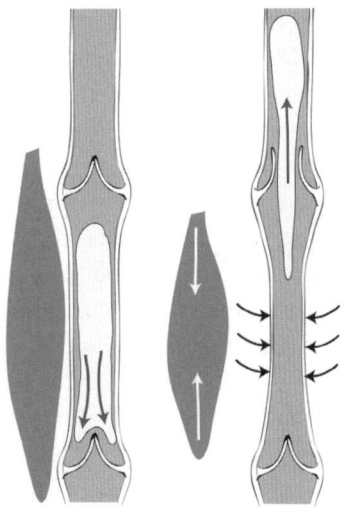

Abbildung 5.1: Muskelkontraktionen pressen venöses Blut durch Gefäßklappen in die rechte Herzkammer zurück.

5 DIE VORTEILE DES BIG-FIVE-WORKOUTS

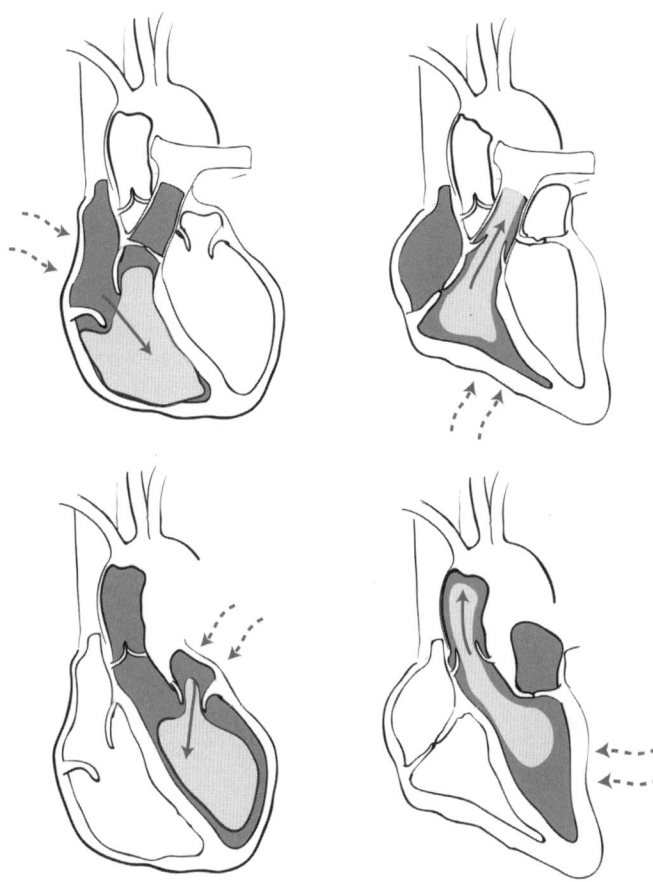

Abbildung 5.2: Ein erhöhter venöser Rückfluss durch diese intensiven Muskelkontraktionen führt zu einem höheren Blutvolumen, das durch das Herz fließt.

Herz pumpen muss. Die Beweislage ist eindeutig: Krafttraining ist eine Form von sportlicher Aktivität, die von einem kardiovaskulären Standpunkt aus sicher und nutzbringend ist. Die American Heart Association hat Krafttraining sogar zu einem zentralen Aspekt der Herzrehabilitation erhoben. Die Tatsache, dass diese renommierte Gesellschaft eine solche Empfehlung ausspricht, ist ein Hinweis darauf, wie vorteilhaft Krafttraining in diesem Zusammenhang ist. Es bedarf schon einer beachtlichen Menge an harten Fakten, um eine altehrwürdige Einrichtung wie die AHA dazu zu bringen, ihren Standpunkt zu revidieren, aber genau das geschah in einer wissenschaftlichen Stellungnahme, die am 2. August 2007 in ihrer Zeitschrift *Circulation* veröffentlicht wurde. (Zuvor war die AHA Krafttraining gegenüber eher reserviert eingestellt gewesen.)

PERIPHERE WIRKUNGEN

Abgesehen vom unbestreitbaren Einfluss auf das kardiovaskuläre System wirkt sich Widerstandstraining auch durch weitere periphere Adaptationen positiv aus, vor allem hinsichtlich der Muskelkraft. Oft bekommen Patienten von ihren Ärzten zu hören, dass alltägliche Aktivitäten wie Spazierengehen, Treppensteigen und Gartenarbeit bereits helfen können, die kardiovaskuläre

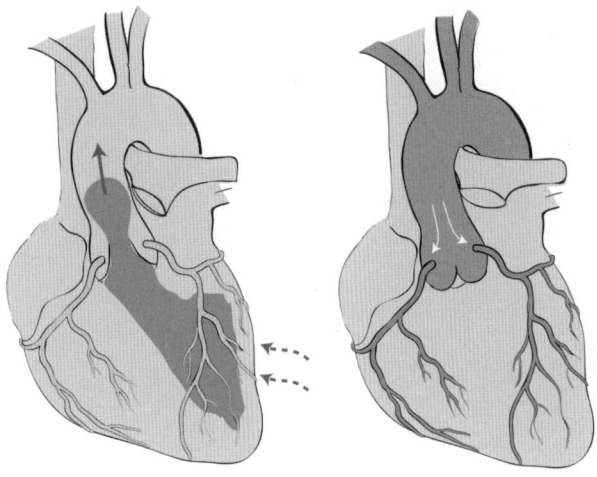

Abbildung 5.3: Das höhere Blutvolumen, das die Aorta ausstößt, führt zu einem höheren Rückfluss während des Herzzyklus. Dieser höhere Rückfluss führt zu einer stärkeren Durchblutung der Koronararterien, die an der Basis der Aorta ihren Ursprung haben.

Gesundheit zu erhalten. Leider kann der altersbedingte Muskelschwund (Sarkopenie) die Ausführung dieser Aktivitäten erheblich erschweren oder verhindern, doch Widerstandtraining kann Sarkopenie vorbeugen und diese sogar beheben.[74] Je stärker ein Muskel wird, umso weniger motorische Einheiten müssen rekrutiert werden, um eine bestimmte Aufgabe zu erfüllen, und das kardiovaskuläre System wird entlastet. Ein korrekt ausgeführtes Krafttrainingsprogramm fordert nicht nur die Muskulatur auf hohem Niveau und erzeugt so einen starken kardiovaskulären Reiz, es bewirkt gleichzeitig auch hämodynamische Veränderungen, die das Risiko von Herzischämie verringern, und führt zu ausgeprägten peripheren Adaptationen.[75]

Das beste Widerstandstrainingsprogramm

Das beste Programm für ein konstruktives, effizientes Widerstandstraining ist also hochintensiv und übt gleichzeitig wenig mechanischen Stress auf den Körper aus, sodass die gesundheitlichen Vorteile der körperlichen Aktivität erzielt werden können, ohne dass sich dabei das Verletzungsrisiko erhöht. Eine höhere Intensität ist auch deshalb hilfreich, weil die Workoutdauer reduziert werden muss, was bedeutet, dass die Regenerationsphase zwischen den einzelnen Trainingseinheiten verlängert werden kann. Ein kurzes und sporadisch angewandtes Trainingsprotokoll hat sich als sehr praktikabel erwiesen, um langfristig motiviert zu bleiben – ganz gleich, wie das Workout letztlich konzipiert ist.

In unseren Trainingseinrichtungen werden die einzelnen Übungswiederholungen sehr langsam ausgeführt – manchmal wenden wir sogar ein SuperSlow™-Protokoll an, bei dem der Widerstand über einen Zeitraum von jeweils zehn Sekunden gehoben und gesenkt wird. Dieses übertrieben langsame Tempo hat zwei Vorteile: Zum einen holt man keinen Schwung, wenn man sich langsam bewegt, und vergrößert dadurch die muskuläre Beanspruchung, was die Übung intensiver macht. Zweitens schließt die langsame Bewegung eine Beschleunigung aus.

Da Kraft gleich Masse mal Beschleunigung ist, können wir die Krafteinwirkung erheblich reduzieren, der der Trainierende ausgesetzt ist.

Das SuperSlow-Protokoll wurde ursprünglich für Osteoporose-Patienten entwickelt.[76] Es konnte die Intensität so wirkungsvoll erhöhen, dass Workouts von etwa zwölf Minuten Länge sich für die meisten Probanden als optimal erwiesen haben, wenn man sie mit einem Regenerationsintervall von sieben Tagen kombiniert. Wir waren in der Lage, die Kraft der Testpersonen in einem Zeitraum von zwölf bis zwanzig Wochen zu verdoppeln. Dr. Wayne Wescott verglich in einer Studie das SuperSlow-Protokoll mit einem in herkömmlichem Tempo ausgeführten Widerstandstraining und stellte bei der SuperSlow-Gruppe einen Kraftzuwachs von 50 Prozent fest.[77] Die Forscher waren so erstaunt, dass sie die Studie später wiederholten und erneut dieselben Ergebnisse erzielten.[78]

Das in Kapitel 4 beschriebene Workout stellt insofern ein nahezu perfektes Trainingsprogramm dar, als es uns dazu verhilft, alle zuvor beschriebenen Ziele zu erreichen, und zwar auf eine Weise, die andere Methoden nicht bieten können. Und es lässt sich universell einsetzen. Das heißt nicht, dass man allein durch Krafttraining ein Top-Leichtathlet wird. Eine spezielle metabolische Adaptation kann man nur produzieren, indem man sie gezielt einübt. Falls Sie zum Beispiel ein guter 100-Meter-Sprinter werden und Ihren Stoffwechsel an dieses Ziel anpassen wollen, dann müssen Sie sprinten, und zwar immer und immer wieder. Wenn Sie in sechs Monaten an einem Zehn-Kilometer-Lauf teilnehmen wollen, müssen Sie sich bis dahin genau an diese Aktivität anpassen – und zwar, indem Sie Zehn-Kilometer-Strecken absolvieren.

Es ist jedoch wichtig zu erkennen, dass es nicht notwendig ist, einen Zehn-Kilometer-Lauf zu bewältigen, Yoga zu praktizieren oder sich täglich auf dem Laufband oder Ergometer zu quälen, um Ihr kardiovaskuläres System zu verbessern – und dass diese Tätigkeiten Sie weder gesünder machen noch Ihre Lebenserwartung erhöhen. Fast jede Form von Sport bringt die große Wahrscheinlichkeit mit sich, Ihrer Gesundheit aufgrund der auf den Körper einwirkenden Kräfte zu schaden; die einzige Ausnahme bildet in dieser Hinsicht ein korrekt ausgeführtes Krafttraining. Dieses kann Ihre Gesundheit und Fitness enorm positiv beeinflussen, und zwar auf eine Art und Weise, bei der Sie sich nicht verletzen oder Ihre Ziele selbst untergraben. Natürlich können Sie auch weiterhin mit anderen, herkömmlichen Trainingsmethoden arbeiten, um die zehn Kilometer in kürzerer Zeit zurückzulegen oder an einem Marathon teilzunehmen – und dabei hoffen, dass Ihre Gelenke und Faszien diesen Belastungen standhalten. Auf diese Weise werden Sie in der Tat die spezifischen metabolischen Adaptationen erreichen, die nötig sind, um in diesen Disziplinen gut zu sein, aber über eines müssen Sie sich im Klaren sein: Wenn diese metabolischen Veränderungen stattfinden, dann finden sie *im Muskel selbst* statt.

6 Wie man die Reaktion des Körpers auf den Trainingsreiz optimiert

Viele staunen, wenn sie erfahren, dass kein Nahrungsergänzungsmittel der Welt, seien es Proteinpulver, Vitamine oder Mineralien, ein Muskelwachstum »stimulieren« können. In einer Laborstudie, die 1975 von Professor Alfred Goldberg an der Harvard Medical School durchgeführt wurde, entwickelten Laborratten, denen die Nahrung verweigert wurde, trotzdem ein ungewöhnliches Muskelwachstum – das heißt, sofern ihre Muskeln intensiv trainiert wurden.[79] Man kann zwar argumentieren, dass diese Information hauptsächlich für Ratten interessant sein mag, aber Fakt bleibt, dass das Muskelgewebe von Säugetieren auch ohne ausreichende Nahrungszufuhr zu wachsen beginnt, sofern es einem hochintensiven Reiz ausgesetzt wird.

Damit Sie mit Ihren Workouts optimale Ergebnisse erzielen, müssen Sie also nicht in die nächste Drogerie eilen, um sich dort mit den neuesten Ergänzungsmitteln einzudecken; Sie sollten vielmehr sicherstellen, dass Sie ausreichend intensiv trainieren, weil Ihr Körper nur so die gewünschte physische Anpassung vornimmt. Ob der Proband nun ein Nagetier oder ein Mensch ist, spielt in diesem Zusammenhang keine Rolle – sofern man nur diesen Aspekt beherzigt.

Das Big-Five-Trainingskonzept stellt für Ihren Körper einen sehr großen Reiz dar. Es ist mehr als geeignet, um den Wachstumsmechanismus in Gang zu bringen. Sobald dieser eingetreten ist, wird Ihr Körper eine adaptive Veränderung in Form von größeren, stärkeren Muskeln und einer Verbesserung der unterstützenden Energiebereitstellungssysteme vornehmen. Dies ist ein biologischer Prozess, und als solcher erfordert er wie alle biologischen Prozesse Zeit – im Durchschnitt bis zu sieben Tage. Diese »Wartephase« kann für viele Menschen zermürbend sein, vor allem für jene, die am liebsten sofort Ergebnisse erzielen wollen. Muskelwachstum ist aber leider kein unmittelbarer Prozess; er stellt sich nicht allein deshalb ein, weil man einem angemessen hohen Trainingsreiz ausgesetzt war. Muskelwachstum resultiert daraus, dass man sich einem angemessen hohen Reiz aussetzt und anschließend ausreichend viel Zeit verstreichen lässt. Das Ganze wird nur dann Erfolg haben, wenn der Körper genügend Zeit hat, um die Reaktion umzusetzen, die das hochintensive Workout angeregt hat. Umgekehrt gilt: Wenn der Workoutstimulus nicht intensiv genug war, um den Wachstumsmechanismus des Körpers zu aktivieren, dann kann man bis zum Jüngsten Tag warten, und nichts wird passieren.

Viele Trainierende machen sich dennoch Sorgen darüber, dass sie »Däumchen drehen«, während sie darauf warten, das nächste Workout ausführen zu können. Ihre Sorge ist aber unbegründet, weil man die Regenerationsphase zwischen zwei Einheiten am besten nutzt, indem man den Bedürfnissen seines Körpers Rechnung trägt und dadurch gewährleistet, dass er voll und ganz in der Lage ist, die erwünschte Reaktion zu erzeugen.

Auf die Bedürfnisse des Körpers hören

Als Notarzt im Schichtdienst weiß ich, dass meine Reaktion auf ein Workout und meine Fähigkeit, sich von einem Workout zum nächsten zu erholen, weitgehend dadurch bestimmt ist, wie sich mein Dienstplan gestaltet. Wenn ich in einer Woche zwei Tagesschichten ableisten muss, zwei Schichten von 17 Uhr bis 1 Uhr nachts, einen Bereitschaftsdienst von 15 bis 23 Uhr und dann einen weiteren Bereitschaftsdienst für die Tagesschicht, gefolgt von einer Nachtschicht, bin ich üblicherweise alles andere als frisch und erholt. Dieser Umstand muss unbedingt berücksichtigt werden.

Ein regelmäßiger Schlafzyklus, bei dem man sieben bis acht Stunden pro Nacht schläft, hilft enorm dabei, die Regeneration und die Reaktion des Körpers auf den Trainingsreiz zu unterstützen. Ich denke, das liegt einfach daran, weil die Stresshormone, vor allem Cortisol, zu bestimmten Tages- bzw. Nachtzeiten freigesetzt werden, speziell gegen 14 bis 15 Uhr und dann wieder in den frühen Morgenstunden. Das anschließende Absinken des Cortisolspiegels zwischen 14 und 15 Uhr erklärt, weshalb es zu dieser Zeit in vielen südeuropäischen Ländern eine Siesta gibt, in der generell Mittagsruhe gehalten wird. Wenn Sie in der Lage sind, diese natürlichen Bedürfnisse des Körpers zu befriedigen, können Sie Ihren Körper maßgeblich dabei unterstützen, sich von dem Trainingsreiz zu erholen.

Dr. Doug McGuff

Ausreichend Erholung

Um Ihrem Körper dabei zu helfen, die erwünschte und durch das Training eingeleitete Reaktion hervorzurufen, ist es wichtig, dass Sie ausreichend erholt sind. Und eine der größten Hilfestellungen für die Erholung nach einem intensiven Workout ist ausreichend viel Schlaf.[80] Im Schlaf regeneriert sich der Körper, weil er sich entspannt und die anfallenden Reparaturvorgänge ungestört vornehmen kann.

Angemessene Hydrierung

Mit einer guten Wasserversorgung unterstützen Sie Ihren Körper auf vielfältige Weise. Abgesehen davon, dass Muskeln zu 76 Prozent aus Wasser bestehen, maximiert eine angemessene Hydrierung das zirkulierende Blutvolumen. Dieser Vorteil wiederum erhöht den Nährstofftransport in die sich erholenden Muskeln, während zugleich Abfallprodukte entfernt werden, die sich infolge der intensiven Muskelkontrakti-

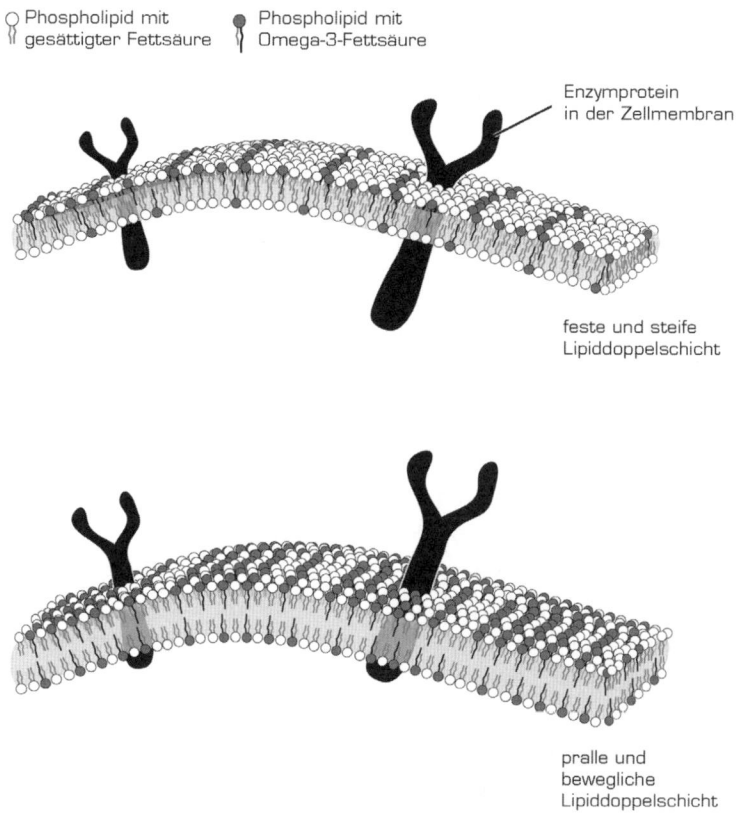

Abbildung 6.1: Eine verbesserte Hydrierung drückt die Zellmembran nach außen, sodass die Hormonrezeptoren auf der Außenseite der Zelle stärker exponiert sind. Eine bessere Versorgung mit Omega-3-Fettsäuren macht die Zellmembran praller und dicker und trägt ebenfalls zur Exponiertheit der Hormonrezeptoren bei.

onen angesammelt haben. Unterschiedliche Studien an krafttrainierenden Freizeit- sowie Leistungssportlern haben immer wieder bestätigt, dass eine korrekte Hydrierung in erheblichem Maße dazu beiträgt, die Regeneration zu optimieren und die Muskelleistung zu verbessern.[81]

Wie wichtig eine angemessene Hydrierung ist, sieht man täglich in Notaufnahmen auf der ganzen Welt, vor allem bei älteren Patienten, deren Durstempfinden oft gestört ist. Sie werden oft dann krank, wenn sie nicht genug trinken, weil eine unzureichende Wasserversorgung das Blut davon abhält, das Körpergewebe ausreichend mit Sauerstoff zu versorgen. Dehydrierung führt dazu, dass sich das Blutvolumen so weit verringert, dass das Gewebe nicht mehr ausreichend mit Sauerstoff versorgt werden kann, was zu einer Übersäuerung bzw. Azidose führt. In diesem Fall schaltet der Stoffwechsel fast vollständig auf Glykolyse um und produziert Laktat. Gleichzeitig führt die Azidose zu einem Absinken des Blutdrucks, was eine akute Übelkeit nach sich zieht. Viele Patienten, die aus einem Seniorenheim in die Notaufnahme eingeliefert werden, sehen sterbenskrank aus, aber sobald der behandelnde Arzt sie zwei bis drei Stunden mit einer Infusion versorgt, wirken sie hellwach, aufmerksam und scheinen sich bester Gesundheit zu erfreuen.

Eine korrekte Hydrierung hat ebenfalls den positiven Nebeneffekt, dass die körperliche Adaptation auf den Reiz des Widerstandstrainings eine hormonelle Anpassung herbeiführt.[82] Jede hormonelle Wirkung hängt in starkem Maße davon ab, dass dieses betreffende Hormon zu den entsprechenden Rezeptoren gelangt.

Wie Abbildung 6.1 veranschaulicht, besteht jede Zellwand im menschlichen Körper aus einer sogenannten Phospholipid-Doppelschicht. Diese Doppelschicht besteht aus Fettsäuren, die einen hydrophilen Kopf und einen hydrophoben Schwanz haben. Jede Zellmembran umschließt den gesamten Zellinhalt. Sowohl das Innere als auch das Äußere der Zelle bestehen zu einem Großteil aus Wasser. Die hydrophilen Köpfe der Doppelschicht bilden also sowohl die innere wie auch die äußere Begrenzung der Doppelschicht – die in der Mitte mit den zueinanderzeigenden hydrophoben Schwänzen gefüllt ist. Die Rezeptoren für die Hormone sind so in die Zellwand eingebettet, dass sie nach innen wie auch nach außen ragen (je nachdem, womit sie interagieren).

Wenn man gut hydriert ist, werden die Hormone schneller zu den notwendigen Rezeptoren geschleust, wo sie ihre Wirkung optimal entfalten können. Außerdem ist das Zytoplasma (das wasserhaltige Zellinnere) maximal hydriert, was bedeutet, dass sich dieselben Rezeptoren, die an der Oberfläche der Zellmembran liegen, maximal nach außen wölben, wo die Hormone zirkulieren, welche dadurch maximal mit den Rezeptoren interagieren können. Wenn man allerdings dehydriert ist, flachen die Zellen ab, weil das Zytoplasma nicht optimal hydriert ist. Viele der Rezeptoren, die sich am äußeren Rand der Zellmembran befinden, weichen dadurch vor der Außenumgebung zurück, wo die zirkulierenden Hormone mit ihnen interagieren können, und dadurch werden alle hormonellen Reaktionen eingeschränkt, die notwendig sind, um eine optimale anabole Reaktion auf den Trainingsreiz zu produzieren.

Wie man sehen kann, verbessert eine ordentliche Flüssigkeitsversorgung die hormonelle Ansprechbarkeit des Körpers, nachdem er mit einem Trainingsreiz konfrontiert wurde. Die Hydrierung bewirkt nicht nur eine effektivere Zirkulation der Hormone; weil die Zellen letztlich wie mit Wasser gefüllte Luftballons sind, werden die Rezeptoren von innen nach außen gedrückt, wo sie besser mit den zirkulierenden Hormonen in Verbindung treten können.

Eines der Hormone, die infolge eines Trainingsreizes in größerer Menge ins Blut abgegeben werden, ist das bereits erwähnte Stresshormon Cortisol. Der Regenerationsprozess des Körpers macht eine Cortisolmodulation erforderlich, wobei in der Regenerationsphase vor allem entzündungshemmende Hormone und Botenstoffe aktiv sind. (Dies ist ein weiteres Beispiel für Katabolismus und Anabolismus.) Cortisol entsteht in der mittleren Schicht der Nebennierenrinde, die nochmals in drei Sektoren unterteilt ist, in der unterschiedliche Botenstoffe produziert werden:

1. Mineralocorticoide
2. Corticosteroide
3. Sexualhormone

Aldosteron und das antidiuretische Hormon werden in der äußersten Schicht der Nebennierenrinde gebildet, Cortisol direkt darunter, aber die Grenze zwischen diesen beiden Schichten ist nicht eindeutig zu ziehen. Wenn man dehydriert ist, muss man seine Nebennieren stimulieren, mehr Hormone zu produzieren, die den Flüssigkeitsverlust wieder ausgleichen. Also stellt der Körper mehr Aldosteron und antidiuretisches Hormon her – und dabei wird das Cortisol quasi mitgezogen. Denn die Entstehungszonen dieser drei Substanzen liegen so eng beieinander, dass man mit unzureichender Hydrierung ungewollt mehr Stresshormone freisetzt als beabsichtigt. Eine angemessene Hydrierung spielt daher in hormoneller Sicht für die Erholung eine wesentliche Rolle.

Wie viel Wasser sollte man also trinken, um die körperliche Regeneration zu unterstützen? Eine Faustregel sind ungefähr drei Liter täglich.

Ausreichende Ernährung

Ausreichende – aber nicht übermäßige – Ernährung ist ein weiterer Faktor, der dazu beiträgt, die Reaktion des Körpers auf den Trainingsreiz zu optimieren. Eine übermäßige Ernährung in Form von zu vielen Kalorien macht nur dick. Dasselbe gilt auch für Kalorien, die in Ergänzungsmitteln enthalten sind, welche zusätzlich das Problem mit sich bringen, den Körper zu belasten. Eine ausgewogene Ernährung ist viel wichtiger als eine Versorgung mit Supplementen, weil man durch die moderne, uns zur Verfügung stehende Vielfalt an Lebensmitteln alle notwendigen Nährstoffe erhält, die die Regeneration des Körpers nach einem Workout fördern; darin enthalten sind zugleich auch alle Elemente, aus denen während des folgenden Wachstumsschubs zusätzliche Muskelmasse entsteht. Wichtiger noch: Eine ausgewogene Ernährung tut dies innerhalb der von der Natur vorgesehenen Matrix, in die diese Nährstoffe normalerweise eingebettet sind.

Sicher kann man bestimmte Vitamine isolieren und biochemisch herstellen, und vielleicht haben diese auch tatsächlich für sich genommen eine positive Wirkung, aber es ist immer noch besser, sie in ihrer natürlichen Form als Bestandteil eines Lebensmittels zu konsumieren, also wenn sie in ihre ursprüngliche natürliche Matrix eingebunden sind. Denn nur dort kommen sie gemeinsam mit einer unbestimmten Zahl an biologischen Co-Faktoren vor, die tatsächlich gesundheitsförderlich sind und die durch den Isolationsprozess verloren gehen können. Wird ein Vitamin oder Mineral aus dem natürlichen Umfeld entfernt, in dem es mit anderen gesundheitsförderlichen Co-Faktoren üblicherweise vorkommt (wie der Apfel, der das Vitamin-C-Molekül enthält), dann kann es durchaus sein, dass es einen Teil seiner positiven Wirkung einbüßt. Insofern ist eine solche Isolierung im Grunde überhaupt nicht produktiv und kann für den Körper möglicherweise sogar eine Belastung darstellen, die er zu beheben versucht, wodurch sich der Regenerationsprozess verzögert. Dieser ernährungswissenschaftliche Aspekt ist noch nicht vollständig untersucht, auch und erst recht nicht von den Herstellern von Nahrungsergänzungsmitteln. Momentan ist Mutter Natur also noch klar im Vorteil.

Stressoren ins rechte Licht gerückt

Eine der besten Maßnahmen, die man als Trainierender ergreifen kann, um bessere metabolische Voraussetzungen für den Muskelaufbau zu schaffen, ist es, Stressfaktoren, die in anderen Lebensbereichen auf einen einwirken, auf ein Minimum zu reduzieren. Diesen Aspekt hat man oft nicht in der Hand, aber es ist dennoch empfehlenswert, sich nicht allzu großem Stress auszusetzen. In unserer heutigen Gesellschaft reagieren viele oft nicht der Situation angemessen. Kleine Stressoren (»Ich bin zu spät dran, um meine Kinder vom Sport abzuholen«) werden als viel zu wichtig betrachtet und können sogar Panikreaktionen auslösen. Von einem evolutionären Standpunkt aus betrachtet, würde eine solche Reaktion normalerweise nur dann eintreten, wenn man körperlich angegriffen wird oder sich in einer anderen lebensbedrohlichen Situation befindet. Aus diesen und vielen anderen Gründen sollte man lernen, profane Stressoren ins rechte Licht zu rücken, objektiv zu betrachten und angemessen zu reagieren, statt ihnen unverhältnismäßig große Bedeutung beizumessen.

Wehret dem Trainingswahn

An Ihren »freien« Tagen sollten Sie sich immer daran erinnern, dass das Training den Zweck verfolgt, Ihre körperliche Funktionalität zu verbessern. Dafür müssen Sie sich zwischen den Workouts ausreichend erholen, damit Sie auf lange Sicht Ihr Kraftniveau von Workout zu Workout immer weiter anheben können. Um die Vorteile von Widerstandstraining zu genießen, müssen diese Ruhephasen mehrere Tage lang dauern und nicht nur wenige Stunden. Was hätte man sonst davon? Was würde es bringen, sechs Schritte zurückzugehen, um einen Schritt vorwärts zu tun?

Die erste, unmittelbare Folge eines korrekt ausgeführten Kraftworkouts ist die Schwächung des Trainierenden – und dieser Zustand hält mehrere Tage an, während der Körper seinen Energiehaushalt wieder ins Gleichgewicht bringt. Erst dann wird er anfangen, eine adaptive Reaktion zu erzeugen (d. h. Wachstum). In den ersten vier bis sechs Tagen nach dem Workout befindet man sich, technisch betrachtet, unter seinem ursprünglichen Ausgangswert bzw. anfänglichen Leistungsniveau. Im Idealfall trainiert man so, dass eine ausreichende Regeneration stattfinden kann, damit man im Laufe einer Woche mehr Zeit über als unter dem Ausgangswert verbringt.

Dabei sollte unbedingt gegen den Wahn angekämpft werden, den jene Sportler an den Tag legen, die es kaum abwarten können, »ins Studio zurückzukehren und zu trainieren«. Sie hingegen wollen vermutlich in erster Linie Ihr Trainingsprogramm optimal nutzen, was bedeutet, dass Sie sich mindestens genauso lange über Ihrem ursprünglichen Leistungsniveau aufhalten wollen wie darunter, um zumindest ein ausgewogenes Verhältnis zwischen diesen beiden Zuständen zu gewährleisten. Sie »verlieren« nichts, wenn Sie Ihre Regenerationsphase auf acht, neun, zehn oder sogar vierzehn Tage verlängern. Ein Workout macht Sie prinzipiell schwächer – es senkt Ihre physiologische Kraft erst einmal unter den Ausgangswert. Was bringt es also, mehr Workouts als nötig abzuleisten, die diesen negativen Zustand nur verstärken? Die Antwort lautet: rein gar nichts.

Mit diesem Wissen sollten Sie versuchen, sich zu entspannen und sich vielleicht erst einmal gar nicht allzu viele Gedanken über den Workout- und Regenerationsprozess zu machen. Ignorieren Sie die Fitnesszeitschriften, deren einziger Zweck darin besteht, Ihnen Nahrungsergänzungsmittel schmackhaft zu machen und Ihnen ein schlechtes Gewissen dafür einzuimpfen, dass Sie untätig wären.

Alle zuvor genannten Ratschläge bereiten Ihren Körper im Idealfall darauf vor, die notwendigen Ressourcen für die adaptive Reaktion zurechtzulegen, die durch das Workout angeregt wurde. Vergessen Sie nicht, dass Sie Ihren Körper darum bitten, in ein Gewebe zu investieren, das er für metabolisch kostenaufwendig hält. Wenn auch nur einer dieser entscheidenden, unterstützenden Faktoren vernachlässigt wird, ist die Wahrscheinlichkeit sehr hoch, dass die Reservierung der Ressourcen für den Aufbau von mehr Muskelmasse zwangsweise storniert wird.

Zusammenfassend lässt sich also sagen, dass man die Reaktion des Körpers auf Training dadurch verbessern kann, dass man einige sehr grundlegende Prinzipien berücksichtigt. Aber gerade diese sind entscheidend, um die Regeneration optimal zu fördern und zu nutzen.

7 Optimierung des Trainingsreizes

Muskelwachstum ist ein Prozess, bei dem mehrere Faktoren zusammenwirken und der aus den Muskelkontraktionen resultiert, die über einen bestimmten Zeitraum hinweg gegen eine progressiv steigende Belastung aufgebracht werden. Neben dem standardmäßigen Inroad kommen noch mehrere weitere Faktoren ins Spiel, so etwa die momentane Schwächung des Muskels, Stoffwechselprodukte (wie Laktat), eine Zunahme der Belastung, gegen die sich die Muskeln kontrahieren müssen, und Mikrotraumen im Gewebe, die Reparatur- und Wachstumsprozesse zur Folge haben. Alle diese Faktoren wirken auf das Muskelwachstum ein und tragen in etwa genauso viel dazu bei wie das Inroading. Das Ergebnis ist eine perfekte Balance der Faktoren, die sich wirkungsvoll zu einem großen Ganzen kombinieren, um im Körper eine positive Veränderung herbeizuführen.

Wie bereits erwähnt, muss das Training für die Muskeln anspruchsvoll (also hochintensiv) sein, um als produktiv zu gelten, aber es muss so erfolgen, dass die Kraft kontrolliert und die Muskulatur geschwächt wird, bis ein positives Versagen eintritt. Diese Eigenschaft stellt sozusagen die Radnabe dar, um die sich das Ganze dreht, und die Speichen, die dort ansetzen und nach außen strahlen, sind die verschiedenen Bestandteile des Reizes. Allerdings muss man auf der Hut sein. Wir haben im Laufe vieler Jahre mit unzähligen Klienten gelernt, dass man desto mehr Regenerationszeit benötigt, je weiter man sich von der Radnabe entfernt und einer der »Speichen« folgt. Diese Warnung gilt vor allem für Maßnahmen wie das SuperSlow-Protokoll, das ein starkes Inroading erzeugt – bei dem man den Trainingsumfang und die Trainingshäufigkeit radikal reduziert, damit der Körper ausreichend Zeit hat, um seine Energiereserven wieder aufzufüllen und die adaptive Reaktion vorzunehmen.

Muskelwachstum ist das Endergebnis zahlreicher komplexer Vorgänge, die nicht auf ein einzelnes Element reduziert werden können. Die verschiedenen Segmente, auf die viele Menschen im Laufe der Jahre versucht haben, das Training zu reduzieren, gelten heutzutage lediglich als Produkte eines Mehrkomponentenprozesses, der in Summe einen positiven Reiz für den Körper darstellt. Obwohl Mikrotraumen oder Schäden im Muskelgewebe bekanntermaßen ein Bestandteil dieses Stimulationsprozesses sind, heißt das nicht, dass der Schaden an sich das Ziel des Workouts sein sollte. Sie würden ja auch nicht Ihren Quadrizeps so lange mit einem Hammer bearbeiten, bis Sie ihn beschädigt haben, und dann erwarten, daraus einen Vorteil oder Nutzen zu ziehen. Die Vorteile, die aus dem Training resultieren, werden innerhalb eines spezifischen Kontextes produziert, und dieser Kontext besteht immer aus verschiedenen Faktoren und ist durchaus komplex. Nicht jede Ursache produziert einen proportionalen Effekt.

Das Big-Five-Programm, das in Kapitel 4 vorgestellt wurde, soll Ihnen als zuverlässiges Grundkonzept dienen, mit dem Sie im Laufe Ihrer Trainingskarriere generell Muskelgröße und Kraft aufbauen. Es ist deshalb so wirkungsvoll, weil es einen Reiz bietet, der es allen weiteren beteiligten Komponenten überhaupt erst gestattet, sich auf den Körper auszuwirken. Seine beiden Stützpfeiler sind eine erhebliche Belastung, die mit einer hochintensiven körperlichen Anstrengung kombiniert wird. Diese beiden Faktoren erlauben es den Muskeln des Sportlers, sich gegen diese Belastung zusammenzuziehen und zu strecken, bis sie nicht mehr können.

Zu den vielen Faktoren, die zusammenspielen und einen starken Reiz auf den Körper ausüben, zählt ein Inroading-Prozess, der eine beachtliche Menge an Stoffwechselabbauprodukten sowie Mikrotraumen im Muskelgewebe erzeugt. Außerdem gibt es eine kurzzeitige Verringerung der Blut- und der Sauerstoffversorgung, die als Gegenreaktion darauf wieder ansteigt (als »Hyperämie« bekannt). Es werden auch bestimmte Hormonreaktionen ausgelöst, aber diese resultieren eher aus den beiden Stützpfeilern, nämlich der erheblichen Belastung in Kombination mit einer bewussten Anstrengung – und diese beiden Faktoren sind es letztlich, die für alle Folgewirkungen des Trainingsreizes verantwortlich sind.

Die Big Five sind ein Konzept, das wissenschaftlich nachweisbar erfolgreich ist. Sobald Sie in Sachen Kraft Fortschritte machen, wird dieses elementare Ganzkörpertraining allerdings früher oder später aufhören, positive adaptive Reaktionen Ihres Körpers zu bewirken. Dies ist aus zwei Gründen der Fall. Zuerst werden Sie im Hinblick auf die verwendete Ausrüstung an mechanische Grenzen stoßen, die Sie davon abhalten werden, immer wieder neu an den Punkt zu kommen, an dem eine weitere Runde Kraftzuwachs und Muskelaufbau ausgelöst wird. Zweitens wird das die Arbeitsbelastung des bestehenden Programms schließlich so weit steigern, dass es nicht mehr möglich ist, sich in einem Zeitraum von sieben Tagen von seinem Workout zu erholen. Dieses Kapitel befasst sich mit diesen Einschränkungen, die Ihren Fortschritten zukünftig im Wege stehen können, und bietet Lösungsansätze, wie man sie überwinden kann.

Wir halten nicht viel davon, ein bestimmtes Krafttrainingsprotokoll vorzuschreiben, weil sich der Reiz aus mehreren Faktoren zusammensetzt, und wenn Sie Fortschritte machen und besser werden, kann sich die Gewichtung der einzelnen Komponenten verändern. Um das meiste aus einer Komponente des Reizes herauszuholen, muss man manchmal andere Bestandteile vernachlässigen. Dieser Balanceakt gelingt dadurch, dass man regelmäßig zwischen verschiedenen Protokollen wechselt, die sich schwerpunktmäßig unterschiedlich mit den verschiedenen Komponenten des Reizes befassen, um im Laufe seiner Trainingskarriere den maximalen Nutzen aus den Workouts zu ziehen.

Wenn Sie zum Beispiel die Absicht verfolgen, Ihr aerobes System zu stärken, indem Sie sich einer größeren körperlichen Erschöpfung aussetzen und dadurch mehr Laktat ansammeln, müssen Sie möglicherweise die Belastung senken und einen geringfügig leichteren Widerstand verwenden, während Sie zugleich die Belastungsdauer erhöhen. Umgekehrt wäre es natürlich auch möglich, die Belastung zu erhöhen und ein Protokoll mit schwereren Gewichten auszuführen (wie zum Beispiel ausschließlich negative Wiederholungen oder Max Contraction), bei dem jede Wiederholung nur fünf Sekunden dauert, wodurch sich nicht so viel Laktat ansammelt. Diese Varianten stellen allerdings keine dauerhaften Veränderungen dar. Sie sind einfach Modifikationen des Basisprogramms, die dazu dienen, den Trainingsreiz zu optimieren und somit, je nach genetischer Veranlagung, Ihre Reaktion auf das Training.

Rückschlag durch zu hohe Intensität

Viele Sportler, vor allem im Bereich des hochintensiven Trainings, denken nach dem Prinzip »viel hilft viel«: Wenn hochintensive Muskelkontraktionen der Schlüsselfaktor für Wachstum sind, dann wäre es nur eine logische Schlussfolgerung, dass man mit »Superintensität« den Körper dazu bringen könnte, entsprechende »Superergebnisse« zu produzieren. Das ist auch die Logik, die hinter allen sogenannten fortgeschrittenen Trainingstechniken steckt. Diese Schlussfolgerung ist zwar nicht völlig falsch, aber im Grunde ein halbgares Konzept.

Zunächst einmal ist eine solche radikale Maßnahme vielleicht gar nicht nötig. Wenn Sportler stärker werden, nimmt die Intensität ihrer Muskelkontraktionen automatisch zu, weil sie ihre Muskeln ja ohnehin gegen den Widerstand immer schwererer Gewichte kontrahieren. Außerdem fordert die drastische Belastungssteigerung, die man mit einer »superintensiven« Trainingstechnik auf die Muskulatur ausübt, den Körper im Hinblick auf Energiebereitstellung und Regeneration wesentlich stärker heraus. Das könnte einen Zustand herbeiführen, bei dem ein Regenerations- und Kompensationsprozess, der sonst üblicherweise in sieben bis zwölf Tagen abgeschlossen ist, mehrere Monate dauern könnte.[83]

Ein altes Sprichwort lautet: »Das Bessere ist der Feind des Guten.« Diese Warnung lässt sich auch auf den Wunsch all jener Trainierenden anwenden, die ihre Muskeln dem »ultimativen« Reiz aussetzen wollen und glauben, ihren Körper dadurch dazu zwingen zu können, eine maximale Muskelentwicklung zu vollziehen. In diesem Zusammenhang ist es entscheidend, nicht wegen eines ästhetischen Ideals die wissenschaftlichen Fakten zu ignorieren. Die Unzufriedenheit der Sportler ist verständlich und äußert sich in Bemerkungen wie: »Ich habe so hart trainiert und wende schon seit Monaten eine hochintensive Methode an, aber mein Körper hat immer noch nicht die Muskelmasse zugelegt, die ich mir gewünscht habe.« In solchen Aussagen zeigt sich eine deutliche Kluft zwischen ihrem Ziel und ihrer körperlichen Leistungsfähigkeit. Ersteres wird durch ästhetische Wunschvorstellungen diktiert, Letzteres durch genetische Veranlagung.

Wenn die genetische Veranlagung den Wunschvorstellungen zuwiderläuft, wird sie kurzerhand ignoriert, während der Trainierende weiterhin nach dem heiligen Gral sucht. Er schraubt daraufhin die Trainingsintensität auf ein extrem hohes Maß, was einen höheren Energieverbrauch und mehr Mikrotraumen in den Muskeln zur Folge hat. Bringt dieser massive Eingriff auf den Körper nicht die erwünschten Ergebnisse, wird die Häufigkeit der Trainingsbelastung erhöht – wieder im Glauben, dass der Körper so dazu gezwungen werden kann, die gewünschte Anpassung vorzunehmen. Das Einzige, was dabei allerdings erzwungen wird, ist ein gravierenderer kataboler Zustand, dessen Behebung Monate dauern kann.

Natürlich tendieren Sportler dazu, die Intensität einer Übung mit dem angestrebten Vorteil in Verbindung zu setzen: Die Muskeln müssen dazu gebracht werden, auf einem gewissen Intensitätsniveau zu arbeiten, um den Körper dazu anzuregen, überhaupt irgendeinen Vorteil zu produzieren. Der Haken ist nur, dass eine deutliche Überschreitung dieses Intensitätsniveaus keinen zusätzlichen Vorteil bringt. Das Prinzip des engen therapeutischen Fensters gilt natürlich auch hier und erinnert uns daran, dass sich ein Zuviel von etwas Gutem ins Negative verkehren kann – auch wenn es sich dabei um die Intensität oder den Umfang von Workouts handelt (was im Hinblick auf die Nutzung der beschränkten Energiereserven des Körpers aber mehr oder weniger auf dasselbe hinausläuft).

Es ist derselbe Denkfehler, der viele Menschen dazu verleitet, die Dosis ihrer Medikamente eigenmächtig zu erhöhen: »Im Beipackzettel steht, dass man im Abstand von vier Stunden zwei Tabletten nehmen muss, aber weil die Kopfschmerzen wirklich schnell verschwinden sollen, nehme ich eben in der Hälfte der Zeit die doppelte Dosis.« Wenn man solche Gedanken in die Tat umsetzt, führt das nicht nur nicht zur erwünschten positiven Reaktion; vielmehr löst man im Körper eine Krisensituation aus, weil er nicht mit dem zurechtkommt, was man ihm zugeführt hat. Es ist vergleichbar mit der Überzeugung, dass man seinen Teint verbessern kann, wenn man »sich mehr ins Zeug legt« und seine Haut der höchstmöglichen UV-Strahlung aussetzt. Diese Taktik bewirkt keine gesunde Bräune, sondern führt Sie mit Verbrennungen dritten Grades geradewegs in die Notaufnahme.

Die üblichen Quellen von Trainingsinformationen sind unter anderem für die Verbreitung der Vorstellung verantwortlich, dass ein überdurchschnittlicher Reiz (also ein Reiz, der größer ist als jener, der gegenwärtig einwirkt) immer zu einer wesentlich größeren kompensatorischen Reaktion führt. Ebenso wie beim Umfang und der Frequenz gibt es auch im Hinblick auf die Intensität eine Schwelle; sie zu überschreiten bedeutet nicht unbedingt, dass man bessere Ergebnisse erzielt. Im Gegenteil: Dies kann auch sehr schnell Nachteile mit sich bringen.

Viel hilft nicht immer viel

Man muss eigentlich nicht extra erwähnen, dass die Behauptung von hochintensiv trainierenden Sportlern falsch ist, welche die Meinung vertreten, eine hohe Intensität sei das Maß aller Dinge, um gute Ergebnisse zu erzielen, und dass man mit steigender Intensität immer auch seine Ergebnisse verbessert. Dass etwas wahr ist, heißt noch lange nicht, dass mehr davon einen Sachverhalt *wahrer* machen würde. Hier bewegt man sich auf sehr dünnem Eis.

Es gibt beispielsweise ein hochintensives Trainingsprotokoll namens »Hyper Reps«, das daraus besteht, ein maximal schweres Gewicht zu heben und zu senken. Diesen Ablauf wiederholt man so lange, bis man zu schwach ist, um auch nur den Hebelarm des Kraftgeräts zu bewegen. Es handelt sich um einen intensiven Ansatz, der in manchen Fällen – und sparsam dosiert – bei einigen Personen, die sonst kaum auf Reize reagieren, eine positive Wirkung erzielt. Fast alle jedoch, mich eingeschlossen, finden, dass hierbei ein Maß an Inroading, Erschöpfung und Schaden erzeugt wird, von dem sich der Körper nicht angemessen erholen kann. Wenn ich nur bis zum positiven Versagen gehe, erziele ich bessere Ergebnisse. SuperSlow galt in ähnlicher

Weise als optimale »Technik für tiefes Inroading«, wobei man so lange gegen den Arm des Kraftgeräts drückte, bis man ihn nicht mehr halten konnte. (Dabei drückte man zum Beispiel, wenn man eigentlich schon nicht mehr konnte, in der unteren Endposition nur noch statisch gegen den Hebelarm, bis man selbst das nicht mehr hinbekam und seinen Arm oder sein Bein ablegen musste.) Ich für mich stellte jedoch fest, dass meine Ergebnisse immer besser waren, wenn ich gleich beim positiven Versagen aufhörte und keine weiteren zehn, fünfzehn (oder sogar dreißig) Sekunden drückte. Diese Extraanstrengung brachte mir keinen zusätzlichen Vorteil und verlängerte meine Regenerationszeit erheblich. Das war für meinen Körper einfach zu viel des Guten.

Dr. Doug McGuff

• •

Wenn man trainiert, muss man genau verstehen, welchen Zweck die Trainingsstrategien haben, die in diesem Kapitel vorgestellt werden – dazu gehört auch zu wissen, was sie zu leisten imstande sind und was nicht. Sobald Sie stärker geworden sind, ist es notwendig, in den Phasen, in denen Sie diese Protokolle/Strategien umsetzen, auf Ihre Regenerationsfähigkeit zu achten. Es geht bei diesen Protokollen nicht darum, den Reiz zu erhöhen, um dadurch eine proportionale Steigerung der körperlichen Reaktion hervorzurufen. Unserer Erfahrung nach geht das nämlich so nicht. Wenn man nicht genau darauf achtet, bei der Anwendung solcher Techniken das Volumen und die Frequenz zu reduzieren, wird man vielmehr sogar überhaupt keine Reaktion bewirken.

Hürde Nummer 1: Mechanische Hemmnisse

Abhängig von der Ausrüstung, die man verwendet, könnten gewisse mechanische Einschränkungen ein tiefes Inroading verhindern, sodass keine optimale Reaktion stimuliert werden kann. Im Rahmen unserer eigenen Trainingseinheiten und der Betreuung unserer Klienten haben wir festgestellt, dass viele von den sogenannten fortgeschrittenen Techniken nicht primär mit der Absicht ausgeführt werden, den Reiz zu optimieren, mit dem sich bessere Resultate erzielen lassen. Vielmehr werden sie ausgeführt, um dem Phänomen entgegenzuwirken, dass der Trainierende inzwischen so viel Kraft entwickelt hat, dass sie sich mit der vorhandenen Ausrüstung nicht mehr vereinbaren lässt. Dieses Problem hat in der Regel etwas mit Unstimmigkeiten in der Kraftkurve und/oder der Hebelwirkung zu tun, die weitere Fortschritte verhindern.

Sagen wir einmal, Sie trainieren an einer Beinpresse, und die Umlenkrollen des Geräts sind nicht auf die Kraftleistung Ihrer Beinmuskulatur abgestimmt. Diese Art von Szenario wird oft als mechanisches Hemmnis bezeichnet. Dieses stellt sich hier als Kombination aus dem Rollenprofil der Maschine (das bei vielen Kraftgeräten ungenau ist und dazu führt, dass zu viel Widerstand auf einen Muskel ausgeübt wird, wenn dieser am wenigsten dazu in der Lage ist, diesen zu überwinden – siehe Kapitel 4) und dem Winkel des Gelenks dar, wenn man in die untere Endposition kommt, bei der Sie die geringste Hebelwirkung entfalten können. Diese mechanische »Temposchwelle« muss nun am Anfang des Bewegungsumfangs der Übung überwunden werden. Wenn ein Trainierender erstmals versucht, eine Übung zu absolvieren, und einen Kraftfaktor von X hat, dann entspricht das Überwinden dieses Hindernisses dem Schieben eines Kleinwagens über eine solche Boden- bzw. Temposchwelle. Steigt die Kraft derselben Person über einen bestimmten Zeitraum hinweg mit derselben Ausrüstung auf X^2 oder X^3, dann muss jetzt ein wesentlich schwereres Gewicht über diese Schwelle geschoben werden, damit weiterhin ein angemessener Trainingseffekt erzielt werden kann. Das heißt, aus dem Kleinwagen wird im Laufe der Zeit ein LKW.

Sobald man dieses Kraftniveau erreicht hat, wird man bei der Fortsetzung desselben dynamischen Protokolls keine nennenswerte Entwicklung mehr verbuchen. Was in dieser Situation nötig ist, ist ein anhaltender Reiz, der bei weiterhin steigender Belastung die mechanischen Defizite der Ausrüstung überlistet, sodass die Temposchwelle überwunden werden kann und weitere Fortschritte möglich sind. In den folgenden Abschnitten stellen wir einige Protokolle auf den Prüfstand, die Ihnen in dieser Phase Ihrer Entwicklung helfen können.

SEGMENTIERTE MANUELLE UNTERSTÜTZUNG (ERZWUNGENE WIEDERHOLUNGEN)

In den frühen Phasen der Stagnation können Sportler eine segmentierte manuelle Unterstützung anwenden, um eine Temposchwelle zu überwinden und dadurch die Ausführung einer weiteren ganzen Wiederholung zu schaffen, wobei ihre Time under Load im Rahmen dessen bleibt, was einen optimalen Stimulus produziert. Eine Studie, die die Wirksamkeit des segmentierten manuellen Widerstands untersuchte, führte die Forscher zu folgender Schlussfolgerung:

Das Trainingssystem der erzwungenen Wiederholungen veranlasste größere akute hormonelle und neuromuskuläre Reaktionen als das traditionelle Trainingssystem der maximalen Wiederholungen und kann daher verwendet werden, um akute Variablen des Trainingswiderstands bei Sportlern zu manipulieren.[84]

Sobald Sie den Widerstand nicht mehr bewegen können, sollte bei diesem Ansatz ein Trainingspartner oder Trainer einen Teil der Belastung verringern, entweder indem er unterstützend den Hebelarm des Geräts betätigt oder Ihren Gliedmaßen mit gerade so viel Kraft Hilfestellung gibt, dass Sie über den kritischen Punkt kommen, bevor er dann wieder loslässt, damit Sie die restliche Bewegung alleine ausführen können. Es reicht völlig aus, ein oder zwei Wiederholungen mit einer solchen segmentierten manuellen Unterstützung auszuführen.

TEILWIEDERHOLUNGEN

Teilwiederholungen können auf beiden Seiten der Temposchwelle wirksam eingesetzt werden. Wenn Sie beschließen, sie auf der Seite auszuführen, die der vollen Kontraktion näher ist (bei der Beinpresse wäre dies die Position, in der sich Ihre Beine kurz vor der vollen Streckung befinden), können und sollten Sie mehr Gewicht verwenden, weil Sie nicht mehr dadurch eingeschränkt werden, wie viel Gewicht Sie am schwächsten Punkt des Bewegungsablaufs überwinden müssen – dem kritischen Punkt. Diese Strategie wird Ihre Muskeln an intensivere Muskelkontraktionen gewöhnen und mehr Kraft erzeugen, was ja auch logisch ist, weil man schließlich gegen ein schwereres Gewicht kontrahiert. Genau dieses Mehr an Kraft kann unter Umständen entscheidend dafür sein, dass Sie anschließend eine Temposchwelle überwinden können, wenn Sie wieder zu einem Workout zurückkehren, bei dem Sie den vollen Bewegungsumfang ausführen. Eine Teilwiederholung kann auch in der schwächsten Position ausgeführt werden, wodurch man gezwungen ist, sich zu konzentrieren und die Kraft genau in dem Bewegungsumfang zu vergrößern, der bis zum kritischen Punkt zu überwinden ist, was Ihnen just in dem Bereich mehr Kraft verleiht, der es am nötigsten hat.

Machen Sie sich keine Sorgen darüber, dass die Anwendung eines eingeschränkten Bewegungsradius möglicherweise Ihre Kraft beeinträchtigt, wenn Sie später dieselben Übungen wieder mit vollem Bewegungsradius ausführen. In einer Studie der University of Southern Mississippi wurden ein Widerstandstraining mit vollem bzw. eingeschränktem Bewegungsumfang miteinander verglichen, und dabei festgestellt, dass in beiden Fällen die Kraft gleich effektiv entwickelt wurde. Das Fazit: »Diese Ergebnisse scheinen nahezulegen, dass auch ein Training mit einem teilweisen Bewegungsumfang die Entwicklung der Maximalkraft positiv beeinflussen kann.«[85]

Vor dieser Studie hatte man immer angenommen, dass sich die Muskelkraft nur in dem Winkel verbessert, in dem das betreffende Gelenk trainiert wird, und man Schwächen in den nicht trainierten Gelenkwinkeln hätte, wenn man sie nicht mit vollem Bewegungsumfang trainierte. Außerdem war man davon ausgegangen, dass die Ausführung nur der zweiten Hälfte einer Wiederholung (vom Scheitelpunkt bis zur Streckung, man kehrt also nicht zur Ausgangsposition zurück) die Kraft des Sportlers zu Beginn der Bewegung nicht verbessern würde. Die genannte Studie zeigte hingegen, dass diese Überzeugung unbegründet war, weil der Kraftzuwachs in beiden Testgruppen – mit vollem und mit teilweisem Bewegungsumfang – gleich war.

Dieses Ergebnis macht auch deshalb Sinn, weil das Training über einen vollen Bewegungsumfang noch nie als Grundvoraussetzung für die Gesundheit der Gelenke gegolten hat. Gelenke sind an und für sich gesund, solange nicht wiederholt Scherkräfte auf sie einwirken, die ihnen Schaden zufügen – entweder in Form von Knorpelschwund oder durch die Entwicklung von Osteophyten infolge chronischer, wiederkehrender Krafteinwirkungen. Ohne diese widrigen Umstände wird sich der Sportler lange Zeit an normalen, gesunden Gelenken erfreuen können, sofern die umgebende stützende Muskulatur stark genug ist, um die Gliedmaßen weiterhin um das Gelenk herum zu bewegen.

ZEITLICH FESTGELEGTES, STATISCHES HALTEN

Wenn man genau in dem Augenblick eine zeitlich festgelegte statische Kontraktion ausführt, in dem man sich auf einer Temposchwelle befindet – normalerweise der Punkt, an dem ein positives Versagen eintritt –, kann man ein tieferes Inroad herbeiführen und sein anfängliches Kraftniveau erhöhen. Die zeitlich festgelegte statische Kontraktion kann bei Bedarf direkt auf der Temposchwelle ausgeführt werden oder nach der maximalen Wiederholungszahl, die Sie vollständig zu beenden imstande sind. Sobald Sie keine weitere ganze Wiederholung mehr schaffen, führen Sie einfach, solange Sie können, ein statisches Halten in dieser Position aus, bis Sie anfangen, nach unten in den negativen Teil der Bewegung gezogen zu werden. Ein einmaliges zeitlich festgelegtes Halten reicht aus und sollte etwa zehn Sekunden dauern.

VERLÄNGERTE PAUSEN

Eine andere Technik, die bei der Überwindung von großen Anfangswiderständen helfen kann, ist die Methode der verlängerten Pausen. Diese bewährte Technik aus dem Krafttraining wurde von dem Bodybuildingchampion Mike Mentzer in den späten 1970ern wiederentdeckt und unter dem Namen »Protocol of Rest-Pause« deutlich verbessert. Wir empfehlen Ihnen in diesem Zusammenhang, den Satz bis zum positiven Versagen zu absolvieren – dem Punkt, an dem keine weitere volle Wiederholung mehr möglich ist – und kurz zu pausieren (fünf bis zehn Sekunden), bis Sie eine weitere vollständige Wiederholung schaffen.

Die Anzahl von Rest-Pause-Wiederholungen hängt von der Art der Bewegung und Ihrer individuellen Fasertyp-Zusammensetzung bei dieser Bewegung ab. Wenn das Muskelversagen zum Beispiel nach siebzig oder fünfundsiebzig Sekunden eintritt, deutet das darauf hin, dass bei Ihnen die eingesetzten Muskelgruppen überwiegend ein schnell kontrahierendes Profil haben. In diesem Fall wird die Pause länger ausfallen müssen, da die schnellen motorischen Einheiten mehr Zeit benötigen, um sich zu erholen. Unter Umständen müssen Sie sogar fünfzehn bis dreißig Sekunden warten, bevor Sie zur nächsten Wiederholung ansetzen und diese auch beenden können.

In der Regel reicht eine Rest-Pause-Wiederholung völlig aus. Wenn Sie jedoch während Ihres Satzes 90 bis 120 Sekunden Time under Load benötigen, bevor das positive Muskelversagen eintritt, kann eine Rest-Pause auch nur fünf Sekunden dauern, bevor Sie für die nächste Wiederholung bereit sind. Dieser Zeitrahmen deutet auf ein langsam kontrahierendes Muskelprofil hin, das (wie wir bereits gesehen haben) aus Fasern besteht, die sich schneller erholen. Daher kann man mit diesem Fasertyp ganze drei Mal das Rest-Pause-Schema durchlaufen, ohne zu befürchten, sich körperlich zu viel zuzumuten.

Rest-Pause-Wiederholungen ermöglichen es Ihnen, die höher geordneten motorischen Einheiten für eine zweite Runde zu rekrutieren, ohne dabei die gesamte mechanische Arbeit zu verrichten, die zum Muskelversagen führt.

NEGATIVE WIEDERHOLUNGEN

Eine andere Methode zur Überwindung des kritischen Punkts ist die Ausführung negativer Wiederholungen. Hier fällt das eigentliche Heben bzw. der positive Anteil der Wiederholung weg, sodass man sich ausschließlich auf das Absenken bzw. den negativen Anteil des Bewegungsablaufs konzentrieren kann. Studien haben gezeigt, dass sich mit dieser Methode ebenfalls eine enorme Kraft aufbauen lässt.[86] Ein weiterer Vorteil ist, dass man sich besser auf die Belastung konzentrieren und somit schädliche Bewegungsabläufe vermeiden kann. Wenn man ausschließlich negative Wiederholungen ausführt, bezieht sich »bis zum Versagen« auf die zeitliche Dimension – also den Zeitpunkt, an dem man es nicht mehr schafft, den Widerstand in fünf Sekunden abzusenken – und nicht etwa auf ein Versagen in dem Sinne, dass man das Absenken des Gewichts nicht mehr kontrollieren kann. Man senkt den Widerstand so langsam wie möglich ab, aber der Satz ist erst dann vollständig, wenn man die Grenze von fünf Sekunden unterschreitet, um das Gewicht zu senken (weil man so schwach geworden ist, dass man es keine fünf Sekunden mehr halten kann, sondern beispielsweise nur noch vier Sekunden oder weniger).

Es gab Zeiten, ins denen man den Trainierenden einbläute, sie sollten diesen Punkt überschreiten und versuchen, das Absenken so lange zu wiederholen, bis sie das Gewicht nicht mehr kontrollieren konnten und es nach unten sackte. Wir halten diese Methode für schlichtweg gefährlich. Der Sportler muss auch im Moment des Muskelversagens sicher vor Verletzungen sein, und da der Vorteil aus negativen Wiederholungen darin besteht, mit höheren Gewichten zu arbeiten, ist dies sogar umso wichtiger. Deshalb plädieren wir für die Methode der zeitlichen Beschränkung auf fünf Sekunden.

Vergessen Sie nicht, dass alle diese Techniken Mittel sind, um eine Übung fortzusetzen, die aufgrund mechanischer Einschränkungen keinen effektiven Reiz für positive Veränderungen mehr bietet.

Hürde Nummer 2: das enge therapeutische Fenster, Teil 2

In Kapitel 3 haben wir Ihnen das Konzept des »engen therapeutischen Fensters« vorgestellt; also das Phänomen, dass die therapeutische Wirkung einer bestimmten Übung oder eines Trainingsprogramms abnimmt, während seine schädliche Wirkung zunimmt. Dies tritt im Gegensatz zur landläufigen Auffassung nicht ein, weil das Programm plötzlich ineffektiv geworden ist, sondern weil es mittlerweile so wirkungsvoll ist, dass dem Körper eine Regenerationsphase von einer Woche nach einem Workout nicht mehr ausreicht, um sich vollständig zu erholen und die erwünschten Anpassungen vorzunehmen. Ganz gleich, wie intensiv oder perfekt dargeboten der Trainingsreiz auch ist, wenn der Körper sich nicht ausreichend regenerieren kann, findet keine adaptive Reaktion statt.

Die Fähigkeit zur Regeneration wird vor allem durch das Pensum kompromittiert, das man in einem Workout bewältigt. Wenn Sie erstmals mit dem Training beginnen, sind Sie zu schwach, um ein Pensum zu schaffen, das Ihre Regenerationsfähigkeit übersteigt, aber innerhalb von sechs bis zwölf Wochen werden Sie Ihre Kraft so weit aufgebaut haben, dass sie Ihre Regenerationsfähigkeit übersteigt – mit der Folge, dass Ihre Fortschritte stagnieren.

Was jetzt folgt, ist eine Vereinfachung, die aber unseren Zweck erfüllt. Nehmen wir einmal an, dass es Ihnen mit Ihrer Regenerationsfähigkeit unter idealen Bedingungen möglich ist, in einer Woche 16.270 Newtonmeter Arbeit zu verrichten. Anfangs sind Sie vielleicht in der Lage, pro Workout etwa 10.846 Newtonmeter zu erzeugen, und deshalb fällt es Ihnen zu Beginn leicht, mit einem einmaligen Workout pro Woche gute Ergebnisse zu erzielen. Mit der Zeit werden Sie aber stärker und schaffen es daher, mit derselben Anzahl an Übungen 17.625 Newtonmeter zu produzieren. Folglich haben Sie mehr Arbeit geleistet, und die sieben Tage Regenerationszeit reichen nicht mehr aus, um sich davon zu erholen.

Unsere beiden Fitnesseinrichtungen sind zugleich auch Forschungslaboratorien. Mit jedem Klienten, den wir trainieren, lernen wir etwas dazu, und unter anderem haben wir versucht herauszufinden, bei welcher Unregelmäßigkeit des Trainings die positive Entwicklung eines Klienten abbricht; wie intensiv der Trainingsreiz sein muss und ob Fortgeschrittene mit einem Training höherer Intensität bessere (oder schlechtere) Erfolge erzielen. Wir haben mit zu- und abnehmenden Trainingsvolumen experimentiert und schließlich die Wirkungen von Trainingsreiz und -häufigkeit bei Klienten untersucht, die im Alltag unter höheren Stressbelastungen litten. Alle diese Daten waren aufschlussreich, manche sogar faszinierend.

Zum Beispiel haben wir gelernt, dass manche Sportler ihr Training bis zu drei Monate lang komplett einstellen und trotzdem noch von der positiven adaptiven Reaktion profitieren können, die sie durch ihr letztes Workout erlangten. (Sie kehren sogar stärker zu ihrem Training zurück als drei Monate zuvor.) Trotz dieser bahnbrechenden Erkenntnisse gibt es immer noch viele Leerstellen, wenn es um die Frage der Trainingsfrequenz geht. Wir wissen, dass eine Trainingseinheit pro Woche ausreicht, um den Körper dazu zu bringen, eine erwünschte Reaktion auf den Workoutreiz zu produzieren, aber wir wissen noch nicht, ob nicht vielleicht eine Trainingseinheit alle zwei Wochen (sobald die Testperson stärker wird) oder lediglich ein Satz pro Woche möglicherweise sogar zu noch besseren Ergebnissen führt. Wir wissen also gegenwärtig nicht genau, wie lange das Zeitfenster für den durchschnittlichen Klienten offen bleibt, d. h., wann die Verbesserung eintritt und wie lange sie anhält, aber die Beweise, die wir zurzeit sammeln, weisen darauf hin, dass es für die meisten Menschen eine solche klar definierte Zeitspanne nicht gibt.

Es gibt auf jeden Fall eine *minimale* Regenerationsdauer, aber sobald diese verstrichen ist, kann die darüber hinausgehende Auszeit für jede Person sehr unterschiedlich sein, ohne sich unbedingt negativ auszuwirken. Manchmal trainiert man über einen längeren Zeitraum hinweg einmal alle sieben bis zehn Tage, und dann ändern sich die persönlichen Lebensumstände, und man kann plötzlich nur noch einmal alle zwei bis drei Wochen trainieren, und auch das wiederum über einen Zeitraum von Monaten hinweg, bevor man wieder zu kürzeren Intervallen übergeht und erneut alle sieben bis zehn Tage einmal trainiert – und zwar ohne jede nachteilige Wirkung. Dieser unregelmäßige Rhythmus ist vielleicht sogar notwendig, um optimale Workoutergebnisse zu erzielen und die Gesundheit des Organismus zu fördern. Das ist nicht abwegig, wenn man bedenkt, dass sich der Homo sapiens unter chaotischen, unvorhersehbaren Lebensverhältnissen entwickelt hat, und genau diese chaotische Unvorhersehbarkeit definiert die adaptiven Fähigkeiten des menschlichen Körpers.

Angesichts dessen scheint der Versuch, einen solchen adaptiven biologischen Prozess wie eine einfache Rechenaufgabe zu lösen, geradezu unbrauchbar. Solange ein gewisses minimales Regenerationsintervall eingehalten wird, kann man sein Workout, falls notwendig, terminlich flexibel gestalten. Eine gewisse Unregelmäßigkeit ist eventuell sogar wünschenswert, denn während sich einige körperliche Systeme und Komponenten vielleicht schnell erholen, gibt es möglicherweise andere, die nicht so schnell sind und davon profitieren, wenn man längere Zeit auf eine Trainingsbelastung verzichtet.

Die größten Glykogenspeicher zum Beispiel befinden sich in den schnell kontrahierenden motorischen Einheiten, die sich aber für hochintensive Notsituationen entwickelt und adaptiert haben, welche relativ selten eintreten. Sie werden nur dann mobilisiert, wenn beispielsweise der Wagenheber nachgibt und Großmutter es gerade noch schafft, Großvater unter dem Wagen hervorzuziehen. Nachdem diese schnell zuckenden motorischen Einheiten aktiviert worden sind, benötigen sie eine lange Regenerationsphase. Es gibt sogar noch schnellere Einheiten als die Muskelfasern vom Typ IIA, IIAB und IIB, die wir in Kapitel 3 vorgestellt haben: beispielsweise die motorischen Einheiten vom Typ IIx, der bei Sprintern vorherrscht, denen das Alpha-Actinin-3-Gen fehlt (mehr dazu im folgenden Kapitel). Das Regenerationsintervall für diesen Fasertyp ist extrem ausgedehnt.

Ein im Jahr 2000 erschienener Artikel in der September-Ausgabe des *Scientific American* mit der Überschrift »Muscle Genes and Athletic Performance«, der von Jesper L. Anderson, Peter Schjerling und Bengt Saltin verfasst wurde, wies darauf hin, dass viele Topsprinter Weltrekorde brechen, nachdem sie verletzungsbedingt ihr hochintensives, sportspezifisches Training länger als drei Monate unterbrechen mussten. In dieser Pause verrichteten sie lediglich eine minimale Arbeit, um ihre Fähigkeiten zu erhalten, ließen sich aber wegen ihrer Verletzung zu keinen hochintensiven Anstrengungen hinreißen – und genau dann gelingen ihnen diese Weltrekorde, weil diese extrem schnellen motorischen Einheiten schließlich ausreichend Zeit hatten, sich zu erholen. Die Autoren des Artikels stellten Folgendes fest:

Das schnelle IIx-Myosin nahm während des Widerstandstrainings wie erwartet ab. Aber als das Training aufhörte, verdoppelte sich die relative Menge an IIx während der etwa dreimonatigen unfreiwilligen Trainingsreduktion, statt auf das ursprüngliche Niveau zurückzukehren. Was bedeutet das nun für den Sprinter, für den IIx entscheidend ist? Er sollte vor einem Wettkampf sein Training eine Zeit lang reduzieren.

Wenn man stärker wird, steht man irgendwann vor dem Problem, alle großen Muskelgruppen angemessen zu belasten, ohne die Regenerationsfähigkeit des Körpers zu beeinträchtigen. Oft kann das Training besser an die Regenerationsfähigkeit angepasst werden, wenn man zusätzliche zwei Regenerationstage in das Programm integriert oder ein bis zwei Verbundübungen streicht und sie durch Bewegungen ersetzt, bei der sich nur ein Gelenk beugt bzw. streckt (Isolationsübungen).

DIE REDUKTION DER BIG FIVE AUF BIG THREE

Man kann sein Trainingsprogramm ändern, indem man sein Pensum auf zwei Workouts aufteilt. Dabei werden aus den Big Five zwei separate Einheiten, welche bei Bedarf mit einigen Isolationsbewegungen ergänzt werden, die weiter hinten in diesem Kapitel vorgestellt werden. Ein solches Programm könnte wie folgt aufgebaut sein:

Workout 1
1. Pulldown
2. Brustpressen
3. Beinpressen

Workout 2
1. Rudern sitzend
2. Überkopfdrücken
3. Wadenheben stehend

Jedes Workout wird abwechselnd ausgeführt, und auch hier gilt, dass zwischen den Workouts sieben Tagen Regeneration liegen. Falls sich der Fortschritt verlangsamt, muss man die Erholungsphase zwischen den Workouts verlängern. Es ist nicht weiter problematisch, wenn zwischen den einzelnen Trainingseinheiten zehn bis vierzehn Tage »Leerlauf« vergehen. Wie zuvor besprochen, befindet sich Ihr Körper in dieser Zeit keineswegs im »Leerlauf«; im Gegenteil, in diesen Tagen füllt er seine Energiereserven auf, die im letzten Workout erschöpft wurden, um das Wachstum hervorzurufen, das durch diese Workouts angeregt worden ist.

DIE SPLIT-METHODE

Dasselbe Ziel lässt sich auch erreichen, indem man die Big Five auf drei Workouts aufteilt, die abwechselnd absolviert werden. Dadurch ist es möglich, weitere Isolationsübungen in das Programm zu integrieren, ohne die Gefahr eines Übertrainings zu riskieren. Solche Workouts könnten in etwa wie folgt aussehen:

Workout 1 (Brust, Schultern, Trizeps)
1. Brustpressen
2. Seitheben mit gebeugten Armen
3. Trizepsstrecken

Workout 2 (Beine und Bauch)
1. Beinpressen
2. Wadenheben stehend
3. Bauchmaschine

Workout 3 (Rücken und Bizeps)
1. Pulldown
2. Rudern sitzend
3. Schulterheben oder Gerät für den unteren Rücken
4. Bizeps-Curl

Wie in dem zuvor beschriebenen Programm wird jedes Workout im Wechsel ausgeführt, und auch hier liegen jeweils sieben Tage Regeneration zwischen den einzelnen Trainingseinheiten. Wieder gilt: Es ist nicht weiter problematisch, dass jede größere Muskelgruppe nur einmal in 21 Tagen stimuliert wird. Die beanspruchten Muskelgruppen überschneiden sich teilweise, sodass zwischen den Workouts, in denen die einzelnen Partien gezielt angesprochen werden, das Wachstum aufrechterhalten bleibt, und wir können bestätigen, dass die insgesamt aufgewendete Energie, vor allem die für die Erholung der schnellen motorischen Einheiten, eine längere Regenerationszeit erforderlich machen wird.

Um zu ermitteln, wie viel Energie wir im Rahmen des Basisworkouts verbrennen, geben wir der Trainingseinheit einen numerischen Wert von 100 Einheiten Energie. Sobald man mit der Zeit stärker wird und an Muskelmasse zulegt, steigt das ursprüngliche Kraftniveau von 100 auf etwa 120 Einheiten an, weil das Workout die Muskeln zur Überkompensation zwingt, damit dem Körper künftig mehr Energiereserven zur Verfügung stehen. Folglich werden die sieben Tage, die dem Körper früher ausgereicht haben, um die durch das Workout angegriffenen 100 Einheiten wiederherzustellen, nicht mehr genügen, um den mittlerweile auf 120 Einheiten angestiegenen Energieaufwand auszugleichen. Eine Dreiteilung des Workouts liefert ein zusätzliches Zeitfenster, damit sich die Energiesysteme des Körpers vollständig erholen und überkompensieren können.

EIN-GELENK-ÜBUNGEN (ISOLATIONSÜBUNGEN)

Wenn Ihr Programm modifiziert werden muss, damit sich Ihre Workouts und Regenerationsfähigkeit die Waage halten, können die Basisübungen teilweise durch die folgenden Übungen ersetzt bzw. zusätzlich in Ihren Trainingsplan integriert werden.

Wadenheben stehend. Wadenheben stehend kann entweder auf einer entsprechenden Maschine oder auf einem Block ausgeführt werden, der so hoch ist, dass Ihre Fersen den Boden nicht berühren, wenn die Unterschenkel ganz nach unten gestreckt sind. Wenn Sie eine Wadenmaschine verwenden, bringen Sie Ihre Schultern unter die Polster, umfassen die Griffe mit Ihren Händen und stellen sich auf den kleinen Block oder die Plattform. Achten Sie darauf, dass Ihr Rücken gerade ist, strecken Sie die Beine, bis die Fersen nach unten zeigen (sonst können Sie den M. gastrocnemius nicht voll beanspruchen). Halten Sie die Beine gestreckt, und heben Sie die Fersen nun so hoch wie möglich. Halten Sie an diesem Punkt der äußersten Muskelkontraktion kurz inne, und senken Sie die Fersen langsam ab, bis sie wieder so weit wie möglich nach unten zeigen. Pausieren Sie in dieser unteren Endposition aber nicht, sondern drücken Sie sich mit den Fußballen wieder in die Plattform, damit sich die Fersen wieder heben und die Wadenmuskulatur ganz angespannt ist. Wiederholen Sie die Übung für die vorgeschriebene TUL.

Wenn Sie mit freien Gewichten arbeiten, sollten Sie eine Kurzhantel nehmen und auf einen erhöhten Block steigen. Achten Sie darauf, dass dieser stabil ist und während der Übung nicht wackelt oder nachgibt.

Wenn Sie die Kurzhantel in der rechten Hand halten, beanspruchen Sie die linke Wade stärker; heben Sie also das rechte Bein (Sie können den rechten Fuß an die linke Ferse legen), und verlagern Sie Ihr Gewicht vollständig auf den linken Fuß. Achten Sie darauf, dass das linke Bein gerade bleibt, und spannen Sie die linke Wade an, bis Sie auf dem Fußballen stehen und die Ferse möglichst weit angehoben ist. Halten Sie kurz inne, und senken Sie die linke Ferse ab, bis die Wade wieder maximal nach unten gestreckt ist.

7 OPTIMIERUNG DES TRAININGSREIZES

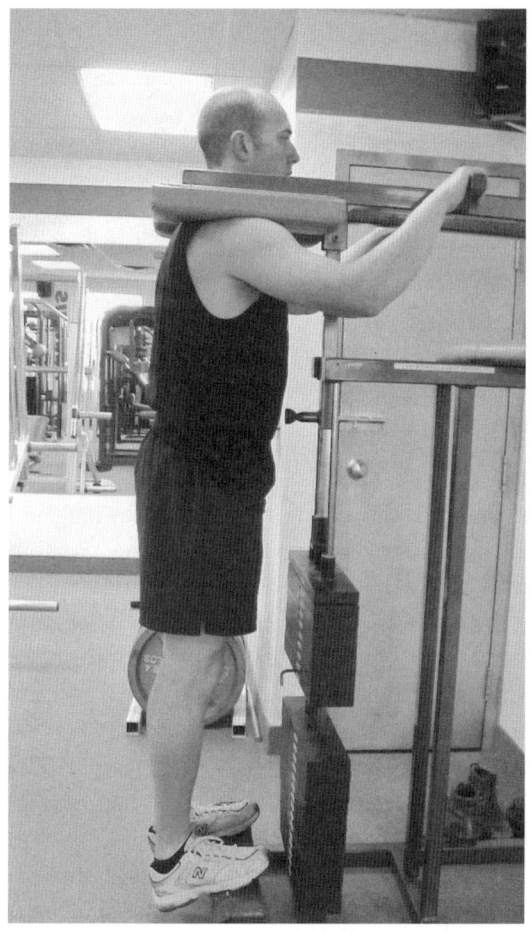 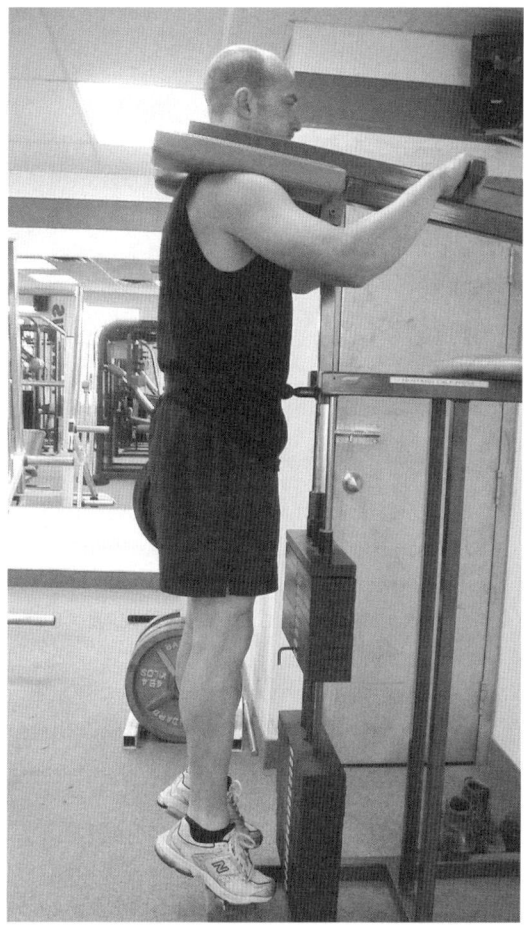

Wadenheben stehend (Anfangs- und Endposition)

Heben Sie sich nun langsam wieder in die voll angespannte obere Endposition. Wiederholen Sie die Übung für die vorgeschriebene TUL.

Wenn Sie mit der linken Wade fertig sind, nehmen Sie die Kurzhantel in die linke Hand und heben den linken Fuß von der Plattform, damit Sie den Ablauf mit der rechten Wade wiederholen können. Wiederholen Sie die Übung bis zur vorgeschriebenen TUL.

Seitheben mit gebeugten Armen. Diese Übung kann entweder an einem Gerät oder mit Kurzhanteln ausgeführt werden. Falls Sie eine Maschine benutzen, sollten Sie sich mit dem Rücken gegen das Polster lehnen. Achten Sie darauf, dass Ihr Schultergelenk an der Mitte der Umlenkrolle ausgerichtet ist und sich direkt davor befindet. Halten Sie die Griffe so, dass die Ellenbogen leicht hinter den Körper gezogen sind und Ihre Oberarme auf den Armpolstern aufliegen. Spreizen Sie die Oberarme langsam nach außen, bis sie einen rechten Winkel zum Oberkörper bilden. Halten Sie in dieser voll kontrahierten, oberen Endposition kurz inne, und senken Sie die Arme langsam wieder in die Ausgangsposition zurück. Halten Sie unten

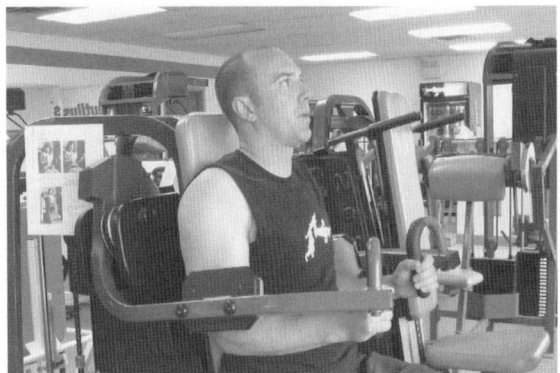
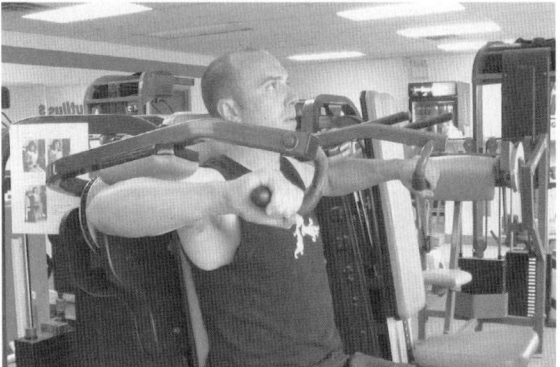

Seitheben mit gebeugten Armen (Anfangs- und Endposition)

nicht an, sondern heben Sie die Arme in einer fließenden Bewegung gleich wieder aufwärts, bis die Deltamuskeln erneut vollständig angespannt sind. Wiederholen Sie die Übung für die vorgeschriebene TUL.

Falls Sie freie Gewichte verwenden, halten Sie in jeder Hand eine Kurzhantel im neutralen Griff, und beugen Sie die Unterarme im 90-Grad-Winkel nach vorne; nehmen Sie einen aufrechten Stand ein. Spreizen Sie nun die Oberarme seitlich ab, bis sie leicht über Schulterhöhe sind (die Oberarme bilden mit dem Körper einen Winkel von etwas mehr als 90 Grad). Halten Sie in dieser voll kontrahierten oberen Endposition kurz inne, und senken Sie die Hanteln langsam und kontrolliert wieder in die Ausgangsposition zurück. Halten Sie unten nicht an, sondern heben Sie die Arme in einer fließenden Bewegung aufwärts, bis sie wieder leicht über Schulterhöhe sind. Wiederholen Sie die Übung für die vorgeschriebene TUL.

Schulterheben. Man kann das Schulterheben an vielen Geräten ausführen, Nautilus und Hammer Strength bieten entsprechende Maschinen an (die so konstruiert sind, dass man sich bei dieser Übung setzen muss), doch auch eine Bankdrückstation von Universal eignet sich hier-

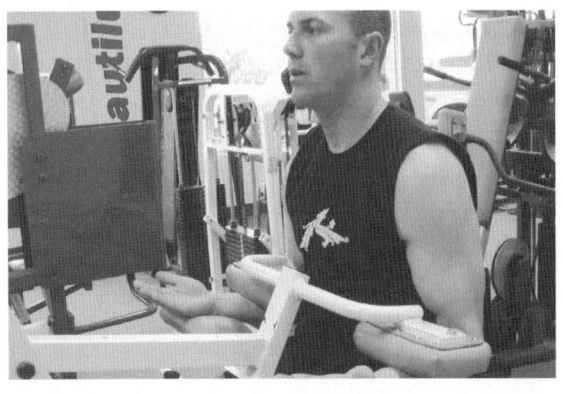
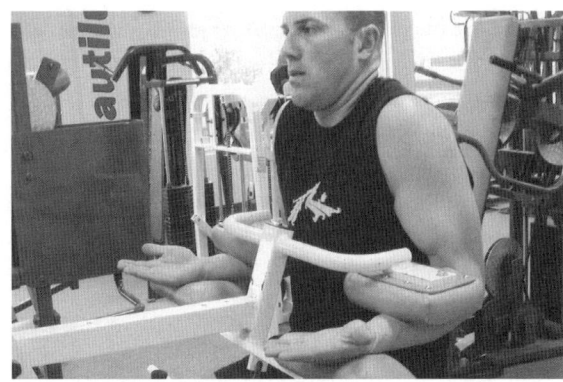

Schulterheben am Nautilus-Gerät (Anfangs- und Endposition)

THEORETISCHE GRUNDLAGEN DES HOCHINTENSIVEN TRAININGS

Das zeitsparendste und effektivste Trainingskonzept folgt den Grundsätzen hochintensiven Trainings. Fitnessübungen sind für den Körper nur dann produktiv, wenn sie eine gewisse Intensitätsschwelle erreichen (da sich unterhalb dieser Schwelle keine maximalen Ergebnisse erzielen lassen). Infolgedessen reicht es völlig aus, wenn diese hochintensiven Trainingseinheiten vergleichsweise kurz sind und höchstens einmal pro Woche stattfinden (im Gegensatz zu herkömmlichen Programmen).

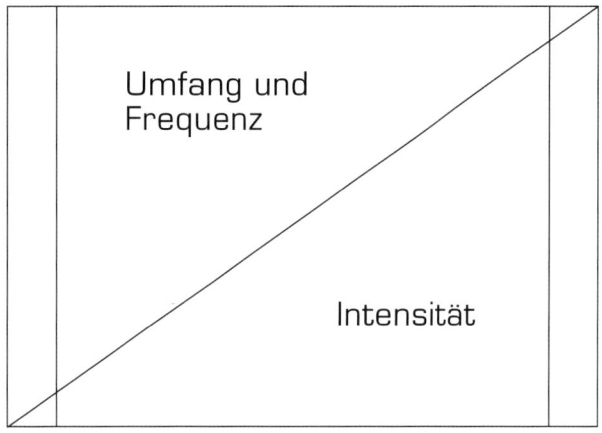

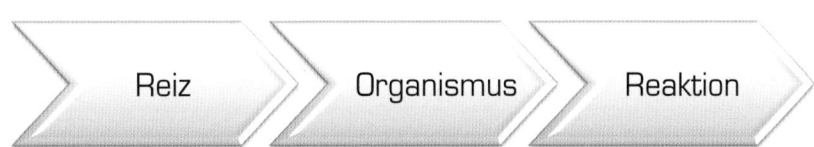

Der Grad an Schwächung, den Sie sich zufügen, und die Zeitdauer, die Sie benötigen, um diesen Zustand zu erreichen (etwa zwei Minuten), stellen für den Körper eine Bedrohung dar, mit der er sich auseinandersetzen muss. Die positive adaptive Reaktion auf ein effektives Widerstandstraining ist der Aufbau größerer, stärkerer Muskeln, damit man beim nächsten vergleichbaren Reiz über mehr Kraftreserven verfügt. Beim nächsten Workout erhöht man den Widerstand, gegen den sich die Muskeln kontrahieren müssen, um jedes Mal eine ähnliche Reaktion zu erzielen, aber das ist, metabolisch betrachtet, sehr kostspielig. Wie das Diagramm zeigt, muss man mit steigender Intensität den Umfang und die Frequenz des Trainings verringern – und umgekehrt.

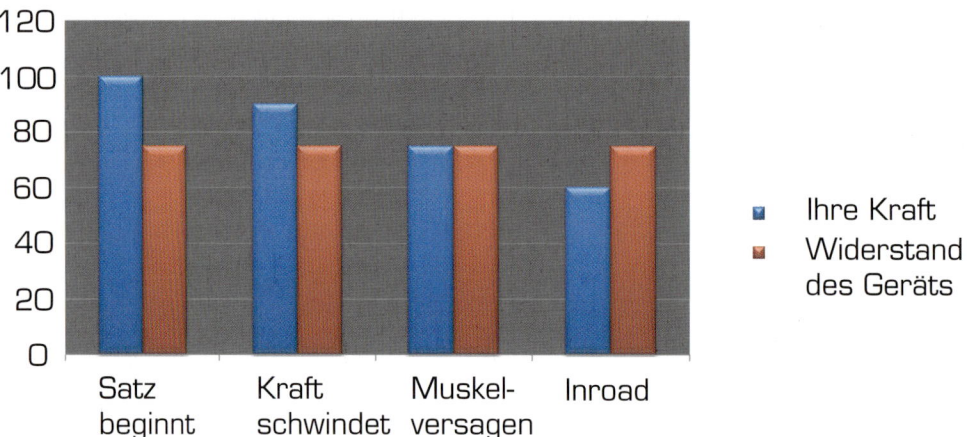

Wir sind davon überzeugt, dass sich im Rahmen eines hochintensiven Trainings die besten Ergebnisse erzielen lassen, wenn man sich an die **Inroad-Theorie** hält. Inroad ist die *kurzzeitige Schwächung eines Muskels*. Die Grafik oben zeigt, was im Laufe eines Übungssatzes mit Ihrer Kraft passiert. Die horizontal verlaufende x-Achse stellt die Zeit dar, die vertikale y-Achse die verfügbaren Krafteinheiten. Die roten Balken stellen den Widerstand (das Gewicht) des Fitnessgeräts dar, das auf 75 Einheiten eingestellt ist. Die verschiedenen rot/blauen Doppelbalken illustrieren den Verlauf des Satzes und die schwindende Kraft der Muskeln, die Sie trainieren. Nachfolgend wird beschrieben, wie das Inroading erreicht wird:

Phase 1: Satz beginnt. Am Anfang des Satzes sind Sie noch frisch und verfügen über 100 Krafteinheiten (dargestellt durch den blauen Balken). Damit ein Inroad stattfinden kann, muss der Widerstand beträchtlich sein, d. h. 75–80 Prozent Ihres aktuellen Kraftniveaus. Ist der verwendete Widerstand zu leicht, wird sich der Muskel schneller erholen, als er erschöpft, was dazu führt, dass kein Inroad stattfinden kann. Führen Sie die Kontraktion und Extension langsam und kontrolliert aus, dauern die (positive) Hebe- und die (negative) Senkphase jeweils 6-10 Sekunden.

Phase 2: Kraft schwindet. Mit jeder Sekunde, die während der Ausübung der Bewegung verstreicht, nimmt die Erschöpfung zu. Die Atmung fällt Ihnen jetzt schwerer, und das Laktat beginnt sich als Muskelbrennen bemerkbar zu machen. Sie haben einen Teil Ihrer anfänglichen 100 Krafteinheiten verloren (der blaue Balken senkt sich allmählich), sind aber immer noch stärker als der Widerstand der Maschine.

Phase 3: Muskelversagen. Ihre Muskeln sind mittlerweile so geschwächt, dass es vielleicht 15, 20 oder sogar 30 Sekunden dauert, bis Sie den positiven Anteil der Wiederholung beenden können, und es fällt Ihnen sehr schwer, den negativen Anteil der Wiederholung zu kontrollieren. Ihre Kraft und der Widerstand sind praktisch auf demselben Niveau, aber Ihre Kraft ist weiter am Sinken, bis sie schließlich unter den Widerstand fällt. An diesem Punkt setzt das Inroading ein.

Phase 4: Inroad. Sie versuchen den Widerstand zu bewegen, schaffen es aber nicht mehr. Sie fahren 10 Sekunden auf diese Weise fort, während Ihre Kraft weit unter das Niveau des Maschinenwiderstands fällt. Am Ende des Countdowns lösen Sie die Anspannung. Am Ende des Satzes ist Ihre Kraft auf etwa 60 Einheiten gesunken, und Sie haben Ihre Muskeln um 40 Prozent geschwächt.

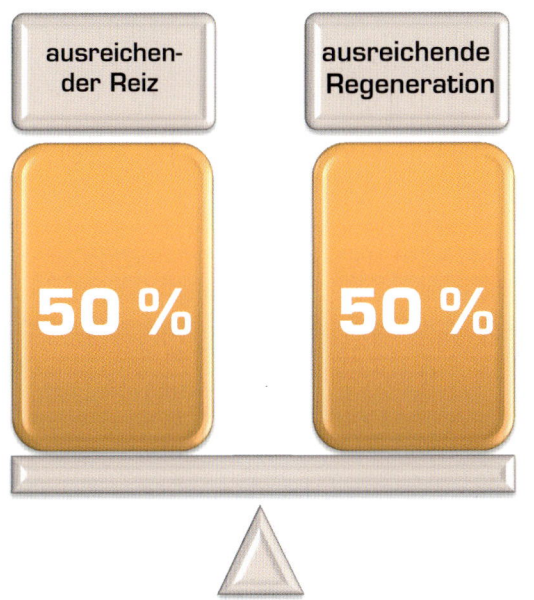

Inroading verbraucht Ressourcen, die ersetzt werden müssen. Wenn Sie Ihre Muskeln wieder dem Inroading-Reiz aussetzen, bevor Ihr Körper eine entsprechende Anpassung vorgenommen hat, wird dies entweder die Anpassung beeinträchtigen oder dafür sorgen, dass sie erst gar nicht stattfindet. Ein ausreichender Reiz macht nur die eine Hälfte der Gleichung aus; die andere Hälfte, eine ausreichende Regeneration, darf dabei nicht zu kurz kommen. Deshalb sollten Sie niemals mehr als ein Workout pro Woche absolvieren.

Wenn durch das Training ein Inroading erzielt wurde, wird nicht nur das Muskelwachstum gefördert, es finden auch weitere Prozesse statt:

Kardiorespirative Stimulation: Ihr Herzkreislaufsystem ist maßgeblich an der Funktionsfähigkeit der Muskeln beteiligt. Je intensiver die Muskelarbeit, desto größer der positive Reiz für Herz, Blutgefäße und Atmung.

Metabolische Stimulation: Während des Inroadings kommt der Körper nicht damit nach, Stoffwechselprodukte (vor allem Laktat) abzubauen. Dadurch entsteht eine Umgebung, in der Wachstumsfaktoren freigesetzt und die ersten Phasen des Muskelwachstums angeregt werden.

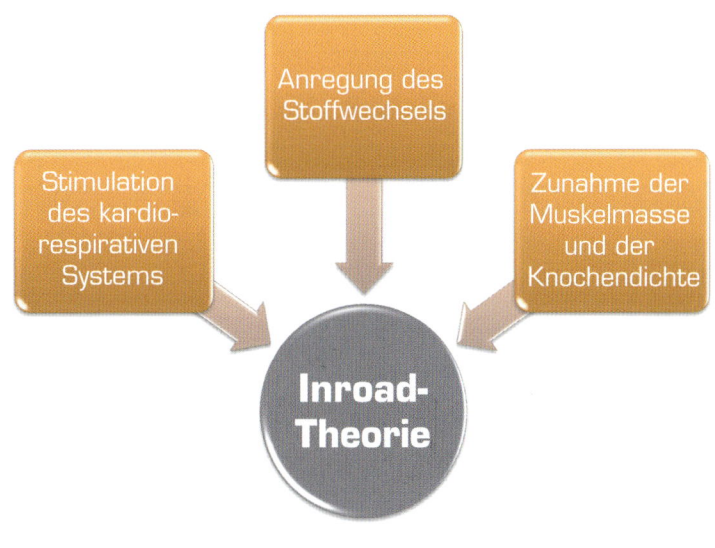

Zunahme der Muskelmasse und der Knochendichte: Mit steigender Kraft muss man schwerere Gewichte verwenden, damit auch weiterhin ein Inroading stattfinden kann. Wenn man mit schwereren Gewichten trainiert, verursacht dies mikroskopisch kleine Zellschäden, die die Muskeladaptation initiieren und als notwendig gelten, um eine Zunahme der Knochenmineraldichte zu stimulieren. Auf den folgenden Seiten werden die Muskeln dargestellt, die von den »Big Five« angesprochen werden.

Rudern sitzend

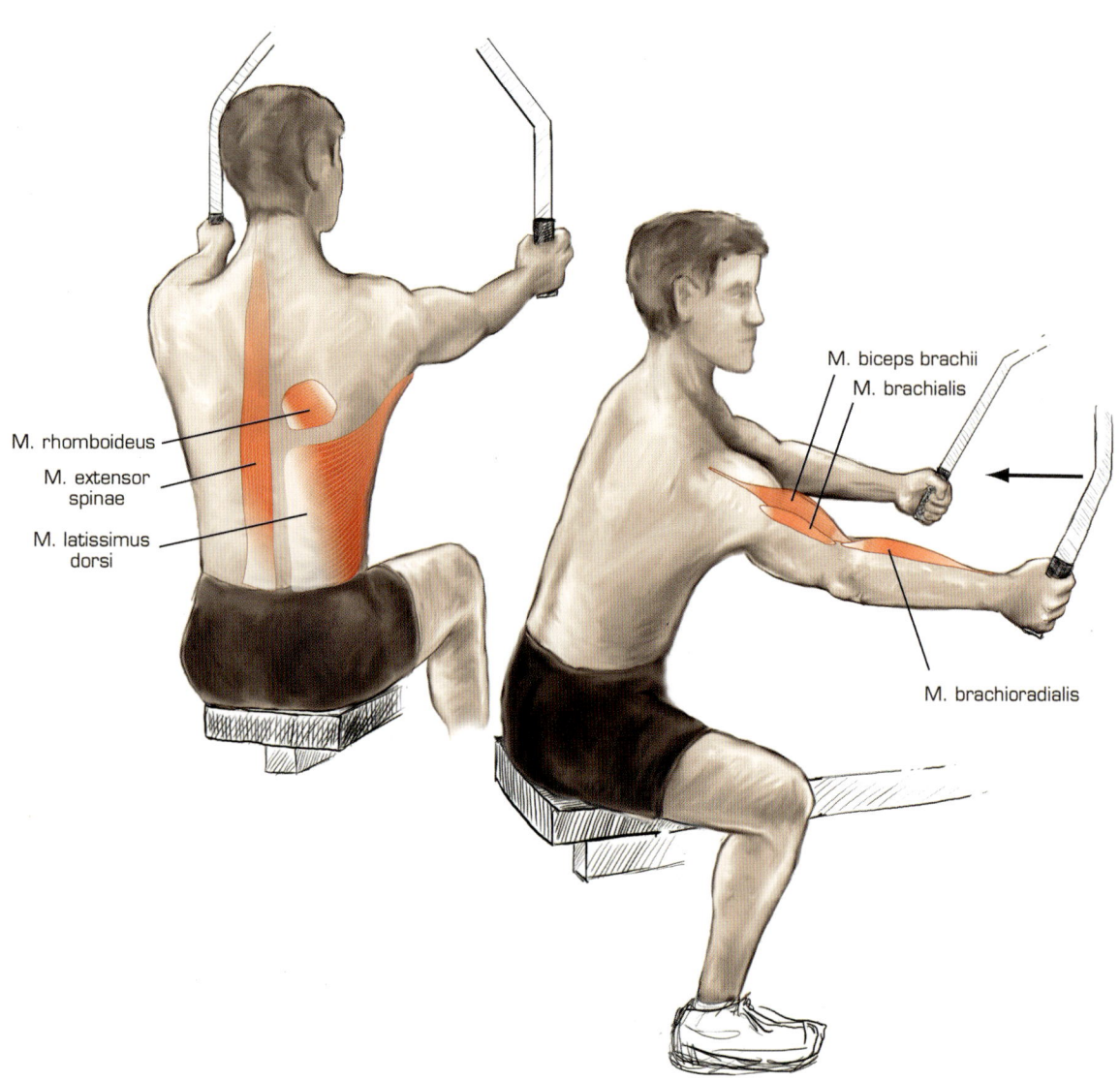

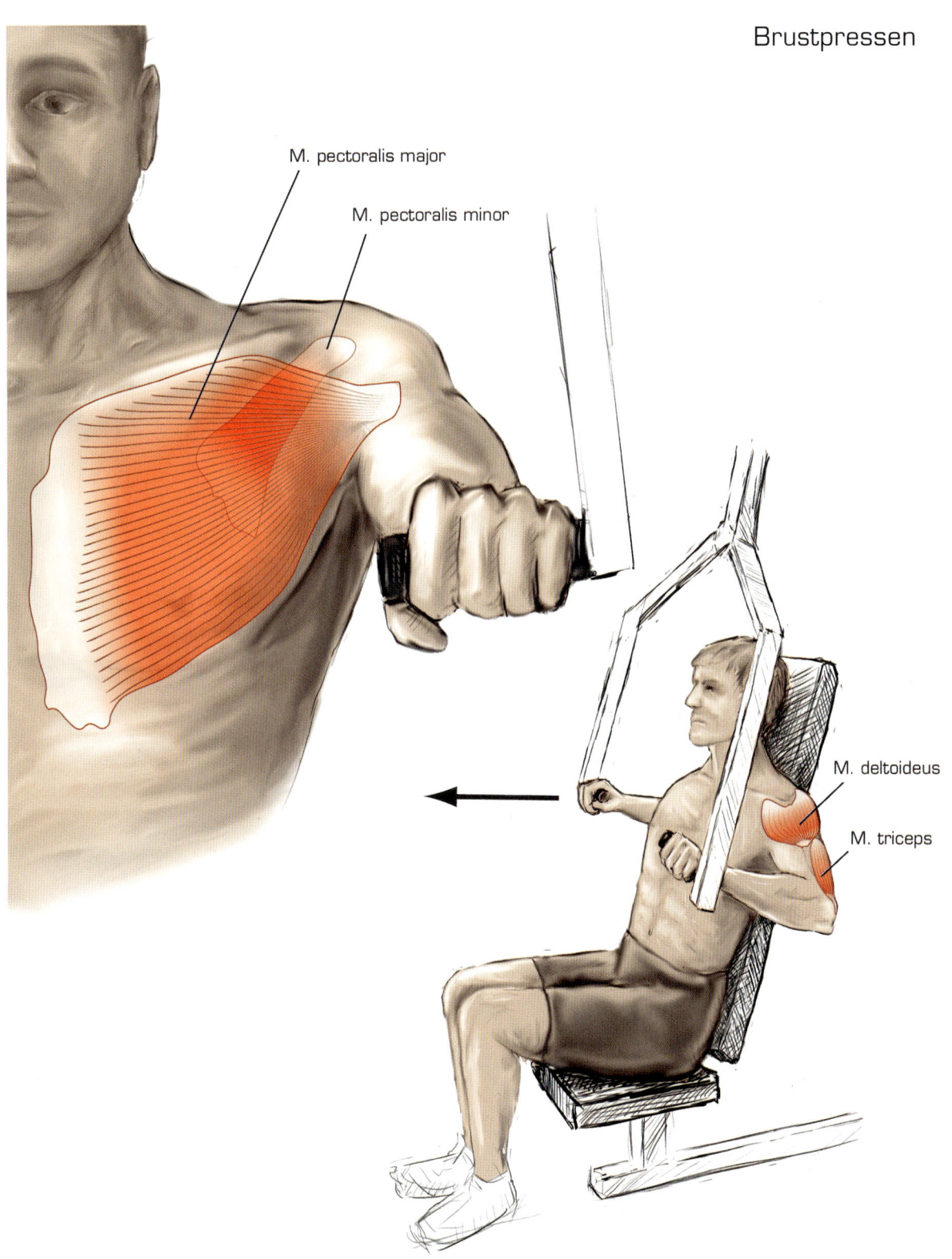

Pulldown

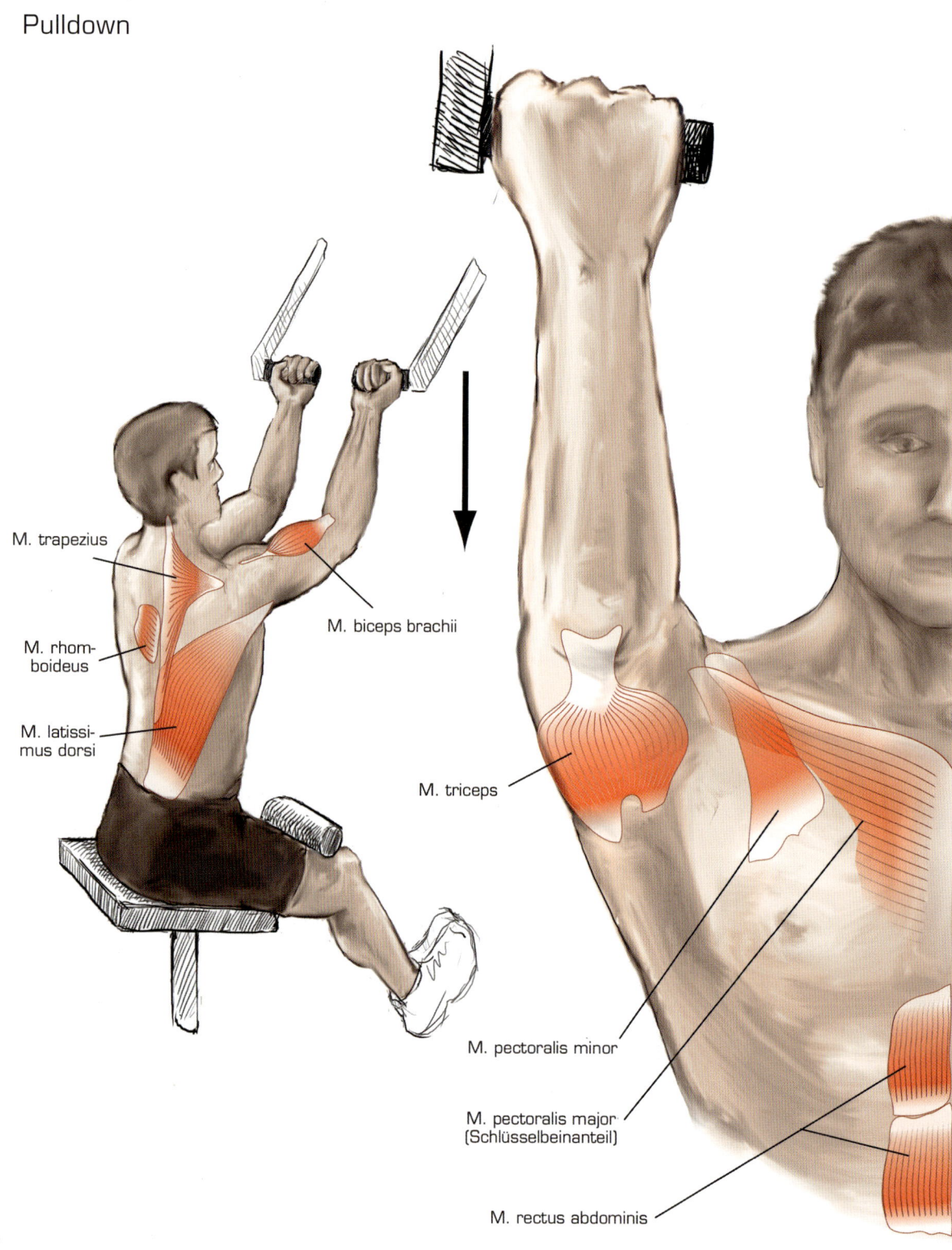

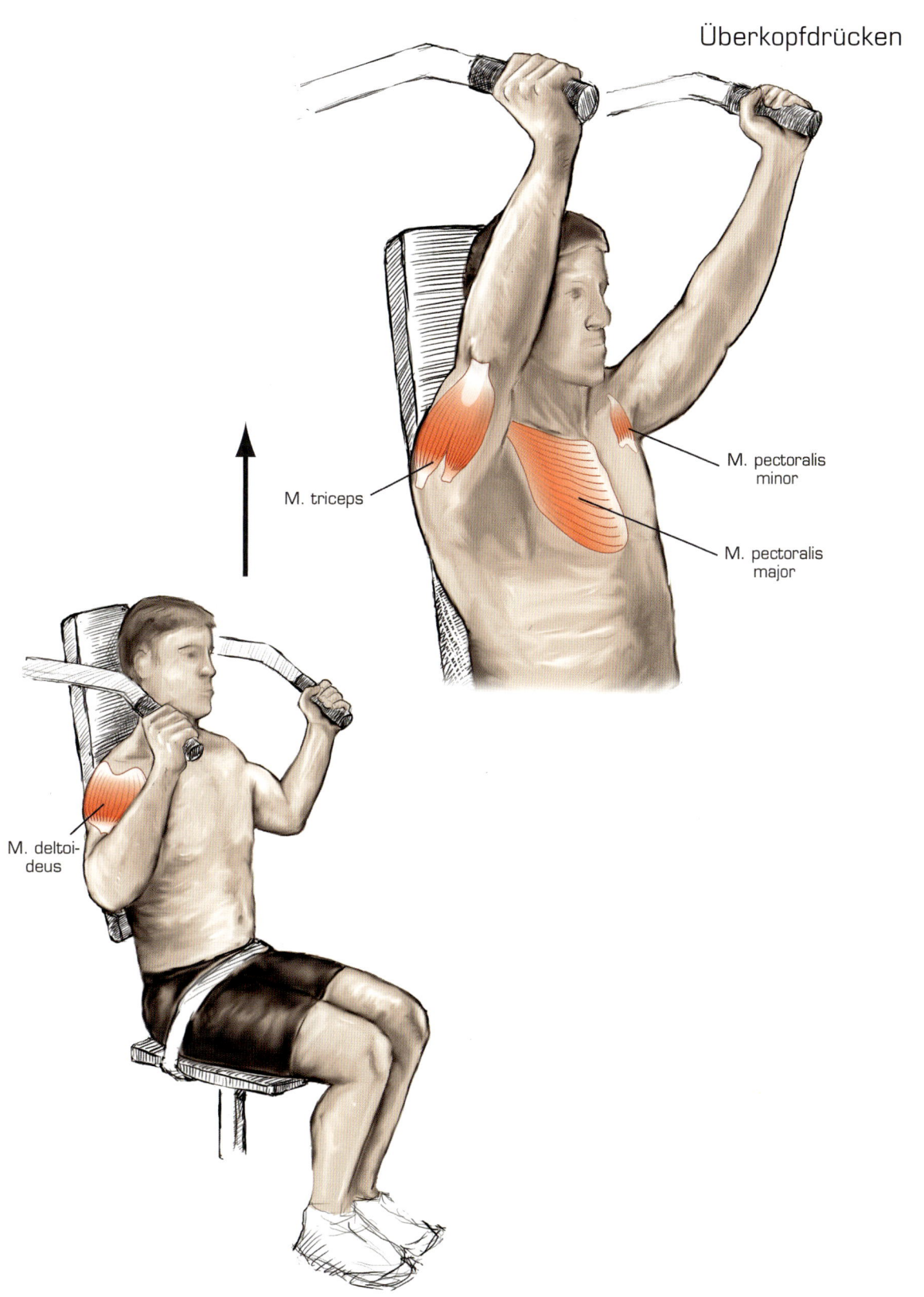

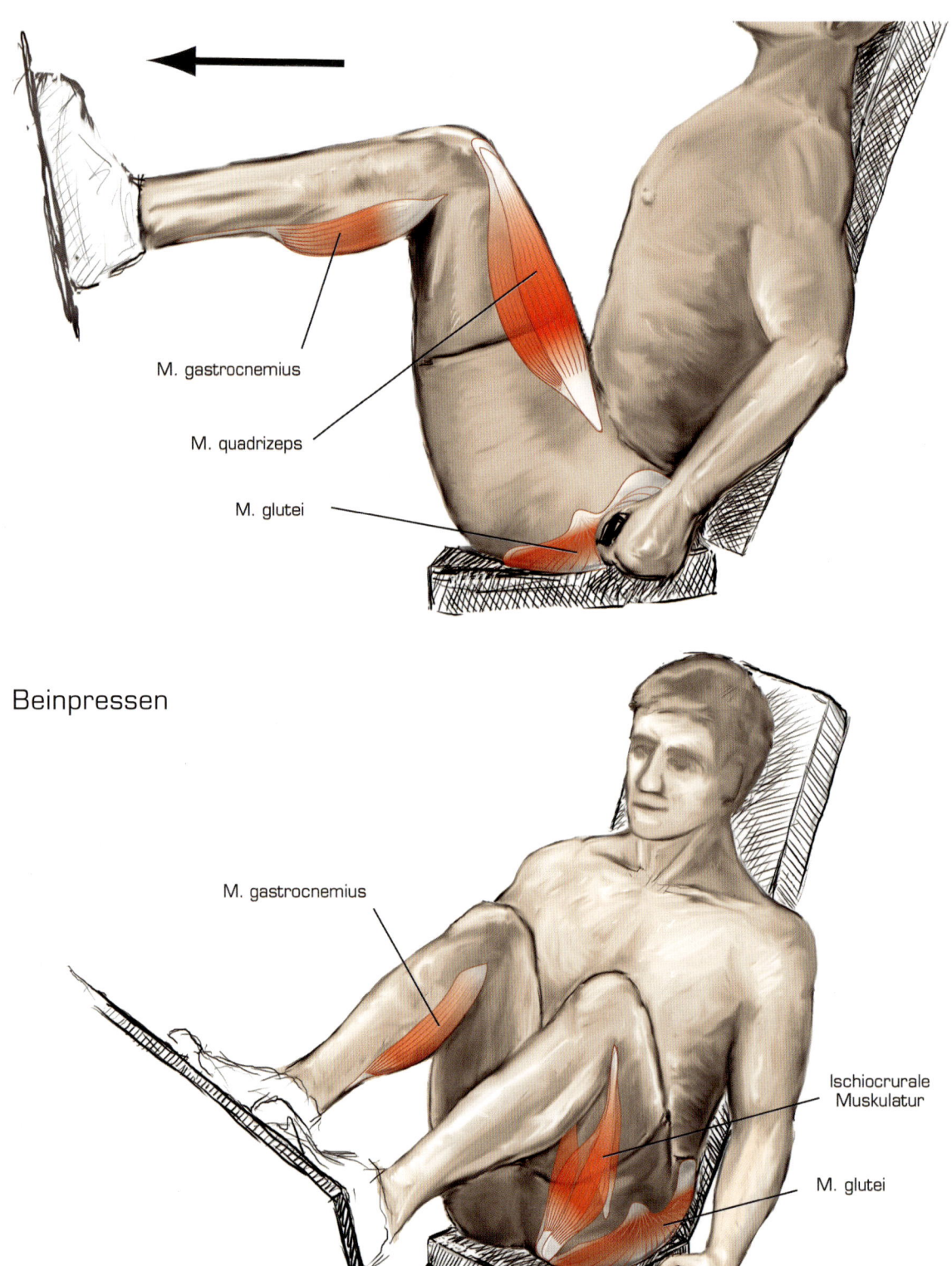

Beinpressen

für (bei der man die Übung im Stehen ausführt). Das Schulterheben lässt sich aber auch wirksam mit Kurzhanteln oder einer Langhantel trainieren; bei Kurzhanteln bietet sich eine sitzende Position an, bei der Langhantel eine stehende.

Wenn man den Trapezius mit Schulterheben trainiert, sollte man darauf achten, die Arme nicht (wie bei einem Curl) zu beugen. Die Arme sind gerade und hängen seitlich am Körper; nur die Kontraktion des Trapezius (die ein Hochziehen der Schultern bewirkt) sollte den Widerstand nach oben bewegen. Ganz gleich, ob man Hanteln oder eine Maschine benutzt, man sollte in jedem Fall die Schultern langsam und möglichst weit nach oben ziehen. Halten Sie in dieser Position äußerster Muskelkontraktion kurz inne, und senken Sie Ihre Schultern dann ab, bis sie möglichst tief sind. Heben Sie sie dann wieder an, und wiederholen Sie die Übung für die vorgeschriebene TUL.

Rückenstrecken. Setzen Sie sich so in die Maschine, dass das Polster auf Ihrem oberen Rücken aufliegt, direkt über der Lendenwirbelsäule, und stellen Sie die Füße auf der dafür vorgesehenen Platte ab. Legen Sie den Sicherheitsgurt an, damit Sie während des Bewegungsablaufs nicht auf der Sitzfläche hin und her rutschen. Halten Sie die Hände entweder überkreuzt auf den Schultern oder vor dem Bauch. Lehnen Sie sich langsam nach hinten, bis die untere Rückenmuskulatur voll angespannt ist. Halten Sie in dieser

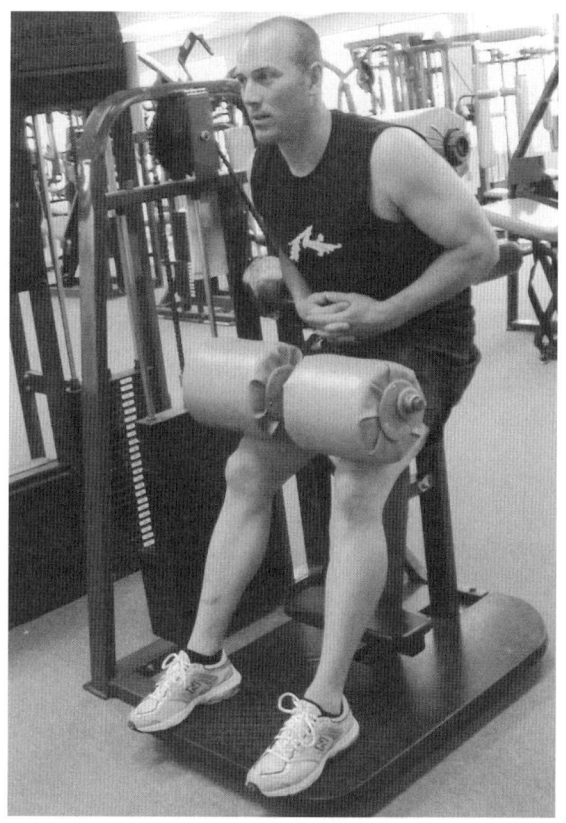
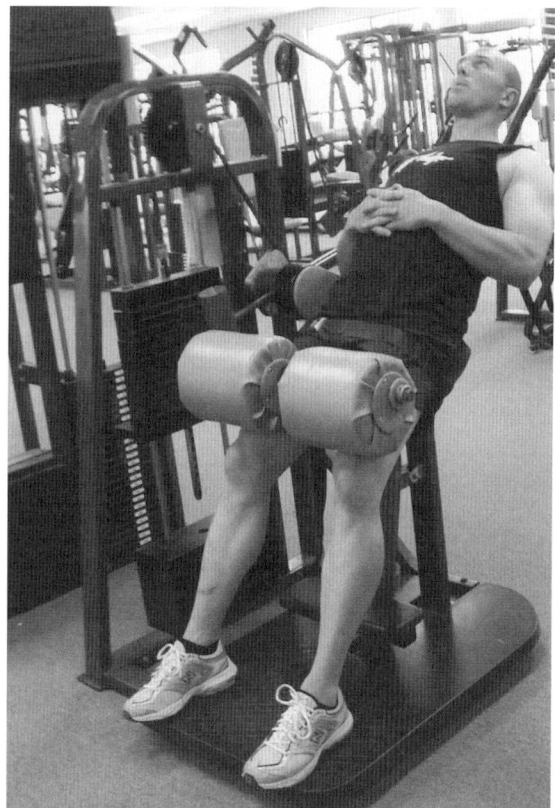

Rückenstrecken am Nautilus-Gerät (Anfangs- und Endposition)

Position äußerster Muskelkontraktion kurz inne, und kehren Sie dann langsam in die Ausgangsposition zurück. Wiederholen Sie die Übung für die vorgeschriebene TUL.

Falls Sie mit freien Gewichten arbeiten, reicht das Kreuzheben oder Langhantelrudern vorgebeugt aus, um den unteren Rücken zu trainieren.

Bizeps-Curl. Sofern Sie ein entsprechendes Gerät verwenden, setzen Sie sich in die Bizepsmaschine, und legen Sie Ihre Ellenbogen auf den Polstern ab. Ihr Ellenbogengelenk sollte an der Mitte der Umlenkrolle ausgerichtet sein. Fassen Sie die Griffe, und spannen Sie die Bizepsmuskeln langsam an, bis sie voll kontrahiert und Ihre eingangs gestreckten Unterarme maximal gebeugt sind. Halten Sie in dieser Position äußerster Muskelkontraktion kurz inne, und senken Sie die Griffe in die Ausgangsposition ab. Wiederholen Sie die Übung für die vorgeschriebene TUL.

Falls Sie mit freien Gewichten arbeiten, fassen Sie eine Langhantel in einem schulterbreiten Untergriff. Nehmen Sie einen aufrechten Stand ein, bei dem die Fingerknöchel auf den Oberschenkeln aufliegen. Halten Sie die Ellenbogen eng an die Seite gepresst, und heben Sie die Langhantel durch Beugen der Unterarme, bis Ihre Hände beinahe die Schultern berühren. Weil der effektive Widerstand an diesem Punkt eines Langhantel-Curls abfällt, ist es nicht notwendig, in dieser Position innezuhalten. Senken Sie die Langhantel daher, ohne zu pausieren, langsam wieder in die Ausgangsposition zurück. Wiederholen Sie die Übung für die vorgeschriebene TUL.

Trizepsstrecken. Diese Übung muss an einem Kabelzug ausgeführt werden. Fassen Sie den Griff so, dass die Handflächen nach unten zeigen, und halten Sie die Ellenbogen eng am Körper. Drücken Sie die Griffstange langsam nach unten, bis die Arme ganz gestreckt sind und die Stange beinahe Ihre Oberschenkel berührt. Halten Sie in dieser Position äußerster Muskelkontraktion kurz inne, und lassen Sie die Griffstange langsam in die Ausgangsposition zurückgleiten. Wiederholen Sie die Übung für die vorgeschriebene TUL.

Falls Sie keinen Kabelzug benutzen können oder freie Gewichte verwenden, stellt das Bank- oder Überkopfdrücken eine angemessene Belastung des Trizeps dar.

Bauchmaschine. Das ist eine rein »optionale« Übung. Wenn Sie den Pulldown wie zuvor beschrieben ausführen, besteht kein Bedarf an einem zusätzlichen Bauchtraining. Wenn Ihnen

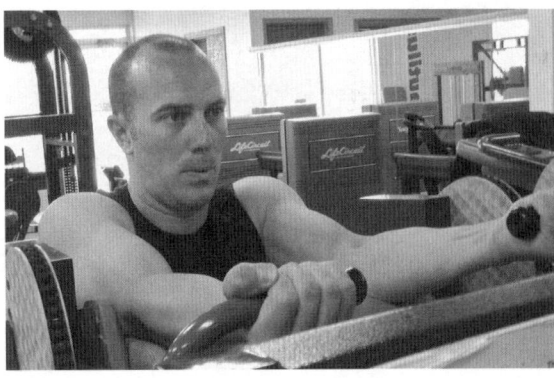
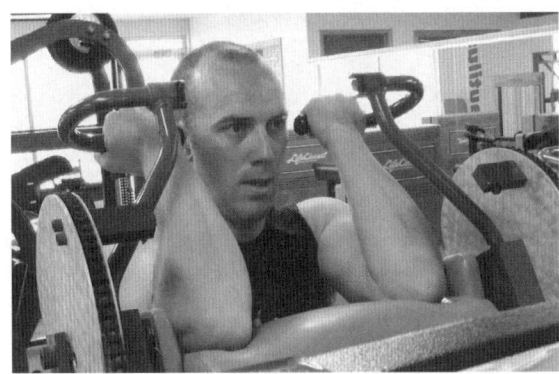

Bizeps-Curl (Anfangs- und Endposition)

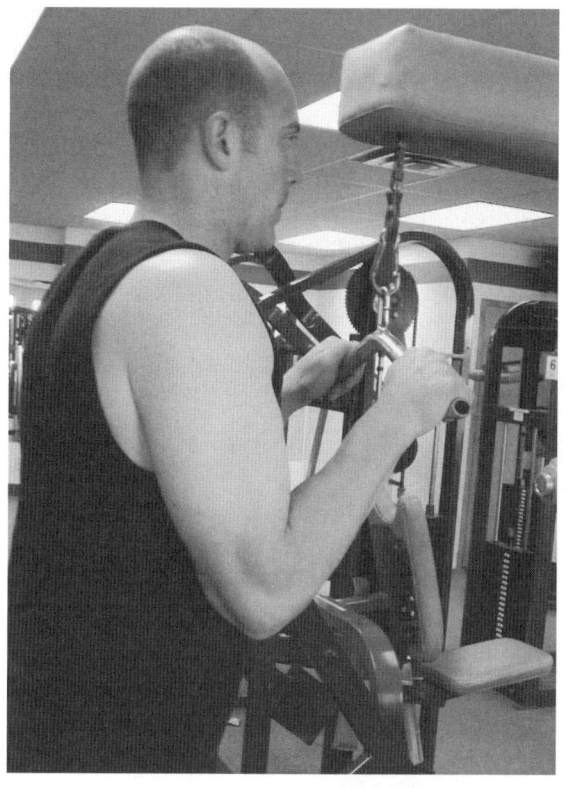 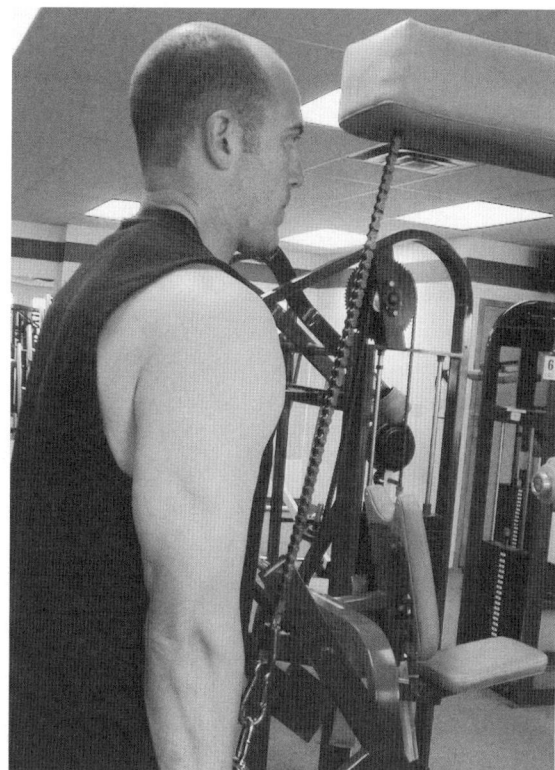

Trizepsstrecken (Anfangs- und Endposition)

kein Gerät für den Pulldown zur Verfügung steht, ist ein gezieltes Bauchtraining sicher keine schlechte Idee. Falls Sie ein Gerät benutzen, setzen Sie sich so hinein, dass die Polster oben auf der Brust aufliegen. (Manche Geräte haben Griffe, die oberhalb des Kopfes angebracht sind, fassen Sie in diesem Fall die Griffe, und achten Sie darauf, dass Sie sich mit dem Rücken am Polster anlehnen.) Spannen Sie Ihre Bauchmuskeln nun langsam an. »Drücken« Sie die Polster nicht mit den Schultern, weil dies nur dazu führt, dass Ihr Rumpf sich nach vorne und unten bewegt. Der Bewegungsumfang der Bauchmuskulatur ist nicht besonders hoch, deshalb wird der Abstand, den Sie zurücklegen, minimal sein. Setzen Sie die Bewegung fort, bis Ihre Bauchmuskeln voll angespannt sind. Halten Sie in dieser Position äußerster Muskelkontraktion kurz inne, und richten Sie sich langsam und kontrolliert wieder in die Ausgangsposition auf. Lassen Sie das Gewicht nicht in den Block fallen, weil sich Ihre Bauchmuskeln dadurch kurzzeitig entspannen würden. Wiederholen Sie die Übung für die vorgeschriebene TUL.

Falls Ihnen keine Bauchmaschine zur Verfügung steht, können Sie auch »Crunches« ausführen. Legen Sie sich rücklings auf den Boden. Ziehen Sie die Fersen möglichst eng ans Gesäß, und spreizen Sie die Knie. Halten Sie die Hände vor dem Bauch verschränkt, und spannen Sie die Bauchmuskeln langsam an, bis sie voll kontrahiert sind. Halten Sie kurz in dieser Position inne, und kehren Sie dann langsam und kontrolliert durch Absenken des Oberkörpers in die Ausgangsposition zurück. Wie bei der Bauchmaschine gilt auch hier: Wenn die Bauchmuskeln in die Ausgangsposition zurückkehren, müssen sie unter Spannung bleiben. Wiederholen Sie die Übung für die vorgeschriebene TUL.

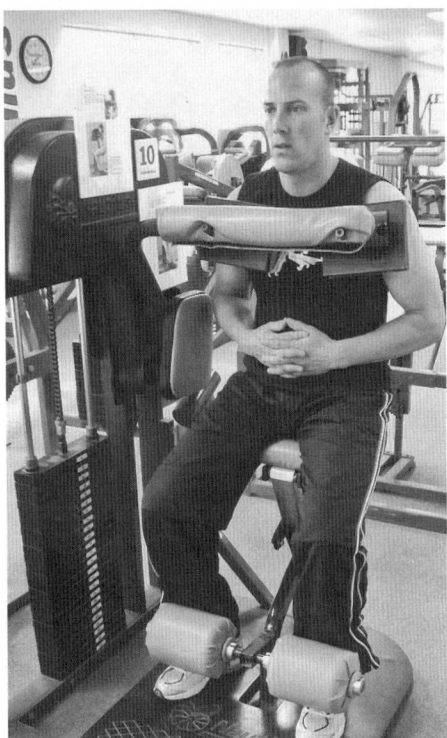
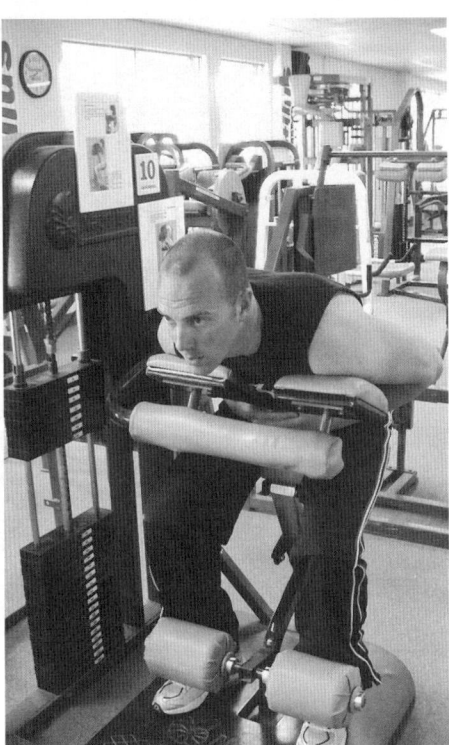

Nautilus-Bauchmaschine (Anfangs- und Endposition)

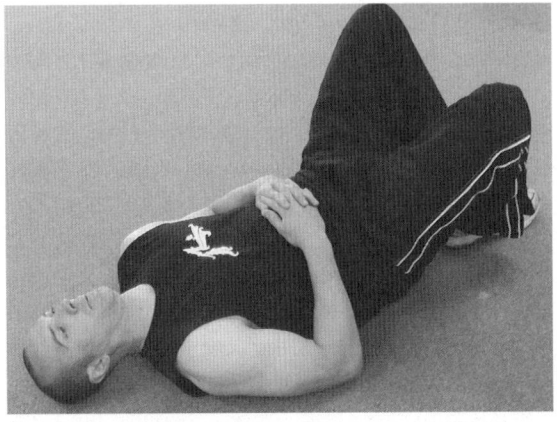
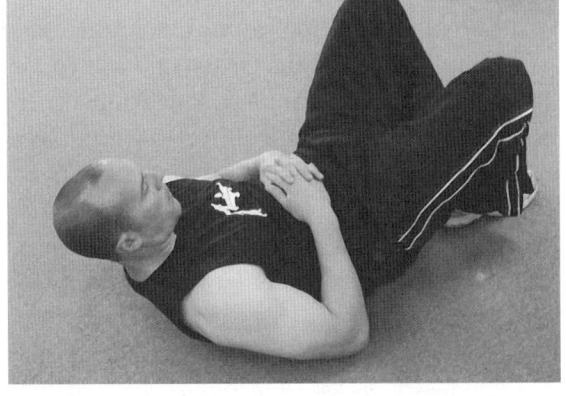

Crunch (Anfangs- und Endposition)

Mehr über das Splitting

Ich trainierte schon eine Zeit lang die Big Three, und meine Fortschritte – vor allem im Beinpressen – hatten deutlich nachgelassen. Zwei Dinge führten dazu, dass ich mein einmaliges wöchentliches Big-Three-Ganzkörpertraining überdachte.

Zum einen hatte ich einen Trainer (Blair Wilson), der ein kluger Kerl ist und sich mit der Theorie hinter HIT bestens auskennt. Eines Tages sagte ich: »Heute werde ich mal was ändern, vielleicht mache ich Beinextensionen oder so«, woraufhin er sein Veto einlegte: »Nein, machst du nicht.« »Warum?«, wollte ich wissen. Er antwortete: »Entweder du machst deine Beinpressen klaglos und ohne zu jammern – oder du bist noch nicht ausreichend erholt.« Da dämmerte mir, dass er ja eigentlich recht hatte. Aus meiner Sicht ist der erste Hinweis auf ein Übertraining, dass man vorübergehend keine Lust mehr auf eine bestimmte Übung hat. Beinpressen stellten zu diesem Zeitpunkt einen enormen Kraftaufwand dar, zu dem ich mich erst einmal körperlich wie mental überwinden musste. Darüber hinaus war mein Fortschritt an diesem Gerät minimal: Es wäre mir vielleicht möglich gewesen, in einer Woche ein bestimmtes Gewicht und eine bestimmte Anzahl an Wiederholungen zu schaffen und in der darauffolgenden Woche womöglich eine Wiederholung hinzuzufügen, doch diese Steigerung wäre vielleicht auch nur deshalb zustande gekommen, weil meine Form nachgelassen hatte.

Was als Zweites geschah, war, dass mein Sohn Riley Mike Mentzers Programm des dreiteiligen Splittens ausprobierte und lediglich einmal in der Woche reduziert trainierte. Riley war damals sechzehn Jahre alt, er hatte also optimale hormonelle Voraussetzungen, um Muskeln aufzubauen, und er machte große Fortschritte. Ich dachte: »Das versuche ich auch: Ich verzichte drei Wochen auf Beintraining und beiße dann eben in den sauren Apfel.« Als ich mich drei Wochen später wieder dem Beinpressen widmete, übertraf ich meine alte Bestleistung um 15 Wiederholungen pro Bein. (Ich verwende die Duo-Squat-Beinpresse von Nautilus.) Das sagte mir nur, dass meine Regenerationsphase, zumindest für die Beine, deutlich länger als sieben Tage betragen musste. Ein dreiteiliges Splitting, bei dem jedes Körperteil in 21 Tagen nur einmal trainiert wird, war daher geradezu perfekt.

John Little

WANN MAN EIN SPLITTING ANWENDEN SOLLTE

Ein Splitting-Programm sollte man immer dann anwenden, sobald man mit den elementaren Ganzkörperworkouts nur noch langsame Fortschritte verbucht. Wenn sich zum Beispiel nach zwei Big-Five- oder Big-Three-Workouts keine Fortschritte mehr einstellen, man also keine schwereren Gewichte stemmen kann oder höhere Wiederholungszahlen schafft (oder beides), dann ist es an der Zeit, es mit einem dreiteiligen Splitting zu versuchen. Im Laufe seines Trainings kommt jeder früher oder später an einen Punkt, an dem man sich den Grenzen seines genetischen Potenzials stellen muss. In dieser Phase kann man mit dem Wechsel auf ein dreiteiliges Splitting intensiver, kürzer und sporadischer trainieren, sodass man wirklich das Optimum aus sich herausholt.

Jede der zuvor genannten Techniken kann dabei helfen, mechanische Hindernisse zu überwinden, und ermöglicht es dem Trainierenden, die kritische Schwelle zu erreichen und wieder anhaltende Fortschritte im Muskelwachstum anzuregen. Das bedeutet nicht, dass diese Protokolle bessere Ergebnisse erzielen oder dass sich ein Kraft- und Muskelzuwachs nicht auch mit einfacheren Mitteln erreichen ließe (d. h. positivem Versagen). Mehrere Veröffentlichungen haben gezeigt, dass ausschließlich negative Bewegungen einen wirkungsvollen Muskel- und Kraftaufbau stimulieren; es gibt aber auch andere Veröffentlichungen, die die Auffassung vertreten, herkömmliche Trainingsmethoden führten zu demselben Effekt. Und wieder andere Studien wollen nachgewiesen haben, dass sogar rein statische Übungen praktisch dieselben Ergebnisse liefern. Bis jetzt ist uns nicht eine Forschungsarbeit bekannt, die belegen kann, dass irgendein Protokoll in der Lage wäre, die Grenzen unseres genetischen Potenzials wirklich zu sprengen.

Meine Erfahrungen mit dem dreiteiligen Splitting

Aufgrund des Medizinstudiums, der praktischen Ausbildung und meiner beruflichen Auslastung war ich es gewohnt, ständig müde und erschöpft zu sein, und lief daher nur noch auf Autopilot. Es ist ein Fehler zu trainieren, bevor es Zeit dafür ist. Mental fällt es mir leicht, nach Schema F vorzugehen und mich an ein vorgegebenes Workout zu halten, ganz gleich, wie es mir eigentlich geht. Um dieser Tendenz entgegenzuwirken und mich selbst auf Kurs zu halten, muss ich eine Situation schaffen, die mich dazu zwingt, einen Gang herunterzuschalten.

Ich folge jetzt im Wesentlichen einem Ansatz, den Mike Mentzer vorschlägt, d. h., ich teile den Körper in drei Bereiche auf, denen ich jeweils ein Workout widme; dabei absolviere ich ein Workout pro Woche, sodass ich also alle drei Bereiche in einem Zeitraum von drei Wochen jeweils einmal trainiere. Ich durchlaufe insgesamt zwei solcher Zyklen und teile den Körper anschließend hälftig auf. Dabei trainiere ich eine Hälfte der Muskeln mit drei Übungen in einem Workout und die andere Hälfte mit weiteren drei Übungen im nächsten. Ich halte mich also zwei Zyklen lang an ein dreiteiliges Splitting, auf das ein Zyklus mit zwei Workouts für die beiden Körperhälften folgt, und kehre dann wieder zum dreiteiligen Splitting zurück.

Seitdem ich die verschiedenen Körperbereiche nur einmal in 21 Tagen trainiere, habe ich noch keine Dekompensation festgestellt. Dadurch ist jede Muskelgruppe größer, stärker und praller geworden. Sobald ich am Ende einer Trainingseinheit sehe, wie meine Leistung war, überlege ich mir, welches Gewicht ich im nächsten Zyklus benutzen werde. Seitdem ich auf diese Weise trainiere, stemme ich in jedem Workout das Gewicht, das ich zuvor festgelegt habe, und jedes Mal ist es – ausnahmslos – zu leicht.

Dr. Doug McGuff

Max Contraction

Eine alternative Trainingsmethode, die sich ebenfalls als wirksam erwiesen hat, um die berüchtigten Temposchwellen zu überwinden und ein Muskelwachstum anzuregen, ist das Max-Contraction-Protokoll, bei dem ein Muskel zur vollen Kontraktion gebracht wird, die gehalten wird, bis sie nicht mehr aufrechterhalten werden kann (was normalerweise in etwa der Time under Load konventioneller Übungen mit vollem Bewegungsumfang entspricht). Dieses Protokoll wird im Idealfall mit Isolationsübungen umgesetzt.

Da das Protokoll am stärksten Punkt des Bewegungsumfangs eines Muskels ausgeführt wird (der voll kontrahierten Position), stellt die Temposchwelle kein Problem dar, und der Muskel wird dem Reiz ausgesetzt, ohne dass man körperliche Verschleißerscheinungen riskiert. Das ist ein enormer Vorteil, denn je weniger Verschleiß sich im Laufe Ihres Trainings einstellt, desto besser geht es Ihnen. Mit einem statischen Protokoll können Sie eine Stimulation der Kraft und der Muskelgröße bewirken, die mindestens genauso effektiv ist wie ein herkömmliches Training mit vollem Bewegungsumfang, und weil schließlich Muskelaufbau das Ziel ist, ist es nur wünschenswert, wenn sich dieses mit dem geringsten Verschleiß erreichen lässt.

Die wichtigste Eigenschaft des Max-Contraction-Protokolls ist, dass Sie dabei Ihre Muskeln gegen einen höheren Widerstand anspannen können. Das erzeugt nicht nur ein Inroading, sondern führt auch zu einer Anhäufung von Laktat im Körper, und das ganz ohne Bewegung (wodurch die Übungen sicherer ausführbar sind) und ohne dass man sich Gedanken über etwaige Hemmnisse oder ausrüstungsbedingte Einschränkungen machen muss.

BEISPIELHAFTE TRAININGSGESTALTUNG

Man sollte im Rahmen eines effektiven Max-Contraction-Workouts zwölf Übungen wählen und drei Workouts mit jeweils vier Übungen absolvieren, die im Wechsel einmal alle sieben Tage durchlaufen werden. Die Aufteilung könnte folgendermaßen aussehen:

Workout 1
1. Beinstrecken
2. Beincurl
3. Wadenheben stehend
4. Crunch

Workout 2
1. Pullover
2. Rückenstrecken am Gerät
3. Schulterheben
4. Seitheben am Kabelzug

Workout 3
1. Seitheben mit gebeugten Armen
2. Hinterer Deltamuskel
3. Bizepscurl
4. Trizepsdrücken über Kopf

Die Time under Load liegt für die Übungen zwischen sechzig und neunzig Sekunden (die ideale Zeitspanne variiert je nach Person), und man sollte versuchen, innerhalb dieser TUL zu bleiben. Schwerere Widerstände können sinnvoll sein, sofern ein Trainer oder Trainingspartner hilft, das Gewicht zu heben und in die richtige Position zu befördern, in der man die entsprechende Muskelgruppe effektiv trainiert. Max Contraction ist insofern ein exzellenter Optimierungsreiz, als sie die Verwendung von Schwung ausschließt; sie erfordert keinen komplexen Bewegungsablauf, sie belastet den Muskel gründlich und führt zu Inroading, Erschöpfung, der Anhäufung von Stoffwechselprodukten und Wachstumsstimulation. Die Fachliteratur liefert umfassende Fakten, die die Annahme unterstützen, dass die Max-Contraction-Methode oder ein anderes statisches Protokoll, bei dem der Muskel konstant unter Spannung steht, erhebliche Kraftsteigerungen zu bewirken vermag.[87]

VERBUNDÜBUNGEN UND MAX CONTRACTION

Die die soeben skizzierten Vorteile können auch mit Verbundübungen wie den Big Five erzielt werden, allerdings muss man dabei aufpassen, die Gliedmaßen nicht komplett durchzudrücken. Bei Verbundübungen ist meistens das Ende des Bewegungsumfangs zugleich der Punkt, an dem die Hebelwirkung am geringsten ist und somit auch der Widerstand. Am besten wird diese Hürde überwunden und damit ein größerer Reiz auf den Muskel ausgeübt, wenn man im Bewegungsumfang einen festen Punkt findet, an dem man den Kraftaufwand in dieser bestimmten Übung als maximal empfindet, und die Wiederholungen nur bis zu dieser Position ausführt. Als Halteposition eignet sich bei der Beinpresse eine Stelle, die ein Drittel unterhalb der oberen Endposition liegt, bei der Brustpresse befindet sie sich auf halbem Weg zwischen Start- und Endposition. Und indem Sie dort anhalten, stellen Sie sicher, dass Sie eine saubere maximale Kontraktion ausführen und die größtmögliche Kraft aufwenden. Der Nachteil ist vielleicht, dass manche Muskelfasern in diesen Positionen keine maximale Kraft entwickeln, aber das ist sogar von Vorteil, weil Sie dadurch den Verschleiß reduzieren, der sich durch Übungen mit vollem Bewegungsumfang oft ergibt.

Es handelt sich hierbei um eine intensivere Technik, weshalb wir bei Anwendung dieses Protokolls empfehlen, nicht mehr als drei oder vier Übungen pro Workout auszuführen – beispielsweise Beinpressen, Pulldown, Brustpressen und Rudern sitzend. Wie immer sollten Sie auch bei dieser Technik nur maximal einmal in der Woche trainieren, und wenn Sie keine Fortschritte Ihrer Trainingsleistung mehr verbuchen können, sollten Sie nicht zögern, längere Regenerationsphasen einzulegen und nur noch etwa einmal in zehn Tagen zu trainieren.

Erhalt ist Rückschritt

Sie sollten zu keinem Zeitpunkt in Ihrem Training beschließen, dass Ihr Fortschritt »gut genug« ist, und Ihre Intensität reduzieren, um die aktuelle Muskelgröße und Kraft zu »erhalten«. Wir haben festgestellt, dass man dann unvermeidlich einen Rückschritt macht. Wir wissen noch nicht genau, warum dies der Fall ist, aber wir haben dieses Phänomen schon oft genug beobachtet, um zu dem Schluss zu kommen, dass der Körper ständig neuen Herausforderungen ausgesetzt werden muss.

Wir hatten schon mit Klienten zu tun, die der Meinung waren: »Ich muss ja gar nicht immer noch stärker werden, ich brauche keinen Kraftzuwachs.« Wenn wir dann versuchen, sie bei einem Pulldown mit einem Widerstand von 90 kg und einer TUL von 90 Sekunden einzupendeln (angenommen, dass dies die Leistung ist, die sie in ihrem vorigen Workout erbracht haben), dann stellen wir nach drei oder vier Workouts oft fest, dass sie plötzlich Probleme damit bekommen, das Gewicht auch nur siebzig Sekunden zu halten. Wenn wir davon Abstand nehmen, sie auf demselben Kraftniveau zu halten, und stattdessen dazu übergehen, ihre Leistung mit jedem Workout auch nur um einen halben Newtonmeter zu verbessern, bleiben sie entweder auf einem konstanten Level oder verbessern sich geringfügig. Ebenso gilt: Wenn wir ein Protokoll anwenden (wie die in diesem Kapitel), das ihnen erlaubt, das gestemmte Gewicht zu steigern, und das ihnen dabei hilft, die kritischen Temposchwellen zu überwinden, werden sie weiterhin ihre Kraft verbessern können. Die Rechnung, die Kraft auf demselben Niveau zu halten, indem man immer weiter mit denselben Gewichten und derselben TUL arbeitet, geht jedoch nicht auf.

Viele Trainierende, vor allem wenn sie bereits erste Erfolge verbuchen konnten, vermeiden es gerne, sich völlig zu verausgaben, und gehen einen lauen Kompromiss ein, indem sie *irgendetwas* tun, dabei aber nicht »allzu hart« trainieren. Sie wollen sich zwar bewegen und irgendetwas mit ihren Muskeln tun, sind aber nicht besonders motiviert, sich so sehr zu fordern, um anhaltende weitere Verbesserungen anzuregen. In diesen Fällen verlängern wir in der Regel die Regenerationsphase zwischen den Workouts, oder wir ändern ihr Protokoll wie in diesem Kapitel beschrieben. Diese Anpassung bietet zudem den psychologischen »Reiz des Neuen«. Wenn wir unsere Aufmerksamkeit auf einen Ansatz wie das SuperSlow-Protokoll richten, bei dem sich viel Laktat im Körper bildet, sind sie in der Regel zufrieden, weil ihre Muskeln immer noch hart arbeiten, sie dabei aber kein übermäßig schweres Gewicht stemmen müssen.

Wir wissen, dass manche Menschen eine ausgesprochene Angst vor schwereren Gewichten haben, was eine große mentale Blockade bedeuten kann, deshalb helfen wir ihnen dabei, Fortschritte zu erzielen, indem wir ein anderes Protokoll anwenden. Wir nehmen erst nach etwa einem Jahr Anpassungen vor und wenden dann Techniken und Protokolle an, mit denen unsere Klienten auch weiterhin Muskel- und Kraftverbesserungen erzielen.

Seltene Anwendung ultraintensiver Protokolle

Alle Techniken und Methoden in diesem Kapitel müssen systematisch und selten eingesetzt werden, weil es (ungeachtet der vorangehenden Diskussion) allzu verlockend ist, zu schnell zu viel zu wollen – das gilt vor allem für die hoch motivierten Sportler. Diese Methoden fordern Ihren Körper auf nie da gewesene Weise, sodass schnell ein Zustand des Übertrainings eintreten kann, der Ihren Fortschritt zum Erliegen bringt.

Übertraining ist ein schleichender Prozess und weniger ein spontanes Ereignis, es lässt sich daher im Anfangsstadium oft nicht erkennen – und das, obwohl die betreffende Person zunehmend schwächer wird. Das beste Gegenmittel gegen Übertraining ist, es gar nicht erst entstehen zu lassen; und zwar indem man im Voraus festlegt, wann man diese Techniken anwendet, und diese über einen kurzen Zeitraum hinweg umsetzt, gefolgt von einem noch kürzeren Programm, das sowohl im Umfang als auch in der Frequenz reduziert ist.

Nehmen wir beispielsweise an, Sie beginnen im September mit dem Training. Sie halten sich fünf Monate lang an das Big-Five-Workout – September, Oktober, November, Dezember und Januar. Und erst im Februar werden dann unter Umständen bestimmte Anpassungen vorgenommen, das komplette Kalenderjahr könnte also wie folgt aussehen:

Januar – Big-Five-Basisprogramm (nur positives Versagen)

Februar – Big Five mit segmentierter manueller Unterstützung bei Beinpressen, Brustpressen und Pulldown

März – nur negative Wiederholungen, das Programm besteht aus drei Übungen (z. B. Pulldown, Überkopfdrücken, Beinpressen)

April – Big-Five-Basisprogramm (nur positives Versagen)

Mai – dreiteiliges Splitting (mit Rest-Pause nach positivem Versagen)

Juni – dreiteiliges Splitting (mit Max Contraction)

Juli – Big Three (Pulldown, Brustpressen, Beinpressen), ausschließlich bis zum positiven Versagen

August – dreiteiliges Splitting (mit zeitlich gemessener statischer Kontraktion am Ende der Sätze mit positivem Versagen)

September – dreiteiliges Splitting (nur negative Wiederholungen bei allen Übungen)

Oktober – Big Three (nur positives Versagen)

November – dreiteiliges Splitting (mit Teilwiederholungen, bei Beinpressen und Überkopfdrücken nach dem kritischen Punkt ausgeführt, beim Pulldown davor)

Dezember – dreiteiliges Splitting (mit segmentiertem manuellen Widerstand bei allen Übungen)

Energieerhaltung und zunehmende Belastung

In den Phasen, in denen man Übungen absolviert, die nur ein Gelenk beanspruchen (wie beim dreiteiligen Splitting), muss man sich in Acht nehmen. Der Körper kann nicht nur Ausweichstrategien entwickeln und »mogeln«, um eigentlich zu schwere Gewichte letztlich doch zu bewältigen, manchmal macht auch der Bewegungsablauf an sich eine Isolation unmöglich. Aus diesen Gründen empfehlen wir, in einem Trainingsprogramm überwiegend Verbundübungen einzusetzen.

Wir haben festgestellt, dass mit zunehmendem Gewicht manche Bizepsmaschinen ungünstige Hebelverhältnisse schaffen – mit der Folge, dass das gestemmte Gewicht den Trainierenden aus dem Sitz heben kann. Dieser setzt daraufhin seine Hilfsmuskeln ein, um sich in der Maschine zu stabilisieren und die Übung mit dem eigentlich zu schweren Gewicht trotzdem auszuführen. Der Bewegungsablauf und die Krafteinwirkung zwingen den Sportler dazu zu mogeln, indem er sich auf dem Sitz hin und her windet. Dasselbe ist auch bei vielen Isolationsübungen der Fall, so beispielsweise beim Beinstrecken: Ab einem bestimmten Widerstand (bei einem Nautilus-Gerät könnte das Gewicht zwischen 80 und 90 kg liegen) ist es nahezu unmöglich, ruhig sitzen zu bleiben.

Um dieses Problem zu umgehen, halten viele die Griffe des Geräts fest umklammert (was man nicht tun sollte, da dadurch der Blutdruck ansteigt) oder schnallen sich mit einem Sicherheitsgurt am Sitz fest, der allerdings meist unterhalb der Hüfte auf den Quadrizeps drückt, der sich daraufhin nicht voll zusammenziehen kann. Kurzum, sobald ein Trainierender es bei diesen Isolationsübungen mit einem größeren Widerstand zu tun bekommt, ist es fast unmöglich, nicht auf die eine oder andere Weise zu mogeln, und zwar aufgrund der einwirkenden mechanischen Kräfte.

Das heißt nun nicht, dass Sie im Laufe Ihrer gesamten Trainingskarriere komplett auf Isolationsbewegungen verzichten sollten, aber der Kern eines jeden Workouts (von Max-Contraction-Einheiten einmal abgesehen) muss aus Verbundübungen bestehen. Außerdem sollten Sie Geräte verwenden, die ein Mogeln möglichst unterbinden, da sich nur so sicherstellen lässt, dass Sie auch wirklich Fortschritte machen.

Abschließend kann man sagen, dass es wichtig ist, die Methoden zur Trainingsoptimierung, die in diesem Kapitel vorgestellt wurden, weniger als *höherintensive* Techniken zu betrachten, die man anwendet, um seinen Körper dazu zu bringen, mehr zu leisten, als er eigentlich vermag. Es sind vielmehr Mechanismen, mit denen man seinen Fortschritt wie gewohnt fortsetzen kann, während man den technischen Einschränkungen der Geräte und der begrenzten Regenerationsfähigkeit des menschlichen Körpers Rechnung trägt. Sie sind letztlich das entscheidende Quäntchen, mit dem man sein genetisches Potenzial voll ausschöpft und von 98 auf 100 Prozent erhöht.

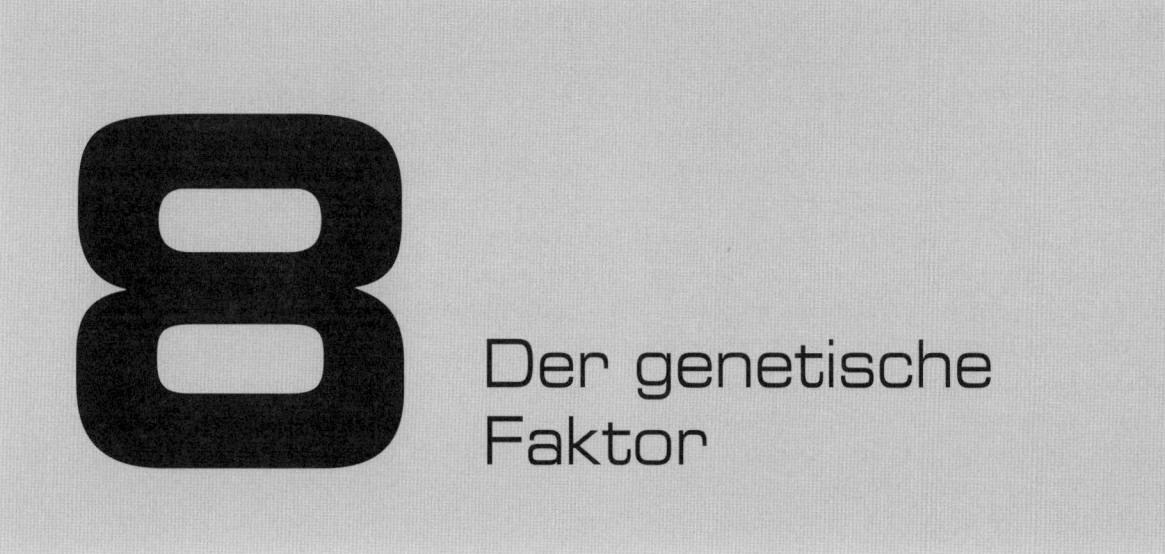

8 Der genetische Faktor

Mit besonderem Dank an Ryan Hall, der für dieses Kapitel einen Großteil des Materials recherchiert und zusammengefasst hat.

Mit korrektem Training lassen sich zwar beachtliche Ergebnisse erzielen, aber wenn die eigenen Wunschvorstellungen keinen Bezug zur Realität haben, kann man sich auf eine bittere Enttäuschung gefasst machen. Krafttraining ist zweifellos eine der nutzbringendsten sportlichen Aktivitäten überhaupt, aber viele Frauen vermeiden es aus Angst davor, irgendwann einmal wie Arnold Schwarzenegger auszusehen, während viele Männer irgendwann frustriert die Flinte ins Korn werfen, weil es ihnen nicht gelingt, ihren Körper dem von Arnold Schwarzenegger anzunähern. Bei den Frauen ist die Angst in der Regel unbegründet, und bei den Männern ist die Enttäuschung vorhersehbar, weil die biologische Fähigkeit zum Aufbau großer Muskeln bei Menschen eher selten ist. Diese Seltenheit übt gerade auf viele Männer einen großen Reiz aus. Der Umstand allerdings, dass der Aufbau großer Muskelmasse gerade in Bodybuilding- und Fitnesszeitschriften als »für jedermann möglich« gepriesen wird, ist zugleich der Grund dafür, warum so viele Frauen vor Krafttraining zurückschrecken.

Eine Lektion aus der Ökonomie

In der Ökonomie steht der Wert eines bestimmten Objekts nicht unbedingt in direktem Zusammenhang mit seiner Bedeutung. Oft hängt der Wert einer Sache von dem Verhältnis aus Angebot und Nachfrage ab, der in der Regel auch den Preis bestimmt. Was ist beispielsweise wertvoller: Diamanten oder Wasser? Wenn es ums nackte Überleben geht, ist Wasser eindeutig das wertvollere Gut, Diamanten dagegen sind wesentlich teurer. Warum das so ist? Die moderne Technik hat dafür gesorgt, dass Wasser in Hülle und Fülle vorhanden ist, weshalb sich das Verhältnis von Angebot und Nachfrage die Waage hält. Folglich ist der Preis niedrig. Wenn man jedoch auf einer Insel gestrandet ist, auf der es kein Wasser gibt, würde man eine Flasche Wasser gewiss nicht für alle Diamanten der Welt eintauschen. Genauso sind auch extreme Muskelkraft und -größe relativ seltene körperliche Eigenschaften. Und gerade deshalb sind sie für viele so attraktiv. Der Grund für diese Seltenheit ist die genetische Veranlagung.

Drei große Theorien, die in den letzten zweihundert Jahren aufgestellt wurden, trugen wesentlich zum Verständnis der Humanbiologie und der »Innenwelt« des Körpers bei: die Zelltheorie der deutschen Biologen Jacob Schleiden und Theodor Schwann 1839, die Evolutionstheorie von Charles Darwin in den 1850ern und Louis Pasteurs Keimtheorie in den 1860ern. Diese Beiträge bildeten das Fundament für den wichtigsten Durchbruch in den Biowissenschaften: die Entdeckung der DNS (Desoxyribonukleinsäure) als Träger der Erbinformationen im Jahre 1944 durch O.T. Avery. Die DNS bildet die Grundlage allen Lebens, sie bestimmt das Wesen und Aussehen eines jeden lebenden Organismus, vom primitivsten Einzeller bis hin zum Homo sapiens.

Die DNS ist unterteilt in Gene, welche die eigentlichen »Bausteine« der Erbinformationen sind, die man von seinen Eltern geerbt hat, die sie wiederum von ihren Eltern vererbt bekommen haben etc. Fast alle körperlichen Eigenschaften – Haarfarbe, Größe der Füße, sogar die Größe und Form der Muskeln – werden durch die Gene bestimmt. Während also jeder sein genetisches Potenzial für Werte wie Kraft und Muskelwachstum ausschöpfen bzw. erreichen kann, indem er richtig trainiert und sich gesund ernährt, ist das Potenzial selbst durch die Gene begrenzt, die man von seinen Vorfahren geerbt hat.[88]

Die Fähigkeit, Muskeln jenseits einer normalen Größe zu entwickeln, setzt dementsprechend eine bestimmte genetische Struktur voraus, und die nackte Wahrheit ist, dass den meisten Menschen diese genetische Struktur fehlt. Das ist, evolutionsbiologisch betrachtet, durchaus sinnvoll, denn es besteht praktisch keine Notwendigkeit für eine übergroße Muskulatur bzw. Muskelmasse. Und daraus folgt, dass sich diese Eigenschaft in der Evolution nicht durchsetzen konnte und daher relativ selten ist.

Bestimmende Faktoren

Ende der 1970er behauptete Mike Mentzer, ein Bodybuildingchampion und Medizinstudent, dass von einhunderttausend Männern vielleicht zwanzig die genetische Veranlagung hätten, um Bodybuildingchampions zu werden und die hierfür erforderliche Menge an Muskelmasse aufzubauen. Von jenen zwanzig wären vielleicht nur zehn überhaupt daran interessiert, Bodybuilding zu betreiben, und von jenen zehn wüsste vielleicht nur einer, wie er sein Training und seine Ernährung gestalten müsste, um sein Muskelpotenzial auch tatsächlich zu erreichen. Dieser Rechnung zufolge liegt die Wahrscheinlichkeit, dass man sich körperlich auf dieses hohe Niveau entwickelt, bei 1:100.000.

Während es schwer ist einzuschätzen, wie es um die genetische Kapazität einer Person in Sachen Muskelmassenentwicklung bestellt ist, gibt es bestimmte körperliche Eigenschaften, die man als versierter Beobachter durchaus damit in Verbindung bringen kann. Diese sichtbaren Merkmale, die in den folgenden Absätzen beschrieben werden, liefern Anhaltspunkte dafür, in welche Richtung man sich wohl entwickeln wird, und zeigen Bereiche auf, die sich mit einem angemessenen Training deutlich verbessern lassen.

SOMATOTYP

Es gibt eine unendliche Vielzahl an Körperbautypen, aber mit der Zeit haben sich in Fachkreisen drei Grundformen etabliert. In den 1940ern unternahm der amerikanische Psychologe William Sheldon eine Kategorisierung und analysierte nach einer umfangreichen Vermessung, wie oft die drei Körperbautypen vorkamen. Er nannte dieses System Somatotyping. Die drei somatotypischen Variablen sind Endomorphie, Mesomorphie und Ektomorphie.

Endomorphie bezieht sich auf die Tendenz zu weichen, runden Körperformen; ein endomorpher Mensch ist in der Regel korpulent, hat einen fülligen Rumpf, einen massiven Hals und kurze, stämmige Gliedmaßen. Mesomorphie bezieht sich auf die Tendenz zum Muskulären; ein echter Mesomorph verfügt über ausgewogene Körperproportionen und ist stark, hat breite, kräftige Schultern, eine gut entwickelte Brust und Gliedmaßen, außerdem hat er nur wenig Körperfett. Ektomorphie bezieht sich auf die Tendenz zur Hagerkeit; ein Ektomorph ist normalerweise hochgewachsen und hat immer einen dünnen Rumpf und schmale Gliedmaßen mit wenig Körperfett und Muskelmasse.

MUSKELLÄNGE

Es gibt aber noch weitere Faktoren, die Einfluss auf die maximale Größe eines Muskels nehmen. Entscheidend ist dabei die Länge des Muskels, der aus dem Muskelbauch besteht, und den Sehnen am oberen und unteren Ende – weshalb Muskeln auch als muskulotendinöse Einheiten bezeichnet werden. Je größer die Masse der muskulotendinösen Einheit, desto mehr Material steht für ein Wachstum zur Verfügung. Die Länge des Muskels wird dadurch festgelegt, wo seine Sehnen am Knochen ansetzen, man kann ihn also nicht verlängern. Da die Breite eines Muskels niemals seine Länge überschreiten kann (da sonst keine Kontraktion stattfinden würde), ist also die Muskellänge der (genetisch bedingte) begrenzende Faktor für das Gesamtvolumen – Länge mal Breite mal Höhe – eines Muskels. Und dies gilt grundsätzlich für alle Muskeln des Körpers.

Innerhalb dieser Formel gibt es aber immer noch einen gewissen Spielraum. Jemand, der vielleicht einen Bizeps mit einem kurzen Muskelbauch hat, muss nicht überall im Körper kurze Muskeln haben. Die Länge der einzelnen Muskeln scheint innerhalb der Muskulatur eines jeden Menschen individuell ausgeprägt zu sein, wobei es in der Regel Unterschiede in den Körperhälften und -partien gibt. Es ist extrem selten, dass man im gesamten Körper einheitlich lange und/oder große Muskeln hat.

KNOCHENBAU

Um zu beurteilen, ob und in welchem Umfang jemand dazu neigt, Muskelmasse aufzubauen, ist es entscheidend, den Knochenbau zu berücksichtigen, der durch die Länge, Dicke und Struktur der Knochen bestimmt wird. Die Körperproportionen, die normalerweise mit der Physis eines Bodybuilders in Verbindung gebracht werden, sind breite Schultern, schmale Hüften und mittellange Arme und Beine.

FETTVERTEILUNG

Nicht nur die Eigenschaft, den Umfang bestimmter Muskeln zu vergrößern, ist vererbt, auch die Menge an Fettzellen oder Adipozyten und deren Verteilung im Körper ist genetisch bedingt. Im Durchschnitt verfügen Normalgewichtige über etwa 25 bis 30 Milliarden Fettzellen; Übergewichtige über etwa 50 Milliarden; und Fettleibige über etwa 240 Milliarden. Diese große Bandbreite hilft vielleicht zu erklären, warum es manchen extrem Übergewichtigen nahezu unmöglich ist, dauerhaft Körperfett abzunehmen.

NEUROMUSKULÄRE EFFIZIENZ

Die neuromuskuläre Effizienz bezieht sich auf das Verhältnis von Nervensystem und Muskulatur. Die Art und Weise, wie die Muskeln angeregt und durch das Gehirn aktiviert werden, wird durch die Muskelkraft und die Faserzahl bestimmt, die erforderlich sind, um eine Bewegung gegen einen Widerstand zu erzeugen. Menschen mit hoher neuromuskulärer Effizienz sind in der Lage, bei einer großen körperlichen Anstrengung mehr Muskelfasern zu kontrahieren. Ein durchschnittlicher Mensch kontrahiert etwa 30 Prozent der Fasern innerhalb eines spezifischen Muskels, während es einigen Glücklichen möglicherweise gelingt, 40 oder sogar 50 Prozent zu aktivieren. Die Fähigkeit, einen hohen Prozentsatz an Muskelfasern zu kontrahieren, erhöht die kontraktile Kapazität und ermöglicht somit eine intensivere Verausgabung. Hinsichtlich der Ausdauer ist diese Besonderheit ein Nachteil, aber bei der Anregung von Muskelwachstum durch Sprints und Maximalversuche ist sie definitiv von Vorteil.

MUSKELFASERDICHTE

Die Muskelfaserdichte misst die Anzahl an Muskelfasern pro Kubikzentimeter. Je mehr Fasern sich innerhalb dieses Volumens verteilen, desto mehr stehen insgesamt zur Verfügung und können zur Hypertrophie stimuliert werden. Da man kein Wachstum bei Fasern anregen kann, die nicht vorhanden sind, gilt: Je mehr Fasern man hat, desto größer das Massepotenzial des jeweiligen Muskels.

DIE FORM UND POTENZIELLE GRÖSSE EINES MUSKELS

Es gibt zwei prinzipiell verschiedene Muskelformen, und es ist die spezielle Anordnung der Fasern innerhalb eines Muskels, die festlegt, ob der betreffende Muskel das Potenzial hat, größer zu werden. Grundsätzlich unterscheidet man spindelförmige und gefiederte Muskelfasern.

Ein spindelförmiger Muskel ist wie ein American Football geformt, so zum Beispiel der Bizeps am Oberarm. Wegen seiner Form ist dieser Muskel bestens in der Lage, seinen Umfang zu vergrößern.

Bei gefiederten Muskeln sind die Fasern wie Federäste angeordnet. Diese Form erzeugt einen Zug, der ihnen einen deutlichen Kraftvorteil gegenüber ihren spindelförmigen Pendants verschafft. Die gefiederten Fasern sind aber im Gegensatz zu den spindelförmigen Muskeln, die eher einer Biskuitrolle ähneln, nur einige Fasern dick und somit relativ schmal. Das liegt daran, dass sie in kleinen Bereichen liegen; bei einer Spindelform würde jede Kraftleistung zu einer Verringerung der Funktionalität des Muskels führen, weil er einfach einen zu dicken Querschnitt hätte.

Beispiele für gefiederte Muskeln sind die M. interossei, die zwischen den Handknochen liegen. Sie kommen immer dann zum Einsatz, wenn man nach etwas greift. Hätten diese Muskeln das Massepotenzial eines spindelförmigen Muskels, würde man schnell eine ballonartige Hand entwickeln, deren Greiffähigkeit verloren ginge. Ähnlich muss sich der M. soleus an der Wade zwischen den M. gastrocnemius und die Rückseite der Tibia schmiegen. Wäre der Muskel deutlich größer, würde er den M. gastrocnemius nach hinten drücken, wodurch sich sein Zugwinkel verschlechtern und er an Kraft einbüßen würde. Aus dieser Beschreibung sollte klar werden, dass bestimmte Muskeln gerade deshalb gefiedert sind, um eine deutliche Vergrößerung des Umfangs zu *vermeiden*. Daraus folgt, dass manche Muskeln niemals sonderlich wachsen werden, weil ihre Form dies schlichtweg nicht zulässt. Das ist genetisch einfach nicht vorgesehen.

MYOSTATIN

Es konnte wissenschaftlich belegt werden, dass die große Mehrheit der Bevölkerung nicht die physiologischen Charakteristika besitzt, um abnorm große Muskeln zu entwickeln, und das aus gutem biologischen Grund. Vom Standpunkt unserer Vorfahren aus wäre die Fähigkeit zur leichten Entwicklung großer Muskeln ein großer Nachteil, wenn man – so wie sie damals – in einer Umgebung lebt, in der zumeist Nahrungsknappheit herrscht. Muskeln sind metabolisch aktives Gewebe, und angesichts einer unregelmäßigen Versorgung mit Nährstoffen ist schon die Erhaltung einer normal großen Muskulatur eine echte Herausforderung. Man kann sich also vorstellen, wie viele Probleme Menschen mit einer abnorm hohen Menge dieses Gewebes hätten, weil dieses ja auch mit einem entsprechend hohen Kalorienbedarf versorgt werden müsste.

So ungern man das als Freizeitsportler auch akzeptieren mag, es ist evolutionsbedingt nicht sinnvoll, über zu viel Muskelmasse zu verfügen – und deshalb besteht die Notwendigkeit eines internen Mechanismus, der das Volumen der Muskulatur an einem bestimmten Punkt begrenzt. Die Natur kommt dieser Notwendigkeit mithilfe von Myostatin nach.

Ein Gen mit Namen Wachstums- und Differenzierungsfaktor 8 (GDF-8) liefert den Bauplan für dieses Protein, dessen Funktion es ist, Muskelstamm- oder Satellitenzellen am Wachsen zu hindern. GDF-8 kontrolliert letztlich, wie groß die Muskeln werden können. Bei den meisten Menschen ist dieses GDF-8-Gen recht aktiv, und daher verfügen sie über eine beträchtliche Menge an Myostatin, das in ihrem Körper zirkuliert und eine moderate Grenze dafür setzt, wie viel Muskelmasse der Körper produzieren wird.

Myostatin wurde erstmals an belgischen Rindern nachgewiesen. Obwohl es in Belgien nicht viele weitläufige Ebenen gibt, waren die Viehzüchter dort trotzdem in der Lage, eine Rinderrasse zu züchten, die 30 Prozent mehr Muskelmasse hat als ein durchschnittliches Exemplar der Spezies. Offensichtlich durch eine über einen längeren Zeitraum hinweg erfolgte selektive Züchtung war es gelungen, eine muskelbepackte Rinderrasse zu erschaffen, die jetzt als weißblauer Belgier bekannt ist und die sich dadurch auszeichnet, dass sie zwei- bis dreimal mehr Muskelmasse besitzt als ein durchschnittliches Rind. (In den USA hat eine ähnliche selektive Zucht zur Entwicklung einer Rasse namens Piemonteser geführt.)

Weil mehr Rind pro Huf mit mehr Fleisch gleichzusetzen ist und somit pro Tier mehr Geld verdient werden kann, suchten Forscher nach den Erklärungen, warum der weißblaue Belgier so kräftig ist. Zu ihrem Erstaunen stellten sie fest, dass dieser Rinderrasse ein Gen fehlt (GDF-8), welches für das Protein Myostatin codiert, und sie glaubten, dass dieser kleine, aber feine Unterschied für die außergewöhnliche Größe der Rinder verantwortlich war.

Die Forscher Se-Jin Lee und Alexandra McPherron von der Johns Hopkins University überprüften diese Theorie, indem sie Mäuse vom selben Wurf (also Zwillinge) einem Prozess aussetzten, der zu einer postnatalen Deaktivierung des GDF-8-Gens führte. Und tatsächlich konnten sie beobachten, dass die Mäuse erstaunlich muskulös wurden. Diese Forschung bestätigte, dass ein Ausfall des GDF-8-Gens die Ursache für die extreme Muskulatur war.[89]

Diese Ergebnisse erregten beachtliches Interesse in der Fachwelt und veranlassten weitere Studien, bei denen ähnliche genetische Knockouts bei anderen Tieren durchgeführt wurden – mit identischen Resultaten. Sobald die Forscher erkannten, dass sie dieses Gen ausschalten und ein vorhersehbares Ergebnis produzieren konnten, wussten sie, dass sie das richtige Gen identifiziert hatten (und sein exprimiertes Protein), das für einen noch nie da gewesenen muskelaufbauenden Effekt verantwortlich war. Das Interesse an dieser Forschung erstreckte sich bald auch auf die Humanmedizin, als offensichtlich wurde, dass der Muskelschwund, der beispielsweise im Zusammenhang mit Muskeldystrophie, Aids, Mangelernährung und Krebs auftritt, durch die Manipulation dieses Gens auch beim Menschen eingedämmt werden könnte.

In diesem Bestreben wollten die Wissenschaftler bestimmen, ob es eine Möglichkeit gab, einen muskelaufbauenden Effekt zu erzielen, ohne das betreffende Gen gleich völlig unbrauchbar machen zu müssen. Das Problem dabei ist, dass häufig mehrere Gene zusammen den Bauplan für Proteine oder Botenstoffe liefern, und wenn man nur ein Gen komplett ausschaltet, erzeugt man vielleicht nicht die positive Wirkung, die man eigentlich erzielen wollte, sondern womöglich eine negative. So fingen die Forscher an, ihre Aufmerksamkeit weniger auf die Entwicklung eines Medikaments zu richten, das das Gen ausschaltet, sondern vielmehr darauf, einen Weg zu finden, das Protein selbst zu binden bzw. am Andocken an die Rezeptorstelle zu hindern, um so die weitere Produktion durch das Gen zu bremsen. Das erste Präparat, das sie untersuchten, war Follistatin, das normalerweise eingesetzt wird, um Hormonstörungen der Hypothalamus-Hypophysen-Achse zu behandeln.

1997 entdeckten sie zu ihrer größten Freude, dass Follistatin bestimmte Hormone über ihre Rezeptorliganden zu binden und somit ihre weitere Produktion zu verhindern vermag. Diesen Prozess kann man sich am besten vorstellen, wenn man sich das Myostatin als einen Schlüssel vorstellt und Follistatin als Wirkstoff, der sich um den Schlüsselbart legt, damit dieser nicht mehr ins Schlüsselloch (Rezeptor) passt. Im Gegensatz dazu könnte sich ein anderer Wirkstoff vielleicht um den Griff des Myostatin-Schlüssels legen. Es stellte sich heraus, dass Follistatin in dieser Hinsicht gut funktionierte, das Myostatin effektiv band und seine Funktion inhibierte. Somit waren die Forscher in der Lage, eine Verdoppelung der Muskelmasse zu bewirken, indem sie lediglich das Protein an seiner Andockstelle (Ligand) abdeckten, statt das ganze Gen auszuschalten.

Die Freude an diesem Erfolg wurde aber dadurch getrübt, dass der Effekt nicht isoliert auftrat: Follistatin verband sich zwar mit dem Myostatin, aber leider auch mit anderen Hormonen. Also forschten sie weiter und entwickelten eine spezifischere, monoklonale Art von Antikörper. Sie brauchten etwas, das dem Myostatin-Protein eigen war, um seine Funktion im Körper zu blockieren. Dieses Experiment gelang und führte zur Patentierung von Präparaten durch eine Firma namens Metamorphix, ein Unternehmen, das mit Risikokapital gegründet wurde, und die führenden Köpfe dahinter waren die Forscher Lee und McPherron. Metamorphix besaß die Patentrechte für dieses Präparat, sofern es bei Tieren, beispielsweise in der Viehzucht, angewandt wurde, während die Rechte für eine humanmedizinische Version des Mittels an Wyeth Pharmaceuticals verkauft wurden.

Damit der Sprung von der Tier- zur Humanforschung gelingen konnte, war es wichtig, ein menschliches Beispiel für einen spontanen Myostatin-Ausfall zu finden. Die Forscher mussten nachweisen können, dass eine Myostatin-Deletion auch von Natur aus beim Menschen vorkommen konnte (wenngleich das selten der Fall war), weil das Human Research Advisory Committee andernfalls sein Veto eingelegt und dafür gesorgt hätte, dass die Forschung an Menschen eingestellt worden wäre. In den folgenden Jahren, von 1998 bis 2004, machte man sich daher auf die Suche nach Menschen mit einer verringerten Myostatin-Produktion durch entsprechende Deletionen auf dem zuständigen Gen.

McPherron und Lee fingen an, Blutproben von Bodybuildern zu nehmen, und Autor Doug McGuff erhielt Blutsammelsets, um Proben von Personen zu untersuchen, die er für mögliche Kandidaten hielt. Dieser Ansatz lief jedoch ins Leere. Das hatte nichts damit zu tun, dass die Probanden Angst vor der Blutentnahme gehabt hätten; es ging ums liebe Geld. Eine Blutprobe erforderte die Einverständniserklärung der Testperson, denen somit detailliert erklärt werden musste, was die Forscher mit der Probe zu ermitteln versuchten – nämlich dass ein extremer muskulöser Körperbau in erster Linie eine genetische Gabe ist und nicht das Ergebnis von Training, Medikamenten oder Nahrungsergänzungsmitteln. Es zeigte sich schnell, dass viele Menschen, die diese natürliche Gabe besaßen, diese nicht nur nutzten, um bei Sport- und Bodybuilding-Wettkämpfen zu glänzen, sondern auch um lukrative Werbeverträge für diverse kommerziell verwertbare Produkte abzuschließen, allen voran ihre eigenen Trainingskonzepte oder Supplemente. Öffentlich zuzugeben, dass ihr Erfolg in Wirklichkeit auf eine Myostatin-Deletion zurückzuführen war, würde ihren Marktwert erheblich senken.

Obwohl es den Forschern nicht möglich war, entsprechende Profisportler zu finden, gelang dennoch ein Durchbruch, als in der Ausgabe des *New England Journal of Medicine* vom 24. Juni 2004 gemeldet wurde, man habe eine Myostatin-Mutation bei einem Kleinkind in Deutschland entdeckt.[90] Diese Nachricht veranlasste die Wissenschaftler dazu, mit Humantests fortzufahren, und so wurde ein Präparat für die Nutzung am Menschen entwickelt. Unter dem Namen Myo-O24 durchlief es eine erste Testphase, verschwand dann aber seltsamerweise in der Versenkung.

Während diese Forschungen fortgesetzt wurden, tauchten weitere Tierarten auf, die durch selektive Zucht eine Myostatin-Deletion aufwiesen. In der Welt der Hunderennen, um ein Beispiel zu nennen, entstand aus dieser Entwicklung eine ausgewachsene Kontroverse. Viele der besten Rennhunde der Welt sind Whippets, und immer wieder fielen die erfolgreichsten Tiere dadurch auf, dass sie extrem muskulös waren. Als die Forscher von diesem Umstand erfuhren, begannen sie die Tiere zu testen und stellten fest, dass diese Whippets (die mittlerweile als Bully Whippets bezeichnet werden) durch selektive Zucht nur sehr wenig Myostatin-Aktivität aufweisen.[91] Wenn Sie »Wendy the Muscular Whippet« in Ihre Internetsuchmaschine eingeben, werden Sie erstaunt feststellen, wie muskulös ein normalerweise zierlicher kleiner Whippet sein kann.

Ein Mangel an Myostatin kann sich nicht nur in übermäßiger Muskelgröße äußern, sondern auch in einem niedrigeren Körperfettanteil. Der Vorteil ist, dass diese beiden Effekte sich wechselseitig bedingen, wodurch sich das Subjekt durch ein sehr definiertes Erscheinungsbild auszeichnet – »ripped«, wie es in Bodybuilderkreisen oft heißt.[92]

Das extrem muskulöse Aussehen, das so viele Frauen mit Krafttraining in Verbindung bringen und zu vermeiden suchen und das zugleich so viele Männer anstreben, scheint auf den ersten Blick ausschließlich von der Menge bzw. Aktivität des Proteins Myostatin abhängig zu sein. Aber sehen wir doch einmal der Tatsache ins

Auge: Diejenigen, die die größten Muskeln und das meiste Potenzial für den Aufbau einer enormen Muskelmasse haben, wären in evolutionsgeschichtlicher Hinsicht eigentlich im Nachteil. Denn etwas, das einen schnellen Zuwachs an Muskelmasse bewirkt und dadurch so viele Kalorien verbrennt, dass sämtliches Körperfett aufgebraucht wird (unsere eiserne Reserve für Dürreperioden und Hungersnöte), hätte fürs Überleben nicht viel Nutzen.

Neben dem Myostatin gibt es noch andere genetische Faktoren, die sowohl Ihre Muskelgröße bestimmen als auch, wie Ihr Körper auf das Training reagiert, sowie Ihre Reaktion auf spezifische Änderungen im Trainingsprotokoll, die umgekehrt wiederum dafür verantwortlich sind, dass diese genetischen Eigenschaften voll zum Tragen kommen. Hierzu zählen der ziliäre neurotrophe Faktor (CNTF), Interleukin-15, Alpha-Actinin-3, Myosin-Leichtketten-Kinase und das angiotensinkonvertierende Enzym.[93]

ZILIÄRER NEUROTROPHER FAKTOR (CNTF)

Der ziliäre neurotrophe Faktor ist ein Polypeptid, das den Erhalt der motorischen Einheiten fördert. CNTF nimmt mit fortschreitendem Lebensalter ab, aber eine Injektion dieser Substanz hat bei alternden Versuchstieren gezeigt, dass diese ihre Kraft und Muskelmasse erheblich erhöhen konnten. Die relative An- oder Abwesenheit von CNTF kann auch die potenzielle Muskelgröße beeinflussen.

INTERLEUKIN-15

Die Genkombinationen von Interleukin-15 sind eng mit den positiven Reaktionen auf Widerstandstraining verbunden. Interleukin-15 wird von drei verschiedenen Genkombinationen ausgedrückt (bekannt als »Genotypen«): Typ AA, Typ CA und Typ CC. Im Hinblick auf eine durch Widerstandstraining induzierte veränderte Muskelgröße produziert der AA-Genotyp von Interleukin-15 einen wesentlich größeren Zuwachs als der CC-Genotypus, der diesbezüglich nur eine minimale bis gar keine Wirkung hat, während der CA-Genotyp eine moderate oder leichte Reaktion hervorruft. Im Hinblick auf die Verbesserung der Muskelkraft infolge von Krafttraining zeigt sich das genaue Gegenteil: Der AA-Genotypus führt zum geringsten Kraftzuwachs (aber zum größten Massezuwachs), während der CC-Genotypus den größten Kraftzuwachs produziert (aber den geringsten Massezuwachs).

Der CA-Genotyp produziert wiederum eine moderate oder mittelmäßige Reaktion. Zusammenfassend lässt sich sagen, dass der Interleukin-15-Genotyp dabei helfen kann zu bestimmen, wie jemand aufgrund von Widerstandstraining an Muskelgröße und Kraft zulegen wird.

ALPHA-ACTININ-3

Alpha-Actinin-3 ist ein Bestandteil des Actin-Filaments in der Myofibrille eines jeden schnell kontrahierenden Skelettmuskels. Etwa 18 Prozent der Gesamtbevölkerung besitzt dieses Protein gar nicht. Richtet man den Fokus jedoch auf Leistungssportler, sieht die Sache schon ganz anders aus: Bislang konnte kein Topsprinter ausfindig gemacht werden, dem Alpha-Actinin-3 gefehlt hätte, während es nur bei zwei Dritteln aller Weltklasse-Ausdauersportler nachgewiesen werden konnte.[94] Wenn Sie sich also auf Kraftsport oder Schnellkraftdisziplinen spezialisieren möchten, macht es durchaus Sinn, im Besitz von Alpha-Actinin-3 zu sein. In Bezug auf das Krafttraining deuten einige erste Studien darauf hin, dass Menschen, denen Alpha-Actinin-3 fehlt, dazu neigen, mehr von Krafttraining zu profitieren, als jene, die viel davon besitzen. Allerdings sei an dieser Stelle gesagt, dass diese Studien in die Kritik geraten sind, weil die Trainingsprotokolle, die verwendet wurden, um diese Hypothese zu testen, einen relativ hohen Umfang hatten und folglich relativ niedrigintensiv waren. Es ist also durchaus denkbar, dass die Probanden mit dem Alpha-Actinin-3 bei einem anderen Trainingsprogramm mit niedrigerem Umfang und hoher Intensität deutlich besser abgeschnitten hätten.

MYOSIN-LEICHTKETTEN-KINASE

Myosin-Leichtketten-Kinase ist ein Enzym, das Myosin- und Actin-Filamente auf der Myosin-Leichtkette miteinander verbindet. Je mehr man von diesem Protein hat, desto mehr Querbrücken – und entsprechend mehr Kraft – kann man entwickeln. Die Kehrseite der Medaille ist allerdings: Je höher Ihre Expression der Myosin-Leichtketten-Kinase, desto größer ist der Inroad, der durch die körperliche Verausgabung erzeugt wird, desto größer ist der Muskelschaden und desto länger ist das Regenerationsintervall, das man zwischen seinen Workouts benötigt. Falls Sie also über viel Myosin-Leichtketten-Kinase verfügen sollten, sind Sie zwar von Haus aus stärker, aber Sie werden Ihre Muskeln auch wesentlich schneller schwächen und somit Ihre Trainingsfrequenz deutlich reduzieren müssen, wenn Sie Ihre Ergebnisse maximieren wollen.

Arthur Jones, der Mann, der die Nautilus-Trainingsgeräte erfunden und Millionen von Dollar und Tausende von Stunden investiert hat, um Krafttests an verschiedenen Muskelgruppen durchzuführen, hielt einmal an der Militärakademie West Point einen Vortrag. Darin erwähnte er, dass einer der Probanden, dessen Kraftleistung er testen wollte, zwar fulminant anfing, nach wenigen Wiederholungen jedoch praktisch keine Kraft mehr hatte. Jones nahm an, dass der Proband sich nicht genügend anstrenge – er sich also nicht bemühte –, und entließ ihn kurzerhand. Nach vielen Jahren intensiver Forschung erkannte Jones zu seiner größten Bestürzung, dass er voreilig den potenziell stärksten Kraftdreikämpfer weggeschickt hatte, den er jemals zu Gesicht bekommen hatte – und dass die Fähigkeiten dieser Testperson vielleicht direkt auf ihre spezifische Expression von Myosin-Leichtketten-Kinase zurückzuführen war.

ANGIOTENSINKONVERTIERENDES ENZYM

Das angiotensinkonvertierende Enzym hat viel zu tun mit der Bestimmung des vaskulären Tonus. Das zuständige Gen kann entweder eine Insertion (ein »I«-Gen) oder eine Deletion (ein »D«-Gen) aufweisen. Nun muss man aber wissen, dass wir von jedem Gen zwei Kopien haben (je eine von Vater und Mutter), und so kann es zu verschiedenen Szenarien kommen. Menschen, die zwei Kopien der Insertion (ein »II«-Gen) des angiotensinkonvertierenden Enzyms haben, neigen dazu, eine Menge langsam kontrahierende Fasern zu haben und vor allem ausdauerorientiert zu sein, während jene mit einer doppelten Deletion (ein »DD«) eher Fasern haben, die vor allem schnell kontrahieren, und daher dazu neigen, besonders kraftvoll und sprintorientiert zu sein. Menschen mit einer Mischform (»I/D«) befinden sich normalerweise irgendwo in der Mitte. Die »II«-Version dieses Enzyms ist inhibitorisch, das heißt, die Reaktion auf Krafttraining wird gedämpft. Menschen mit der »II«-Version reagieren vermutlich besser auf höhere Wiederholungszahlen, längere TUL und multiple Sätze, während jene, die eine doppelte Deletion besitzen, in der Lage zu sein scheinen, mit so ziemlich jedem Trainingsprotokoll stärker zu werden.

BEI WEM HOCHINTENSIVES TRAINING AM BESTEN ANSCHLÄGT

Die Genforschung zeigt, dass ein hochintensives Trainingsprogramm mit geringem Umfang für all jene am besten geeignet ist, die über Alpha-Actinin-3 verfügen. Solche Personen sind vermutlich eher Sprinter als Ausdauerläufer. Die besten Responder werden wahrscheinlich auch das Enzym Myosin-Leichtketten-Kinase aufweisen, das ihnen jeweils von beiden Elternteilen weitervererbt wurde. Sie können durch Widerstandstraining einen größeren Kraftzuwachs erlangen, werden zugleich aber auch mehr Muskelschaden und Inroading erleiden, was längere Regenerationsphasen zwischen den einzelnen Workouts erforderlich macht.

Diese Personen werden darüber hinaus auch die doppelte Deletionsform des angiotensinkonvertierenden Enzyms besitzen, ebenso auch einen relativ hohen Prozentsatz an schnell kontrahierenden Fasern und werden hinsichtlich der Kraft folglich besser auf niedrige Wiederholungs- und Satzzahlen reagieren.

BEI WEM MODERATES TRAINING AM BESTEN ANSCHLÄGT

Kurz gesagt, derjenige, dem Alpha-Actinin-3 fehlt. Ein solcher Sportler verfügt in der Regel auch über weniger Myosin-Leichtketten-Kinase sowie die »II«-Version des angiotensinkonvertierenden Enzyms. Wer diese Konstellation in sich vereint, wird besser auf eine etwas geringere Intensität reagieren, was zugleich einen höheren Trainingsumfang zulässt. Aber abgesehen von solchen idealisierten Typisierungen ist es so, dass man diese drei Elemente meist in verschiedenen Kombinationen bzw. Verhältnissen haben kann, sodass die meisten von uns im Mittelfeld des Spektrums an Möglichkeiten liegen.

Auf der Grundlage dieser Beweislage muss man den Schluss ziehen, dass die genetischen Marker ganz wesentlich darüber bestimmen, wie gut Sie auf korrektes Training reagieren und welche Protokolle sich am besten für Sie eignen. Zurzeit kann man die Werte dieser genetischen Komponenten am besten durch Muskelbiopsien ermitteln, was aber unpraktisch sein kann. Außerdem werden die meisten Muskelbiopsien dem M. vastus lateralis im Quadrizeps entnommen, aber das sagt nichts darüber aus, wie es sich um die Expression jener besonderen Gene in den anderen Muskelgruppen des Körpers verhält. Es könnte durchaus sein, dass in den Brustmuskeln eine völlig andere Kombination dieser Genexpressionen besteht als beispielsweise in den Beinen.

Die gute Nachricht ist, dass man nicht wirklich wissen muss, welche bestimmten Expressionen dieser individuellen genetischen Faktoren man hat, um seine Reaktion aufs Training zu optimieren. Wichtig ist zu wissen, dass es sie gibt, und wichtig ist ebenfalls, dass Sie Ihre Workouts schriftlich festhalten, um Ihre Fortschritte messen zu können bzw. um identifizieren zu können, welche Maßnahmen zu einer Verbesserung oder Verschlechterung Ihrer Leistung führen. Dann können Sie das notwendige Feintuning vornehmen, um Ihre Workouts optimal zu gestalten und am besten von ihnen zu profitieren. Solange Sie stärker werden und der Kraftzuwachs nicht durch eine unsaubere Technik entstanden ist, können Sie sich sicher sein, dass Sie mit den korrekten (oder optimalen) Variablen für Ihren Genotyp – also Intensität, Umfang und Frequenz – trainieren.

Epigenetik

Ja, Ihre genetischen Voraussetzungen können sich positiv oder negativ auf Ihre individuelle Reaktion auf den Trainingsreiz auswirken, aber das bedeutet nicht, dass die Workouts nur dann ein ansehnliches Ergebnis bringen, wenn Sie zufällig Glück hatten und bei der Geburt gute genetische Karten ausgeteilt bekommen haben. Unabhängig davon können Sie die Wirkungen des Trainings auf Ihren Körper (moderat) verbessern, indem Sie einige richtige Entscheidungen treffen – und entsprechend danach handeln. Diese verblüffende Entdeckung lässt sich unter dem Begriff der Epigenetik subsumieren.

Obwohl die Epigenetik als neuer Teilbereich in der Molekularbiologie gilt, lassen sich ihre Ursprünge bis ins frühe 20. Jahrhundert zurückverfolgen. Das griechische Präfix *epi-* bedeutet so viel wie »auf« oder »über«. Bevor sich diese Wissenschaft etablierte, dachte man, dass die verschiedenen physischen und physiologischen Eigenschaften ausschließlich dadurch bestimmt sind, wie die Basenpaare innerhalb der DNS angeordnet sind. Diese Basenpaare würden sich dann in Gene unterteilen lassen, die jeweils nur für ein bestimmtes Protein codieren. Man nahm weiterhin an, dass die einzige Art, auf die sich Veränderungen in der Genexpression einstellen könnten, auf Mutationen beruhen müssten; also entweder auf zufälligen Mutationen oder absichtlich herbeigeführten Genmanipulationen (wie z. B. das Abschalten des Myostatin-Gens). Inzwischen konnte aber gezeigt werden, dass auch andere Modifikationen der DNS eintreten können, die nichts mit der Veränderung der DNS-Sequenz zu tun haben. Und diese Modifikationen beeinflussen in erheblichem Maße, wie die einzelnen Gene einer Person exprimiert werden.

Die meisten epigenetischen Veränderungen haben etwas mit den chemischen Verbindungen der DNS zu tun. Beispiele sind Methylierung, also das Anhängen einer Methylgruppe; Acetylierung, das Anhängen einer Acetylgruppe; Phosphorylierung, das Anhängen einer Phosphorylgruppe; und die Chromatin-Remodellierung. Die Chromatin-Remodellierung ist vor allem deshalb erwähnenswert, weil sie einen Proteinkomplex produziert, der die Form der DNS im Zellkern bestimmt. Bestimmte Typen von Chromatin können dazu führen, dass die DNS etwas fester gepackt wird; wenn das passiert, neigen die Gene in diesen Bereichen dazu, inaktiv zu werden. Epigenetische Faktoren können sich auf dieses Chromatin auswirken und beeinflussen, wie dicht gepackt die DNS ist; demzufolge entscheiden sie mit darüber, ob ein bestimmtes Gen aktiviert oder ignoriert wird.

Was an diesen vielen kleinen Modifikationen so faszinierend ist, ist, dass sie *auf* dem DNS-Molekül stattfinden und noch dazu von *Umwelteinflüssen* abhängen. Bis jetzt wurde der Großteil der epigenetischen Forschung an Ratten ausgeführt. Bei bestimmten Ratten konnte nachgewiesen werden, dass die Brutpflege durch das Muttertier epigenetische Veränderungen auf dem Genom des Nachwuchses hervorruft, die sich darauf auswirken, ob das Jungtier später eher ruhig und ausgeglichen oder unruhig und gereizt ist.

Die Macht der Umwelt

Früher wurde angenommen, dass nur Veränderungen am DNS-Hauptstrang an Nachkommen weitergegeben werden können; mittlerweile erkennen Forscher allerdings, dass dies auch bei epigenetischen Veränderungen der Fall ist, und zwar bis zu vier Generationen nachdem der Faktor eingewirkt hat. Zwei bekannte Auslöser für diese Veränderungen sind Verhalten und Ernährung. In einem Beispiel wurde eine bestimmte, auf Fettleibigkeit hingezüchtete Rattenart mit einer Spezialkost gefüttert, die große Mengen Folsäure enthielt, die Methylgruppen an bestimmte Gene abgibt, welche den Stoffwechsel und die Tendenz zu Fettleibigkeit regulieren. Dadurch verwandelte sich eine von Natur aus fettleibige Ratte in ein schlankes Tier. Diese genetische Veränderung wurde über zwei bis vier Generationen hinweg an die Nachkommen der Ratte weitergegeben.

Ein weiteres Beispiel, das im Hinblick auf Fettleibigkeit epigenetische Veränderungen verursacht – allerdings negativer Art –, ist der Kontakt mit bestimmten toxischen Verbindungen. Unter diesen Toxinen sind Polyphenole, die in recycelbarem Plastik enthalten sind und bereits mit epigenetischen Veränderungen in Verbindung gebracht werden konnten, die Fettleibigkeit *verursachen*. Polyphenole sind in allen möglichen Plastiksorten enthalten, die als Verpackungsmaterial zum Einsatz kommen, beispielsweise in Form von Mineralwasserflaschen, Schalen für Fertigessen und sogar Frischhaltebeuteln. Es wird spekuliert, dass diese chemischen Stoffe unter anderem zu einem nicht geringen Anteil zu der Fettleibigkeit beigetragen haben, die heutzutage in vielen Industrieländern grassiert, in Entwicklungsländern aber noch nicht verzeichnet wurde.

Der Wissenschaftszweig der Epigenetik hat unzählige Umwelteinflüsse entdeckt, die solche gravierenden Veränderungen der menschlichen DNS hervorrufen und die Macht besitzen können, sich nicht nur auf den Einzelnen auszuwirken, sondern auch auf dessen Nachkommen. Diese Einflüsse können beträchtlich variieren und reichen von grundlegenden Verhaltensweisen wie der Brutpflege bis hin zu komplexeren Variablen wie Ernährungs- und Bewegungsgewohnheiten, die allesamt bewusst gesteuert werden können.

Wenn Sie sich einen extrem langen DNS-Strang vorstellen, sind diese epigenetischen Veränderungen wie Schalter, die ein einzelnes Gen an- oder ausschalten können. Viele Gene können, wenn sie irrtümlich angeschaltet werden, Krankheiten verursachen – die nicht eintreten, wenn sie abgeschaltet bleiben. Und umgekehrt gilt: Viele Krankheiten treten nicht auf, wenn die korrekten Schalter(-Kombinationen) aktiviert sind. Diese »Schalter« (vielmehr lange Schalterreihen) sind für die Gesundheit und Lebenserwartung unserer Spezies von größter Bedeutung. Sie übertragen eine Art Code auf das DNS-Molekül, wodurch bestimmte Regeln aufgestellt werden, wie etwa: »Wenn X, dann Y« und »Wenn Y, dann Z«. Auf diese Weise werden, abhängig von äußeren Faktoren, Gene an- oder abgeschaltet, was die Produktion der entsprechenden Proteine beeinflusst. Die Entscheidungen, die man im Alltag trifft, können sich also relativ unmittelbar auf die Funktion unserer DNS auswirken. Überdies sind diese Entscheidungen dynamisch und relativ willkürlich, d. h. nicht linear; ihre Wirkung ist also nicht immer proportional zur Ursache – und manchmal sogar völlig unverhältnismäßig. Man kann dementsprechend zwar niemals das Ausmaß der Wirkung vorhersagen, dafür aber mit Sicherheit prognostizieren, dass Änderungen der Lebensweise die Expression einzelner DNS-Abschnitte und damit die Gesundheit direkt beeinflussen. In diesem Zusammenhang spielt Bewegung eine große Rolle und hat vielleicht mehr Einfluss, als zurzeit bekannt ist. Während wir in diesem Kapitel darauf hingewiesen haben, dass das genetische Potenzial zum Aufbau von Muskelmasse weitgehend festgelegt ist, verfolgt die Epigenetik den Ansatz, dass die Entscheidung eines jeden Einzelnen, ob er nun Sport treibt oder sich ausgewogen ernährt, auf lange Sicht möglicherweise positive Auswirkungen auf seine Gesundheit und sein Genom hat.

Was den Lebensstil angeht, spricht einiges dafür, dass gewisse epigenetische Veränderungen nur deshalb stattfinden, weil die betreffende Person sich in einem bestimmten sozialen Umfeld aufhält. Wenn man zum Beispiel korrektes Krafttraining ausführt und stärker wird, heißt das nicht nur, dass künftige Nachkommen ebenfalls stärker sind; es bedeutet außerdem, dass bereits vorhandene Sprösslinge ebenfalls davon profitieren, sofern diese in derselben Umgebung aufwachsen. Dasselbe gilt für negative Faktoren: Einige Studien deuten darauf hin, dass das Risiko für Fettleibigkeit um 57 Prozent zunehmen kann, wenn man von fettleibigen Menschen umgeben ist. Eine entsprechende Studie wurde am 26. Juli 2007 im *New England Journal of Medicine* veröffentlicht.[95] Man gibt solche Veränderungen also nicht nur durch Fortpflanzung weiter, sondern auch über die Umwelt.[96]

Mutti hatte also doch recht: Sage mir, mit wem du gehst, und ich sage dir, wer du bist. Wenn die Epigenetik einen ebenso starken Einfluss auf uns Menschen hat wie auf Tiere – Letzteres konnte durch Studien belegt werden –, könnte das weitreichende Konsequenzen haben, unter anderem auch auf die Art von Training, die in diesem Buch nahegelegt wird. Wichtiger noch, es gibt all jenen Hoffnung, die genetisch prädestiniert sind, nicht viel Muskelmasse zu entwickeln oder gar fettleibig zu werden. Es gibt mittlerweile klare Beweise dafür, dass epigenetische Faktoren eine entscheidende Rolle spielen können, wenn man versucht, durch gezielte Maßnahmen seine DNS-Expression zu verändern. Vielleicht können wir mit diesem Buch auch noch einen zusätzlichen Hoffnungsschimmer bieten: nämlich dass die bedachte Anwendung eines korrekten Trainings auf molekularer Ebene positive Veränderungen hervorrufen kann, die einen Unterschied für Sie und Ihr soziales Umfeld bewirken werden, vor allem für Ihre Kinder. Es ist ermutigend zu wissen, dass man eine positive Veränderung vornehmen kann, die nicht nur adaptiv ist – sondern die man auch an andere weitergeben kann.

Lange wurde angenommen, dass die menschliche Anpassungsfähigkeit – und dadurch auch die Auswahl der Gene, die an die nächste Generation weitergegeben werden – ausschließlich durch die DNS bestimmt ist, die man von Geburt an hat – dass man sonst also keinen Einfluss darauf hat. Dieses frühere Konzept beruhte auf einem sehr deterministischen Weltbild und hat sich nie wirklich mit der Realität vereinbaren lassen, weil Ausnahmen doch immer wieder der Regel widersprechen. Man muss sich fragen, warum Erfahrung und Wissenschaft in diesem Punkt so stark auseinanderklaffen, wenn die Erfahrung einen doch so eindeutig lehrt, wie der Mensch funktioniert bzw. nicht funktioniert. Es scheint also sinnvoller, den Determinismus mit einer Prise Entscheidungsfreiheit und Selbstbestimmung zu würzen – und wie es der Zufall will, bestätigt die Biologie diese Ansicht. In diesem Kontext möchten wir eindringlich betonen, dass Sie durch unser Trainingskonzept grundlegende Änderungen vornehmen, die gewissermaßen die »Fitness unserer gesamten Spezies« beeinflussen.

Die Epigenetik steckt freilich noch in den Kinderschuhen, aber bestimmte Dinge scheinen sich jetzt schon herauszukristallisieren. Die Maßnahmen, die wir in diesem Buch empfehlen, können eine Vielzahl an enormen positiven Konsequenzen nach sich ziehen, und zwar sowohl im Hinblick auf körperliche Verbesserungen und mentale Stärke als auch im Sinne eines positiven Einflusses auf psychosomatische Zustände. Man muss zwar wissen, wo seine persönlichen Grenzen liegen, und darf sich nicht von ihnen frustrieren lassen; zugleich gilt es aber auch anzuerkennen, dass Umwelteinflüsse und persönliche Entscheidungen konkrete Auswirkungen auf den Körper haben können. Alles an Ihrer Umwelt bestimmt auf die eine oder andere Weise den Zustand Ihrer DNS, weil diese – wie bereits besprochen – sich nicht nur selbst repliziert, sondern auch danach strebt, an künftige Generationen weitergegeben zu werden. Folglich ergibt es auch Sinn, dass ein gewisses Maß an molekularer Plastizität dem Individuum einen adaptiven Vorteil verschafft und somit besser dafür sorgen kann, dass der »Leihwagen Körper« zielgerichtet in Richtung Zukunft steuert.

9 Die Wissenschaft von der Fettreduktion

Fett ist ein erstaunliches Körpergewebe. Es hat dafür gesorgt, dass unsere Spezies im Laufe ihrer Geschichte zwei Eiszeiten sowie zahlreiche lange Dürre- und Hungerperioden überlebt hat. Ein Pfund Fett besteht aus satten 3.500 Kalorien, die jederzeit zur Verfügung stehen. Da es ein ruhendes Gewebe ist, ist mit seiner Erhaltung beinahe kein metabolischer Aufwand verbunden. Als Mitglieder der menschlichen Spezies schulden wir alle dem Fett unsere Existenz. Noch erstaunlicher als das, was Fett zu leisten vermag, sind allerdings die vielen Irrtümer und Mythen, die sich um dieses hoch spezialisierte Körpergewebe ranken.

Fettspeicherung

Das vermutlich größte Missverständnis ist die Vorstellung, dass Fett ungesund ist. Fett ist vermutlich sogar der Hauptgrund, weshalb es den Homo sapiens überhaupt noch gibt. Im Laufe der Menschheitsgeschichte war die ständige Verfügbarkeit von Nahrung eher die Ausnahme als die Regel. Nahrung zu verzehren, wenn sie verfügbar war, und ihre gerade nicht benötigte Energie in Form von Kalorien für den späteren Gebrauch zu speichern sicherte den Menschen das Überleben, wenn es einmal nichts zu essen gab. Fettreserven sind ein Zeichen für Gesundheit, weil sie signalisieren, dass ausreichende metabolische Ressourcen vorhanden sind und es dem Organismus gut geht. Während extrem viel Körperfett den Körper belastet und die Gesundheit beeinträchtigt, ist die übermäßige Schlankheit (wenig Körperfett), die zurzeit als schick gilt, vermutlich genauso wenig gesundheitsfördernd. Dennoch ist in den Industrienationen die Anzahl übergewichtiger Menschen seit Mitte des 20. Jahrhunderts mit jedem Jahrzehnt angestiegen. Mit anderen Worten: Eine Adaption, die es den Menschen in der Vergangenheit erlaubt hat zu überleben, hat sich mittlerweile in eine tickende Zeitbombe verwandelt.

LEPTIN

Ebenso wie im menschlichen Körper das GDF-8-Gen für das Protein Myostatin codiert, welches darüber bestimmt, wie viel Muskelmasse ein Individuum entwickeln kann (siehe voriges Kapitel), ist auch genetisch vorgegeben, wie viel Körperfett ein Individuum bildet. Das sogenannte ob-Gen (»ob« steht für *obese*, zu Deutsch fettleibig) stellt das Protein Leptin her, das den Appetit und dadurch die Nahrungsaufnahme stark hemmt. Mit zunehmendem Körperfettanteil wird mehr Leptin produziert, was dazu führt, dass der Appetit abnimmt, damit sich das Körperfett auf einem bestimmten Niveau stabilisiert. Umgekehrt gilt: Wenn das Körperfett abnimmt, wird auch weniger Leptin produziert, und der Appetit steigt. Wir scheinen also einen gewissen Körperfett-Sollwert vererbt bekommen zu haben, der optimal an unsere Umgebung angepasst ist, so wie auch unsere Vorfahren einen Sollwert hatten, der auf ihre Lebenswelt abgestimmt war.

BEWEGUNGSMANGEL?

So ziemlich jeder, den man fragt, warum Fettleibigkeit so stark um sich greift, liefert mehr oder weniger dieselbe Erklärung. Gemeinhin wird angenommen, dass uns das moderne Leben mit seinen technischen Errungenschaften träger gemacht hat und wir körperlich weniger aktiv sind als unsere Vorfahren. Weil man mit körperlicher Aktivität Kalorien verbrennt und wir heute körperlich weniger aktiv sind als frühere Generationen, sind wir also nicht in der Lage, Kalorien im selben Ausmaß zu verbrennen, wie es früher einmal üblich war. Dieses Argument erscheint auf den ersten Blick logisch, ist aber in zweierlei Hinsicht problematisch.

Zunächst einmal verbrennt man mit körperlichen Aktivitäten weitaus weniger Kalorien, als man denkt. Darauf wird im Laufe des Kapitels noch näher eingegangen werden. Um zu überleben, musste der steinzeitliche Mensch in der Lage sein, seine Energie effizient zu nutzen, weil er sonst beim Jagen und Sammeln von Nahrung verhungert wäre. Zweitens waren unsere Vorfahren nicht in dem Maße körperlich aktiv, wie wir uns das vorstellen. Anthropologen, die Ureinwohner in verschiedenen Gebieten der Welt beobachteten, konnten nachweisen, dass das naturverbundene Leben indigener Jäger und Sammler körperlich wesentlich weniger anstrengend ist als unser Leben in der heutigen Welt. In Australien folgen viele Aborigines sowohl einer modernen als auch einer traditionellen Lebensweise, und bei Letzterer sind sie wesentlich weniger körperlich aktiv als zu den Zeiten, in denen sie sich in einem modernen Lebensumfeld befinden. Trotz der allgemeinen Annahme scheint mehr Aktivität also nicht die Lösung für das Problem der zivilisatorischen Fettleibigkeit zu sein.

Die wahre Ursache für die heute seuchenartig grassierende Fettleibigkeit ist Nahrungsüberschuss. Stellen Sie sich vor, wir geben Ihnen eine große Rolle Gastronomietoilettenpapier und fordern Sie dazu auf, sie zu halten, während wir sie abrollen. Am Schluss hätten Sie ein sehr langes Band mit einzelnen, miteinander verbundenen Blättern Toilettenpapier. Wenn wir das letzte Stück abreißen und Ihnen den Rest überlassen würden, dann entspräche Ihr Anteil dem Abschnitt in der Menschheitsgeschichte, in der der Hungertod eine reale, alltägliche Bedrohung war. Das letzte verbleibende Stück Toilettenpapier stellt jenen Teil der Geschichte dar, in der diese Bedrohung weitgehend unter Kontrolle gebracht war. (Selbstverständlich gibt es nach wie vor Gegenden auf der Welt, in denen immer noch Nahrungsmittelknappheit herrscht.) In den Industrieländern stellten Hunger und Hungertod zuletzt während der Weltwirtschaftskrise und dem Zweiten Weltkrieg eine akute Gefahr dar. Über 150.000 Generationen hinweg war also ein effizientes Speichern von Fett überlebenswichtig, aber erst seit drei bis vier Generationen führt dieser Mechanismus zu Fettleibigkeit.

Das Problem ist weniger, dass die Menschen heutzutage körperlich inaktiv wären; das Problem ist vielmehr, dass die Kalorien viel zu leicht verfügbar sind. Wenn man essen geht, misst man den Wert der Mahlzeit an der Portionsgröße, schließlich will man das Restaurant auch *satt* wieder verlassen. Studien haben gezeigt, dass zwischen einem Zustand des »Sich-angenehm-gesättigt-Fühlens« und dem Zustand, in dem man sich »satt« fühlt, ziemlich genau 1.000 Kalorien liegen. Zwischen sich »satt« und »pappsatt« fühlen liegen noch weitere 2.000 bis 3.000 Kalorien. Wenn Sie sich also über ein All-You-Can-Eat-Büfett hermachen und das Restaurant pappsatt verlassen, kann es somit durchaus sein, dass Sie 4.000 Kalorien mehr als nötig zu sich genommen haben.

In diesem Fall gehen die meisten Zeitgenossen, denen ihre Gesundheit nicht völlig egal ist, am nächsten Tag joggen, um »die angefutterten Kalorien zu verbrennen«, aber laut einem Kalorienrechner auf der Webseite von Runner's World (runnersworld.com/cda/caloriecalculator) müsste ein 84 kg schwerer Mann beinahe 47 Kilometer laufen bzw. eine 54 kg schwere Frau 71 Kilometer, um diese Kalorienmenge zu verbrennen. Das Problem ist also nicht, dass man zu wenig Energie verbrennt, sondern das Problem ist, dass man zu viel davon konsumiert.

DIE LÜGEN DER FITNESSINDUSTRIE: TRAINING VERBRENNT GAR NICHT SO VIELE KALORIEN

Sie gehen in ein Fitnessstudio und steigen auf einen Stepper oder ein Laufband, und die Maschine weist Sie per blinkender Anzeige an, Ihr Gewicht einzugeben, die Geschwindigkeit oder das Programm auszuwählen und mit dem Workout anzufangen. Während Sie auf dem Gerät trainieren, werden Sie durch eine permanent größer werdende Zahl bei Laune gehalten – die Angabe der Kalorien, die Sie bislang verbrannt haben. Nach etwa einer Stunde leuchtet das Display auf, teilt Ihnen mit, Sie hätten nun 300 Kalorien verbrannt, und Sie haben das gute Gefühl, etwas geleistet zu haben. Während Sie sich den Schweiß von der Stirn wischen und wieder zu Atem kommen, möchten wir Ihnen eine Frage stellen: Warum wollte die Maschine Ihr Gewicht wissen? Wenn Sie jetzt antworten: »Um zu ermitteln, wie viele Kalorien ich verbrenne«, dann haben Sie recht – aber was Sie vermutlich nicht berücksichtigt haben, ist, dass Ihr Gewicht vor allem deshalb benötigt wird, um Ihren Grundumsatz zu berechnen.

Im Internet lässt sich auf einschlägigen Webseiten nachrechnen, dass der Grundumsatz eines 35-jährigen Mannes mit einer Körpergröße von 1,78 m und einem Gewicht von 84 kg 1.866,6 Kalorien pro Tag beträgt. Der Grundumsatz einer 25-jährigen Frau, die 1,63 m groß ist und 54 kg wiegt, liegt bei 1.352,7 Kalorien. Diese beiden Personen würden somit 77,775 bzw. 56,3625 Kalorien pro Stunde verbrennen, nur um ihren Grundumsatz zu decken. Auf dem Laufband verbrennt man also nicht die angegebenen 300 Kalorien, sondern weniger, denn von diesen muss man zunächst noch den Grundumsatz abziehen.

Als 84 kg schwerer Mann, der nach einer Stunde Training nominell 300 Kalorien auf dem Laufband verbrannt hat, haben Sie also in Wahrheit nur etwa 222,225 Kalorien verbrannt (300 minus Grundumsatz). Bei einer 25-jährigen Frau, die laut der Anzeige auf dem Laufband 300 Kalorien verbrannt hat, waren es nach einer Stunde tatsächlich nur 243,6375 Kalorien (300 minus Grundumsatz). Und gesetzt den Fall, Sie halten auf dem Nachhauseweg vom Fitnessstudio bei einer Starbucks-Filiale an und beschließen, dass ein eiskalter Caramel Frappuccino der Größe Grande (nicht Venti) jetzt genau das Richtige wäre – der 380 Kalorien enthält –, wäre nicht nur all Ihre Mühe auf dem Laufband umsonst gewesen, darüber hinaus wären zu Ihrem Tagesbedarf noch weitere Extrakalorien (157,775 bzw. 136,3625 für Hans bzw. Erika Mustermann) hinzugekommen, die sich voraussichtlich in Form von Fett im Körper einlagern.

Denken Sie nur mal darüber nach: Wäre der durchschnittliche menschliche Körper so ineffizient, dass er 300 Kalorien so schnell verbrennen könnte, wie es das Trainingsgerät suggeriert, hätte unsere Spezies niemals überlebt. Vielmehr wären unsere Vorfahren schon auf dem Weg zum Jagen und Sammeln verhungert, wenn sie derart schnell so viele Kalorien verbrannt hätten. Bei einem so hohen Energieumsatz wäre der Stoffwechsel des Menschen derart unwirtschaftlich, dass man sich höchstens kriechend zum Supermarkt schleppen könnte. Die meisten Menschen akzeptieren allerdings blind die Angabe, die auf dem Trainingsgerät leuchtet, und betrachten sie als eine Art Ablassbrief. Sie haben einen Nachtisch verspeist (600 Kalorien in Form eines Kuchens) und leiden jetzt nicht nur an Völle-, sondern auch an Schuldgefühlen? Kein Problem – dann gehen Sie eben ins Studio und trainieren so lange auf dem Stepper, bis die Zahl 600 auf dem Bildschirm leuchtet. So funktioniert das nicht.

Nehmen wir an, Hans bzw. Erika Mustermann verfügen über die Entschlossenheit, sieben Tage in der Woche auf dem Laufband zu trainieren. Wir wissen, dass sie auf diese Weise 222,225 bzw. 243,6375 Kalorien pro Stunde verbrennen. Ein Pfund Fett enthält 3.500 Kalorien. Sollte ihr Appetit (entgegen jeder Erfahrung) durch das Laufbandtraining nicht steigen und ihre Kalorienaufnahme konstant bleiben, dann würden der Mann 15,74 Tage und die Frau 14,36 Tage benötigen, um mit dieser Form von körperlicher Aktivität ein Pfund Fett zu verbrennen – und dabei wurden andere Variablen noch gar nicht berücksichtigt. Leider gibt es aber eine entscheidende Variable, mit der so ziemlich niemand rechnet: Muskelabbau. Um lange genug durchzuhalten und die 300-Kalorien-Marke auf dem Stepper oder Laufband zu erreichen, muss man niedrigintensiv im *Steady-State* trainieren.

Aktivitäten im Steady-State fordern die Muskeln nicht sonderlich heraus, und genau das ist der Grund dafür, dass man sie so lange praktizieren kann. Statt eine große Menge Ihrer Muskelfasern stark zu beanspruchen, benutzt man immer wieder nur einen kleinen Prozentsatz der schwächsten, langsam kontrahierenden Fasern. Der Körper passt sich an diese Trainingsweise an, indem er Muskelmasse abbaut; weil nämlich für diese spezifische Art von Belastung nur ein so kleiner Prozentsatz an Muskelmasse benötigt wird, werden die zusätzlichen Muskeln als überflüssiger Ballast wahrgenommen. Jemand, der sieben Tage in der Woche im Steady-State trainiert, könnte im Laufe von sechs bis zwölf Monaten leicht zwei bis zweieinhalb Kilogramm Muskelgewebe verlieren.

Muskelgewebe ist das metabolisch kostenaufwendigste Gewebe im Körper. Man benötigt täglich zwischen 50 und 100 Kalorien, um ein halbes Kilogramm davon mit Nährstoffen zu versorgen. Gehen wir einmal kurz davon aus, dass der niedrigere Wert von 50 Kalorien täglich korrekt ist. Verliert man nun im Laufe der Zeit durch »kalorienverbrennendes« Training auf dem Laufband 2,2 Kilogramm Muskelmasse, dann führt das unweigerlich dazu, dass man täglich 250 Kalorien weniger verbrennt, die der Körper andernfalls nutzen würde, um diese Muskelmasse zu erhalten.

Zurück zu unseren beiden hypothetischen Laufbandnutzern: Aus den 222,225 und 243,6375 Kalorien, die sie vorhin verbrannt haben, sind jetzt eher 160 und 180 Kalorien geworden, weil sich mit etwas Übung ihre Laufökonomie verbessern lässt und sie dadurch weniger Energie verbrauchen. (Die subjektiv wahrgenommene Ausdauersteigerung resultiert bei Steady-State-

Aktivitäten überwiegend daraus, dass der Körper einen Weg findet, das Training durch eine bessere Bewegungsökonomie zu erleichtern, und nicht durch eine bessere kardiovaskuläre Kondition. Deswegen wird ein Läufer, der zu einer anderen Steady-State-Aktivität wechselt und zum Beispiel Fahrrad fährt, schnell außer Atem geraten. In Kapitel 2 wurde bereits darauf hingewiesen, dass Läufer, die im Winter auf Laufbändern trainieren, eine deutliche Verschlechterung ihrer subjektiv wahrgenommenen aeroben Kondition bemerken, wenn sie im Frühjahr wieder auf der Straße trainieren.) Wenn wir jetzt also wieder zu den beiden Personen zurückkehren, die etwa 160 bis 180 Kalorien verbrannt haben (300 laut Laufband – minus Grundumsatz – minus Laufstiloptimierung), müssen wir für den Muskelabbau noch weitere 250 Kalorien abziehen. Trotz all ihrer Anstrengungen bewegen sie sich also in die falsche Richtung – statt eines Minus haben sie auf ihrem Kalorienkonto sogar ein Plus von 90 bzw. 70 Kalorien.

Überdies regt die Produktion von Stresshormonen durch ein solches Übertraining zusätzlich die Speicherung von Fett an. Jeder, der einmal versucht hat, auf diese Weise abzunehmen, kann bestätigen, dass man sich dabei erschöpft, launisch und – was am schlimmsten ist – aufgequollener fühlt. Die traurige Wahrheit ist: Man kann mit dieser Art körperlicher Aktivität keinen Überschuss an verzehrten Kalorien kompensieren.

Mehr Muskeln: der wahre Schlüssel zum Verbrennen von Kalorien

Erinnern Sie sich noch an damals, als Sie ein Teenager waren, alles essen konnten, was Ihnen in die Finger kam, und Sie trotzdem nicht dick wurden? Irgendwann nach Ihrem dreißigsten Geburtstag änderte sich das. Jetzt scheint es fast so, als würden Sie schon zunehmen, wenn Sie bestimmte Lebensmittel auch nur ansehen. Was ist passiert?

Der größte Unterschied ist, dass die meisten Menschen als Erwachsene über weniger Muskelmasse verfügen als mit achtzehn Jahren oder Anfang zwanzig. Mit dem Älterwerden ist die Tendenz verbunden, Muskelmasse abzubauen – die bereits erwähnte Sarkopenie – und sich weniger körperlich zu verausgaben, wodurch dem Muskelabbau weiter Vorschub geleistet wird. Dies führt zu einem starken Abfall des Grundumsatzes. Wenn man etwa zwei Kilogramm Muskeln verliert, sinkt die Anzahl an Kalorien, die man in einem Zeitraum von vierundzwanzig Stunden verbrennt, um rund 250. Diese Abnahme klingt vielleicht nicht dramatisch, summiert sich aber mit der Zeit. Wer Muskelmasse verliert, seine Ernährungsgewohnheiten aber beibehält, nimmt in etwa vierzehn Tagen ein halbes Kilogramm Körperfett zu. Über einen Zeitraum von zwanzig Wochen kommen auf diese Weise viereinhalb Kilogramm Körperfett zusammen.

Um dieses wieder loszuwerden, muss man den Stoffwechsel seiner Jugendjahre wiedererlangen, und das gelingt am besten durch den Wiederaufbau der verlorenen Muskelmasse. Sie kennen vielleicht den Spruch »Muskeln haben ein Gedächtnis«, und diese Redensart stimmt. Mit einem korrekten Trainingsreiz kann ruhendes Muskelgewebe reaktiviert werden, um wieder seine ursprüngliche Größe zu erlangen. Sobald es Ihnen gelingt, eine Muskelmasse aufzubauen, die mit einem Energieaufwand von 250 Kalorien erhalten werden muss, wird das, was zuvor ein heimtückisches Gewichtsproblem war, plötzlich eine konsequente Abnehmtechnik. Mit zunehmender Kraft verausgabt man sich automatisch auch mehr, und so müssen Sie nicht mehr so akribisch darauf achten, wie viele Kalorien Sie zu sich nehmen und welche Makronährstoffe Sie in welchem Verhältnis essen. Je vernünftiger und ausgewogener Ihr Ernährungsstil ist, umso eher werden Sie ihn umsetzen können. Wenn Sie mit dieser Strategie erfolgreich sind und weiter abnehmen, kann es durchaus sein, dass Sie sich eines Tages fast wieder so ernähren können wie früher, als Sie noch ein Teenager waren. Schon die Zunahme von zwei Kilogramm kalorienverbrennender Muskelmasse kann sich erheblich auf Ihren Körper auswirken.

Der Zusammenhang zwischen korrektem Training und Fettverlust

Ken Hutchins war der Erste, der die Wechselwirkung dieser beiden Variablen für den Laien verständlich erklärte. Laut Ken kann man sich den menschlichen Körper als ein Unternehmen vorstellen, das von einem Vorstand geleitet wird. Ein Körper, der nicht mit genügend Energie versorgt wird, leidet also an einem Kaloriendefizit, vergleichbar mit einem Unternehmen, das finanzielle Verluste einfährt. Die verschiedenen Arten von Körpergewebe entsprechen den einzelnen Abteilungen des Unternehmens. Hutchins stellt zwei Szenarien dar:

Im ersten Szenario macht die Firma Verluste, und keine Abteilung ist von besonderer Bedeutung. Daher können überall im Unternehmen Entlassungen vorgenommen werden. Der Vorstand entlässt also ein wenig Fett-, Muskel-, Knochen-, Binde- und Nervengewebe. Das Unternehmen verkleinert sich im Ganzen.

Im zweiten Szenario macht die Firma immer noch Verluste, allerdings ist die Muskelabteilung von herausragender Bedeutung. Deshalb kann dort niemand entlassen werden; im Gegenteil: Es muss sogar noch mehr Personal eingestellt werden. Stattdessen gibt es in der Fettabteilung viele Entlassungen. In den Abteilungen für Knochen und Bindegewebe können ebenfalls keine Kürzungen vorgenommen werden, weil diese die Muskelabteilung unterstützen müssen, die nur dann von Nutzen sein kann, wenn sie durch starkes Bindegewebe mit starken Knochen verbunden ist. Infolgedessen muss noch mehr Fett packen und gehen. Es kann auch kein Nervengewebe eingespart werden, weil der neue Muskel nur dann etwas bringt, wenn er von neuem Nervengewebe durchzogen ist. Das führt sogar zu noch mehr Kürzungen in der Fettabteilung, wodurch das Unternehmen seine Form auf beachtliche Weise verändert. In diesem Szenario ist der Gewichtsverlust ausschließlich auf den Abbau Fettverlust zurückzuführen. Man hat etwas Muskulatur hinzugefügt, welche sowohl die Form als auch den Gesamtzustand des Körpers entscheidend verbessert, und sich von einer großen Menge Fett verabschiedet, das die Fitness des Organismus zuvor entscheidend verschlechtert hat.

Mehr Muskelmasse wird Ihren Stoffwechsel zwar anregen und Ihnen dabei helfen, täglich mehr Kalorien zu verbrennen, aber wenn Sie nicht auf die verzehrte Nahrungsmenge achten, kann es leicht passieren, dass Sie sich die Kalorien, die Sie im Training verbrannt haben, durch das Essen wieder zuführen (und somit Fett zunehmen) bzw. Speisen auswählen, die Ihr Ziel untergraben, Fett zu verlieren. Indem Sie es zu Ihrer Priorität machen, möglichst naturbelassene, unverarbeitete Lebensmittel zu konsumieren, können Sie Ihren Appetit und Ihren Fettspeicher in den Griff bekommen. Sobald dies der Fall ist und sich Ihre Insulinwerte normalisieren, werden die Nährstoffe vom Körper mehr oder weniger automatisch so verwertet, dass sie eine optimale Förderung von Muskelaufbau und Fettabbau gewährleisten.

Ein evolutorisches Glücksspiel

Um den Prozess der Fettreduktion zu verstehen, hilft es nachzuvollziehen, warum wir überhaupt dick werden. So seltsam es klingen mag: Das liegt daran, dass wir Menschen große Gehirne haben. Wie es der Zufall will, haben sich die unterschiedlichen Spezies auf verschiedene Anpassungen als zentrale Überlebensstrategie konzentriert. Für den Menschen war (und ist) in dieser Hinsicht der Verstand das wichtigste Hilfsmittel. Wir sind – wenn man so will – das einzige Tier, das im Rahmen der Evolution auf ein großes Gehirn gesetzt hat, um langfristig zu überleben, und man muss sagen, dass dies eine kluge Wahl war. Auch wenn mit diesem großen Gehirn ein höheres Risiko verbunden ist, in den ersten Lebensmonaten nach der Geburt zu sterben – was daran liegt, dass wir Kinder auf die Welt bringen, die alles andere als voll entwickelt sind, da nur so ihr vergleichsweise großer Schädel durch den Geburtskanal passt.

Indem wir auf ein größeres Gehirn setzten, mussten wir im Gegenzug dafür hinnehmen, dass dieses größere Gehirn eine konstante, ununterbrochene Energieversorgung benötigte – in Form von Glukose oder Ketonkörpern. Und als dieses neue Tier mit dem größeren Kalorienbedarf erstmals auf der Bildfläche erschien, lebte es in einer Umgebung, in der eine massive Nahrungsknappheit herrschte, die auch noch viele Jahrtausende anhielt. Um zu überleben, musste es ein Stoffwechselsystem entwickeln, das dem Gehirn ständig Energie zuführen konnte, und da kam es unseren Vorfahren sehr gelegen, dass sie sich parallel zu Allesfressern entwickelten. Die Fähigkeit, Protein in Glukose zu konvertieren und Energie in Form von Körperfett zu speichern, das in Hungerzeiten genutzt und in Ketonkörper verwandelt werden konnte, verbesserte ihre Überlebenschancen.

Die Menschen werden heutzutage dick, weil der Körper zwar über einen Stoffwechsel verfügt, der in Notzeiten Energie speichern kann, aber nie einen Ausgleichsmechanismus entwickelt hat, um bei einem Überangebot an Nahrung seine Energiespeicher zu reduzieren. Das liegt daran, dass es solche Phasen niemals gab – bis jetzt. Bei der heutigen Fülle an Lebensmitteln – vor allem an verarbeiteten Kohlenhydraten, die dafür sorgen, dass die Glykogenspeicher immer voll bleiben (mit der Folge, dass die Glukose ins Blut gelangt und dadurch Insulin ausgeschüttet wird) – ist es ein Kinderspiel, Körperfett zu speichern. Und weil es keinen Ausgleichsmechanismus gibt, leeren sich diese Speicher nie. Selbst Fettleibige leiden an extremem Heißhunger und sind in der Regel sogar hungriger als Schlanke, weil sie höhere Insulinwerte haben, mit minimaler Insulinsensitivität der Muskelzellen und unveränderter Insulinsensitivität der Fettzellen. Unter diesen Voraussetzungen werden Nährstoffe in Zeiten der Nahrungsfülle ohne Umwege umgehend in Form von Fett eingelagert.

In der frühen Menschheitsgeschichte gehörte der anabole/katabole Zyklus, der in den vorigen Kapiteln skizziert wurde, zur normalen und gesunden Funktionsweise des Körpers. Kurze, wiederkehrende Phasen des Fastens, Hungerperioden und Nahrungsknappheit führten zur Verstoffwechselung von Nährstoffen, um Körpergewebe zu reparieren und zu erneuern. Ebenso führten kurze, wiederkehrende Phasen hochintensiver Muskelerschöpfung, gefolgt von angemessenen Erholungszeiten, zu einem anabolen/katabolen Zyklus, der es dem Körper ermöglichte, über die Nahrung aufgenommene Proteine ins Muskelgewebe einzubauen und diese damit zu vergrößern. Körperliche Anstrengungen bewirkten überdies eine regelmäßige Leerung der Glykogenspeicher im Muskelgewebe, das sich dadurch seine Insulinempfindlichkeit und die Fähigkeit zur Speicherung von Glykogen bewahrte.

Dieses Oszillieren zwischen Ab- und Aufbauprozessen war ein wichtiger Bestandteil in der Evolution unserer Spezies. So entwickelte sich ein Stoffwechsel, mit dem sich in Phasen der Nahrungsknappheit Körperfett speichern ließ. Da wir aber dank unserer großen Gehirne mittlerweile praktisch keine Nahrungsknappheit mehr zu befürchten haben, gerät die Fettleibigkeit – zumindest in der westlichen Welt – außer Kontrolle.

Die Thermodynamik des Fettverlusts

Um effizient Körperfett zu verlieren, muss man sich an die Hauptsätze der Thermodynamik halten, das heißt, man muss vor allem seine Kalorienzufuhr drosseln. Alles dreht sich um den Leitspruch »Eine Kalorie ist eine Kalorie ist eine Kalorie, egal, woher sie stammt«. und sämtlichen Zeitgenossen, die dieser Behauptung widersprechen, wird vorgeworfen, damit zugleich den Hauptsätzen der Thermodynamik zu widersprechen, was aber nicht ganz zutrifft. Sie widersprechen ihnen nicht, sie *ignorieren* sie gänzlich.

Die Hauptsätze der Thermodynamik gelten für jedes geschlossene Energiesystem, also beispielsweise für einen Automotor, aber auch für den menschlichen Körper. Die ersten beiden Hauptsätze der Thermodynamik besagen im Wesentlichen: »Energie kann weder erzeugt noch vernichtet werden; sie kann nur ihre Form verändern« und »Jedes beliebige geschlossene System wird sich immer in Richtung Entropie entwickeln«.[97] Einfacher ausgedrückt, besagen diese Gesetze, dass alles einen (energetischen) Preis hat und niemals ein Zustand völligen Gleichgewichts besteht. Vielmehr gibt es innerhalb eines Systems immer ein gewisses Defizit. Und um der Tendenz zur Entropie entgegenzuwirken, muss Energie in dieses System investiert werden. Bei der Umwandlung verschiedener Formen von Energie, die nötig ist, um Arbeit zu verrichten, wird ein Teil dieser Energie immer verloren gehen (meistens als Wärme, die an die Umgebung abgegeben wird).

Hier kommt nun wieder der Körper bzw. die Nahrungsaufnahme ins Spiel. Konsumiert man 2.000 Kalorien in Form verarbeiteter Kohlenhydrate, ist die Verarbeitung dieser Zufuhr und ihre Umwandlung in gespeicherte Energie (Körperfett) mit praktisch keinerlei metabolischem Aufwand verbunden. Wenn man aber mageres Fleisch, Obst und Gemüse verzehrt, ist die Umwandlung dieser Nahrungsmittel in verwertbare Energie, metabolisch gesehen, aufwendig. Dieses Konzept wird auch als »thermischer Verdauungsaufwand« bezeichnet. Der Verzehr von natürlichen und unverarbeiteten Speisen erhöht den thermischen Verdauungsaufwand. Außerdem kann ein stabiler Blutzuckerspiegel durch Glukoneogenese erzielt werden – die Umwandlung von Protein, in Form von Aminosäuren, in Glukose. Diese Umwandlung ist ein metabolisch kostspieliger Prozess, der aus zwanzig und mehr Stoffwechselschritten besteht und, verglichen mit dem Umsatz von Kohlenhydraten einen relativ geringen Ertrag an Energie bringt. Infolgedessen ist es kalorisch aufwendiger, den Blutzucker durch Glukoneogenese – das heißt eine umgekehrte Glykolyse – stabil zu halten, als verarbeiteten Zucker zu konsumieren, um denselben Effekt zu erzielen. Der Verzehr unverarbeiteter Lebensmittel stellt im Gegensatz zu industriellen Produkten sicher, dass der Blutzuckerspiegel wesentlich langsamer steigt und fällt, wodurch der Insulinspiegel im Blut deutlich niedriger bleibt.

Wir bezeichnen Insulin gerne als »Trumpf«-Hormon, weil es zahlreiche andere Hormone außer Gefecht setzt, die für die Mobilisation von Fett notwendig sind, darunter Glukagon, Adrenalin, Noradrenalin, Wachstumshormon und Testosteron. Alle diese Hormone werden heruntergeregelt, sobald das Insulin steigt. Wenn jemand eine Diät hält (d. h. ein Kaloriendefizit hat), zugleich aber Lebensmittel zu sich nimmt, die zu viele verarbeitete Kohlenhydrate enthalten, könnte das Insulin zu stark ansteigen, wodurch sich das Körperfett hartnäckiger hält. Eine möglichst naturbelassene Ernährung bietet einen doppelten metabolischen Vorteil, weil die Verdauung thermisch energieaufwendiger wird und der Insulinspiegel niedriger bleibt, sodass trotz Kaloriendefizit ein Abbau von Fett stattfinden kann.

Um möglichst viel Körperfett zu verlieren, müsste man sich daher an folgende Formel halten:

Energiezufuhr – Grundumsatz (weitgehend bestimmt durch die vorhandene Muskelmasse) + Zunahme aufgrund zusätzlicher Muskelmasse durch korrektes Training + Energieaufwand körperlicher Aktivität, einschließlich Bewegung + thermischer Verdauungsaufwand + Wärmeabgabe an die Umgebung = Fettverlust (oder -zunahme, falls die Energiezufuhr größer ist als der Energieaufwand der genannten Komponenten)

All diese Elemente können und sollten im Rahmen eines Abnehmprogramms berücksichtigt werden, aber letztlich führt nichts an der Tatsache vorbei, dass die Kalorienzufuhr eingeschränkt werden muss. Sobald Sie mehr Kalorien konsumieren, als Sie verbrauchen, wird sich der Abbau von Körperfett als mühsames Unterfangen erweisen.

Insulin, die Zweite

Wenn jemand, der regelmäßig trainiert, Körperfett verlieren möchte, muss er der Tatsache ins Auge blicken, dass es unumgänglich ist, im Rahmen des Abnehmprozesses sein Insulin im Griff zu behalten.[98] Insulin ist ein Hormon, das in der Bauchspeicheldrüse produziert wird. Es hat langfristig die Aufgabe, Nährstoffe zu speichern; kurzfristig sorgt es dafür, dass der Blutzucker stabil bleibt. Insulin dockt an den Rezeptoren an der Zelloberfläche (vor allem der Muskelzellen) an und ermöglicht es der Glukose, aus dem Blut in die Zelle zu gelangen, wo sie verstoffwechselt werden kann.

Während der Evolution unserer Spezies waren Einfachzucker, die einen schnellen Anstieg des Blutzuckers hervorriefen, ein seltenes Geschenk. Weil Zucker eine solche Mangelware war, waren die Blutzuckerwerte unserer Vorfahren selten erhöht, nicht einmal kurzfristig, und die Glukosespeicher der Zellen waren selten voll. Dies hatte zur Folge, dass ihre Insulinrezeptoren äußerst empfindlich auf *jede noch so geringe Menge* an zirkulierendem Insulin reagierten, weil die Zellen in der Regel immer Platz für noch mehr Glukose hatten. Die gespeicherte Glukose wurde beinahe sofort verstoffwechselt und wiederverwendet und somit selten dauerhaft als Glykogen gespeichert. So konnten Glukose und Insulin so gut wie nie höhere Werte im Körper erreichen.

Im direkten Kontrast zu unseren weitgehend ohne Zucker auskommenden Vorfahren leben wir heute in einer Welt, in der Einfachzucker in Hülle und Fülle vorhanden sind und dementsprechend regelmäßig verzehrt werden. So füllen sich unsere Glykogenspeicher, Glukose reichert sich in den Blutzellen an, und es wird viel Insulin ausgeschüttet. Als Folge davon wird immer mehr Glukose in die Zellen transportiert, die irgendwann nicht mehr sofort umgesetzt werden kann, sodass dieser Überschuss schließlich zu langen Molekülketten aufgezogen und in Form von Glykogen gespeichert wird. Sobald die Zellen randvoll mit Glykogen sind, können sie keine Glukose mehr aufnehmen. Und dann wendet der Körper seinen alten Trick der Energiespeicherung an, um für künftige Notzeiten vorbereitet zu sein.

Solange die Glykogenspeicher noch nicht voll sind, wird Glukose in die Zelle transportiert, damit dort die Glykolyse stattfinden kann. Diese besteht aus zwanzig Schritten bzw. chemischen Reaktionen, durch die Glukose in Pyruvat gewandelt wird, das dann in die Mitochondrien gelangt. Dort werden mithilfe von Sauerstoff (also aerob) große Mengen ATP produziert, der universelle Treibstoff des Körpers. Sind die Glykogenspeicher aber bereits voll, und weitere Glukose versucht in die Zelle zu gelangen, dann schaltet sich der zwanzigstufige Prozess der Glykolyse bereits nach drei Schritten ab. Bei diesem dritten Schritt wird das Enzym dann allosterisch hemmend – das heißt, es verändert in Anwesenheit großer Mengen von Glukose seine Form. Unter diesen Umständen kann die Glykolyse nicht weiter aufrechterhalten werden. Stattdessen bewegt sich der Prozess in die entgegengesetzte Richtung – und die Glykogensynthese beginnt. Da die Glykogenspeicher jedoch voll sind, stagniert auch die Glykogensynthese, und die Glukose wird für die Produktion des Koenzyms NADH eingesetzt, das die Triacylglycerol-(oder Fett-)Synthese vorantreibt. Die Moral von der Geschichte ist, dass man seine Insulinwerte im Griff behalten muss, um die Voraussetzungen zu schaffen, die die Fettmobilisierung überhaupt erst möglich machen.

Die Rolle der Omega-3-Fettsäuren

Omega-3-Fettsäuren sind Ketten von Kohlenstoffatomen, die mit Wasserstoff verbunden und ebenfalls entscheidend für den Fettabbau sind, weil sie sich auf die Hormonsensitivität auswirken. Kohlenstoffatome können gesättigt oder ungesättigt sein. Ein Kohlenstoffatom kann maximal vier Moleküle binden; hat es zwei andere Kohlenstoffe und zwei Wasserstoffe an sich gebunden, gilt es als voll *gesättigt*. Ein Kohlenstoffatom kann aber auch eine Doppelbindung mit einem anderen Kohlenstoff eingehen, sodass nur noch ein Wasserstoff daran gebunden werden kann, und ein solches Gebilde nennt sich dann *ungesättigt*. Die Position in der Kohlenstoffkette, an der sich die Doppelbindung befindet, gibt der jeweiligen Fettsäure ihren Namen. Eine Omega-3-Fettsäure weist – vom hinteren Ende gesehen – die Doppelbindung an der dritten Position auf, während eine Omega-6- oder eine Omega-9-Fettsäure die Doppelbindung an der sechsten bzw. neunten Stelle hat. Dieses Detail ist wichtig, weil die Position der Doppelbindung sowohl die Form als auch die Beweglichkeit der Fettsäure bestimmt. Omega-3-Fettsäuren haben die Doppelbindung an einem Ort, der dafür sorgt, dass sie lang und ziemlich beweglich sind, während Omega-6 oder Omega-9, ebenso wie mehrfach ungesättigte Fettsäuren, kompakter und starrer sind.

Jede Zellwand im Körper besteht aus Fettsäuren, und die Moleküle haben sowohl ein Carboxyl- und ein Hydroxyl-Ende. Fettsäuremoleküle haben hydrophile »Köpfe« und hydrophobe »Schwänze«. Wenn man Fisch- oder Olivenöl mit Wasser vermengt, bilden sich auf der Oberfläche Fettaugen. Das liegt daran, dass alle hydrophilen »Köpfe« der Fettsäure nach außen in Richtung Wasser zeigen, während alle hydrophoben Schwänze zur Mitte gerichtet sind, also vom Wasser weg.

Wenn wir uns Abbildung 6.1 und die damit verbundene Diskussion ins Gedächtnis rufen, dann war es so, dass sich jenseits der Zellwand – im Extrazellularraum – Wasser befindet. Diesseits der Zellwand liegt ebenfalls Wasser vor, und zwar als wesentlicher Bestandteil des Zytoplasmas. Jede Zellwand im Körper besteht aus einer Fettsäure-Doppelschicht – zwei Fettsäuren, deren hydrophobe Schwänze zueinander und somit nach innen zeigen und deren hydrophile Köpfe nach außen gerichtet sind. Auf der Zellmembran selbst befinden sich alle Rezeptoren, die für eine angemessene hormonelle Balance und Reaktion auf das Abnehmen erforderlich sind.

DAS RICHTIGE VERHÄLTNIS

Besteht Ihre Ernährung in erster Linie aus unverarbeiteten Lebensmitteln, die der Ernährungsweise von Jägern und Sammlern entspricht, dann nehmen Sie automatisch Omega-3- und Omega-6-Fettsäuren in einem Verhältnis von etwa 1:1 zu sich. Bei diesem ausgewogenen Verhältnis besteht ein großer Anteil Ihrer Zellwände aus Omega-3-Fettsäuren, und weil diese Fettsäuren lang und beweglich sind, sind die Zellwände maximal gedehnt und nach außen gewölbt, wodurch alle Rezeptoren deutlich hervortreten und angemessen mit den zirkulierenden Hormonen interagieren können.

Wenn nun das Verhältnis von Omega-6- zu Omega-3-Fettsäuren auf 4:1 steigt und somit stark von dem Jäger-Sammler-Ideal abweicht, kann das den Fettverlust behindern. Die Ernährungsweise des heutigen US-Amerikaners weist Omega-6- und Omega-3-Fettsäuren in einem Verhältnis von 20:1 auf. Mit diesem unausgewogenen Verhältnis besteht die Zellwand fast nur aus kurzen, porösen und unbeweglichen Fettsäuren. Somit wird die Zellwand dünner sein, uneben und weniger stark nach außen gewölbt. Und ebenso wird ein Großteil der Hormonrezeptoren, die für die Fettmobilisation nötig sind, stärker in die Zellwand eingesunken und somit unzugänglich für ihre entsprechenden Gegenspieler sein.

Falls Sie also Körperfett verlieren wollen, scheint es ratsam, über eine ausgewogene Ernährung eine angemessene Menge an Omega-3-Fettsäuren aufzunehmen. Wenn Sie sich daran halten, erhöhen Sie die Chance für die Hormone, die für den Prozess des Fettabbaus zuständig sind, die Rezeptoren an der Zelloberfläche zu erreichen, um ungestört ihre Arbeit zu verrichten.

QUELLEN FÜR OMEGA-3-FETTSÄUREN

Omega-3-Fettsäuren sind in blau-grünen Meeresalgen, grünem Blattgemüse und Gräsern enthalten wie auch im Fleisch von Tieren, die solche Pflanzen fressen. Am besten führt man sich eine adäquate Menge an Omega-3-Fettsäuren über die Ernährung zu, indem man viel grünes Blattgemüse und Fisch zu sich nimmt. Omega-6- und andere »schlechte« Fettsäuren finden sich vor allem in Getreideprodukten – alles, was vom Fruchtstand einer Pflanze stammt und nicht von ihren Blättern – und dementsprechend in den Tieren, die sie fressen.

Wer abnehmen will und gerne Rindfleisch isst, muss sich der Tatsache bewusst sein, dass der Großteil der Rinder in der westlichen Hemisphäre mit Getreide gefüttert wird. Wenn Sie also nicht auf rotes Fleisch verzichten möchten – was an und für sich gesund ist –, empfehlen wir daher Tiere, die mit Gras gefüttert wurden. Der Mensch kann von Natur aus grünes Blattgemüse verdauen, nicht aber den Fruchtstand von Pflanzen. Dieser enthält Proteine, die Tiere nicht verdauen können und die entzündliche Krankheiten auslösen können. Deswegen muss alles, was vom Fruchtstand einer Pflanze stammt, zuerst zu Mehl (oder etwas Vergleichbarem) verarbeitet werden, damit der Körper es verwerten kann. Die enthaltenen Entzündungsmediatoren bleiben deswegen aber trotzdem erhalten.

Omega-3-Fettsäuren sind im Gegensatz dazu die Grundlage und Vorstufe für die Serie-3-Prostaglandine, die eine profunde entzündungshemmende Wirkung haben. Omega-6-Fettsäuren hingegen bilden die Vorstufe der Serie-6-Prostaglandine, die in deutlichem Maße entzündungsfördernd sind. Durch den übermäßigen Konsum von Omega-6-Fettsäuren werden nicht nur die Zellwände negativ beeinflusst, der gesamte Körper befindet sich dadurch in einem Entzündungszustand. Es ist nicht unüblich, dass Menschen mit diesem Ungleichgewicht ein Reizdarmsyndrom oder eine Glutensensitivität entwickeln. Selbst Rinder, die überwiegend mit Getreide gefüttert werden, entwickeln Magen-Darm-Störungen; sie haben viel mehr Probleme mit E.-coli-Bakterien als grasgefütterte Tiere. Omega-3-Fettsäuren sind daher unabdingbar, um gesunde Zellwände zu erhalten, sodass die Hormonrezeptoren optimal mit ihrer Umgebung interagieren können.

Hydrierung ist entscheidend

Eine angemessene Hydrierung verbessert nicht nur die Reaktion des Körpers auf Trainingsreize, sie trägt auch viel zum Abbau seiner Fettdepots bei. An dieser Stelle ist eine Definition gewiss hilfreich: Eine Kilokalorie ist eine Maßeinheit der Energie, die die Wärmemenge darstellt, die erforderlich ist, um die Temperatur von einem Liter Wasser um ein Grad Celsius zu erhöhen. Um drei Liter eiskaltes Wasser, die man im Laufe eines Tages trinkt, auf 37 Grad Celsius zu erwärmen (in etwa Körpertemperatur), müsste man eine thermische Energie von 37 Kalorien pro Liter aufbringen – mal drei genommen, käme man so auf 111 Kalorien, die man pro Tag zusätzlich verbrennen würde. Ein solcher thermischer Energieaufwand zwingt den Körper dazu, mehr Kalorien zu verbrennen, und dieser Wert kann mit jeder Woche, jedem Monat und jedem Jahr deutlich steigen. Kaltes Wasser zu trinken kann auch die Körperkerntemperatur senken, d. h., man benötigt weitere Kalorien, um den Körper auf eine normale Betriebstemperatur zu bringen. Die Kalorien, die aufgrund dieser beiden zusammenhängenden Prozesse verbrannt werden, können sich zu einer stattlichen Summe addieren. Einige Forscher schätzen, dass allein durch den Konsum von zwei Liter Eiswasser täglich unter Umständen ganze 123 Kalorien verbrannt werden können.[99]

Eine angemessene Hydrierung bewirkt überdies, dass das zirkulierende Blutvolumen expandiert. Wenn man im Körper ein Umfeld erzeugt, in dem Hormone optimal zirkulieren und alle Gewebearten gut erreichen können, erleichtert man auch jenen Hormonen die Arbeit, die mit den Fettzellen interagieren und so den Fettverlust fördern. Eine Dehydrierung beeinträchtigt das zirkulierende Blutvolumen und damit den Abnehmprozess – und zwar in erheblicher Weise. Bei einem voll expandierten Blutvolumen und einer angemessenen Zirkulation fällt es weitaus leichter, alle Hormone und verarbeiteten Energieträger (in Form von Ketonkörpern oder Fettsäuren und Glukose, die aus Glykogen freigesetzt wurde) in Umlauf zu halten, die den Fettabbau unterstützen.

Eine angemessene Hydrierung entlastet auch die Leber. Viele Stoffwechselprodukte, die bei der Fettmobilisierung anfallen, müssen aus dem Körper entfernt werden. Wenn man angemessen hydriert ist, werden diese Stoffwechselprodukte primär über die Nieren ausgeschieden, während im dehydrierten Zustand die Leber die Aufgabe erhält, einen Großteil dieser Stoffwechselprodukte über die Galle zu entsorgen und letztlich über den Stuhl auszuscheiden. Beim Abbau von Fettdepots übernimmt die Leber die Rolle einer zentralen Fettverarbeitungsstelle. Ist sie jedoch schon mit der Entsorgung von herkömmlichen metabolischen Abbauprodukten völlig ausgelastet, hat sie weniger Ressourcen, um Körperfett zu verarbeiten. Eine gute Hydrierung entlastet die Leber, sodass sie das mobilisierte Körperfett besser verarbeiten und als Treibstoff verwenden kann.

Ein weiterer Vorteil einer angemessenen Hydrierung ist eine verbesserte hormonelle Effizienz, weil eine ausreichende Versorgung mit Wasser dafür sorgt, dass das Zellinnere (Zytosol) so prall wie möglich gefüllt ist und sich so weit ausdehnt, dass alle ihre Rezeptoren optimal mit den Hormonen interagieren können. Wenn Sie dehydriert sind, zirkulieren nicht nur Ihre Hormone suboptimal, auch Ihre Rezeptoren sind nicht ausreichend exponiert.

Ein letzter Vorteil angemessener Hydrierung ist das, was wir gerne als *biologische Rückversicherung* bezeichnen. Wenn Sie sich einmal die Zeit nehmen und sich eine Tiersendung im Fernsehen ansehen, werden Sie auf Szenen stoßen, die in der afrikanischen Savanne während der Trockenzeit spielen. Dabei wird Ihnen sicher eine biologische Tatsache auffallen: Dürre geht einer Hungersnot immer voraus. Optimal mit Wasser versorgt zu sein sendet dem Körper die biologische Botschaft, dass keine Hungersnot droht. Diese Beziehung spielt eine umso größere Rolle, sobald man anfängt, seine Kalorienzufuhr einzuschränken. Wird der Körper mit einem Szenario konfrontiert, bei dem eine Dehydrierung einem deutlichen Kaloriendefizit voraus- oder gleichzeitig mit diesem einhergeht, empfängt er die eindringliche biologische Botschaft, dass eine Dürreperiode herrscht und nun logischerweise eine Hungersnot folgt. Diese Information regt den Körper dazu an, seinen Stoffwechsel zu drosseln, um wertvolle Ressourcen zu schonen.

Bei einem Kaloriendefizit, das mit einer guten Hydrierung einhergeht, geschieht aber Folgendes: Die Hydrierung dämpft diese Botschaft und minimiert das Risiko, dass der Stoffwechsel die Mobilisierung von Körperfett verlangsamt. Unsere Evolutionsgeschichte hat diese Überlebensstrategien in unsere Physiologie eingeprägt. Wenn Menschen früher dehydriert waren, verlangsamte sich automatisch ihr Stoffwechsel, und sie entwickelten den Drang, alles gierig in sich hineinzuschlingen, was ihnen in die Finger kam (sofern etwas verfügbar war) – aus Angst davor, dass kurze Zeit später eine Hungersnot drohen könnte. Eine gute Hydrierung teilt unserem Organismus mit, dass alles im grünen Bereich ist und kein Bedarf besteht, den Stoffwechsel zu drosseln oder den Appetit zu steigern.

Die Rolle hochintensiven Trainings

Die Art von Training, die wir befürworten, trägt erheblich zum Fettverlust bei.[100] Wir haben bereits darauf hingewiesen, dass ein Steady-State-Training nicht so viele Kalorien verbrennt wie gemeinhin angenommen. Wichtiger noch, hochintensives Training wirkt sich deshalb so positiv auf den Abnehmprozess aus, weil es dabei hilft, die Insulinausschüttung zu regulieren. Es regt das Adrenalin über den in Kapitel 2 beschriebenen Mechanismus der Verstärkungskaskade zur Freisetzung von Glykogen aus den Muskelzellen an. (Ein Molekül Adrenalin setzt Zehntausende Glukosemoleküle aus dem Glykogen frei.) Das ist nicht nur eine gewaltige Menge Glukose, die aus dem Muskel bewegt wird, auch die Insulinrezeptoren im Muskel werden empfindlicher, wodurch erneut Glukose eindringen kann und der Insulinspiegel mit der Zeit sinkt – ein Vorgang, der die Weichen für den Fettverlust stellt.

Außerdem verbrennt hochintensives Training eine beachtliche Menge an Kalorien, und zwar nicht nur während des Workouts, sondern auch noch Stunden danach. Noch nutzbringender ist vielleicht die Reaktion des Körpers, infolge von hochintensivem Training mehr Muskeln zu synthetisieren, ein metabolisch aktives Gewebe. Ein größerer Muskel schafft ein größeres Reservoir für Glukose, wodurch sich die Insulinsensitivität erhöht. Alle diese Vorgänge tragen zum Fettverlust bei, und sie erklären auch, warum es Männern meist leichter fällt, Fett zu verlieren, als Frauen. Männer haben in der Regel mehr Muskelmasse, was bedeutet, dass sie mehr Glukose in Form von Glykogen speichern können, und dementsprechend entwickeln sie in der Regel erst später eine Insulinresistenz als Frauen. Durch den Aufbau von Muskelmasse – ob nun bei Männern oder Frauen – schafft man also optimale Voraussetzungen für den Fettverlust.

Und wieder gilt: Hochintensives Training führt zu einer Verstärkungskaskade, die bewirkt, dass unter dem Einfluss hormonsensitiver Lipase Fettsäuren aus den Fettzellen mobilisiert werden. Es löst die Freisetzung von Hormonen wie Adrenalin und Noradrenalin aus, die auf die hormonsensitive Lipase wirken, um große Mengen Fettsäure aus den Fettzellen zu mobilisieren, die sonst nicht freigesetzt werden würden.

Eine aufwendige Studie zum Fettverlust

Wir hatten die Gelegenheit, bei Nautilus North eine Studie über den Fettverlust durchzuführen, bei der 36 Probanden ein zehnwöchiges Programm absolvierten, das aus einer Diät und hochintensivem Training bestand. Dabei mussten sie im Abstand von zwei Wochen ihre Kalorienzufuhr um 100 Kalorien reduzieren, der Ausgangswert lag dabei unter dem normalerweise empfohlenen Tagesbedarf. Unsere Testpersonen waren Klienten im Alter zwischen 20 und 65 Jahren, die mit uns bereits über ein Jahr trainiert hatten. Wir testeten ihre Körperzusammensetzung alle zwei Wochen mit einem sogenannten Bod Pod. Die Probanden begannen mit einem Workout, bestehend aus sechs Sätzen, und trainierten nur einmal pro Woche. Nach zwei Wochen reduzierten wir die Übungssätze von sechs auf vier und nahmen eine weitere Testung vor, um zu sehen, welche Fortschritte sie gemacht hatten.

In den ersten vier Wochen der Studie stellten wir bei beiden Messungen der Körperzusammensetzung fest, dass die Probanden Fett verloren hatten – aber auch Muskelmasse. Also wiesen wir sie an, sich auf drei Übungen zu beschränken, und stellten anschließend fest, dass sie zwar immer noch Fett abnahmen, aber keine Muskelmasse mehr. Um in den letzten drei Wochen der Studie eine Hypothese zu testen, teilten wir die Gruppe hälftig auf. Achtzehn Teilnehmer hielten sich weiterhin an die Big Three, die sie wie gewohnt einmal wöchentlich ausführten, während die anderen achtzehn einmal wöchentlich ein Workout absolvierten, das lediglich aus zwei Übungen bestand. Als wir am Ende der Studie die Werte miteinander verglichen, staunten wir, als die Gruppe, die den Umfang ihrer Trainingseinheiten auf zwei Sätze pro Woche reduziert hatte, im Durchschnitt doppelt so viel Muskelmasse aufgebaut und doppelt so viel Fett verloren hatte wie die Gruppe, die einmal pro Woche drei Sätze machte. Ein Workout, einmal pro Woche ausgeführt und aus zwei Sätzen bestehend, übertraf ein Training mit drei, vier und sechs Sätzen – obwohl die Testpersonen in diesem Zeitrahmen der Studie die geringste Kalorienzufuhr des gesamten Programms hatten.

Was wir aus dieser Erfahrung gelernt haben, ist, dass der Körper sich an alle Widrigkeiten anpasst, mit denen er konfrontiert wird. Menschen haben eine gewisse Menge adaptiver Energie pro Zeiteinheit, und ein Teil dieser adaptiven Energie wird in den Abbau von Fettreserven investiert. Es ist mit einem enormen metabolischen Aufwand verbunden, auf das Körperfett zuzugreifen, es zu verstoffwechseln und die gewonnene Energie dafür zu nutzen, den Körper an eine potenzielle Hunger- bzw. Notsituation anzupassen. Dadurch wurde offenbar ein Teil der adaptiven Energie der Testpersonen aufgewendet, sodass im Rahmen des Krafttrainings weniger Energie für den Muskelzuwachs zur Verfügung stand; erst als wir das berücksichtigten und die Trainingsleistung drosselten, ging es wieder aufwärts.

Hier geraten viele Menschen in eine Dilemma. Sie glauben, Sport sei einfach eine Maßnahme, mit der man Kalorien und Fett verbrennt. Um Gewicht zu verlieren, erhöhen sie also kurzerhand ihr Aktivitätsniveau, während sie gleichzeitig ihre Nahrungszufuhr reduzieren. Dadurch setzen sie ihren Körper dermaßen unter Stress, dass er seine adaptiven Fähigkeiten nicht ausspielen kann und überfordert ist. Infolgedessen verlangsamt sich der Stoffwechsel, und das Cortisol steigt, wodurch letztlich ein Zustand entsteht, bei dem der Körper nur noch höchst unwillig seine Fettreserven freigibt.

John Little

• •

Epigenetik und die Bedeutung von Konsistenz

Lange Zeit ging man davon aus, dass der Körperfettanteil beim Menschen genetisch exakt vorgegeben ist. Demzufolge sind manche Menschen eher dazu prädisponiert, Körperfett zu speichern, als andere. Dieser Glaube wurde als »Hypothese des sparsamen Genotyps« bezeichnet. Man nahm an, dass der Genotyp (die genaue Anordnung der DNS-Basispaare) praktisch alles bestimmt, von der Körperform bis hin zu den Gedanken. Inzwischen hat die Epigenetik gezeigt, dass die Umgebung (und vor allem die Ernährung) bestimmt, wie sich der Genotyp auf den Phänotyp (also die tatsächliche körperliche Erscheinung) auswirkt. Faktoren, die man steuern kann, wie beispielsweise die Umgebung und Ernährung, sind erwiesenermaßen dazu in der Lage, sich auf die DNS auszuwirken, ohne den eigentlichen Genotyp zu verändern.[101] Der Genotyp einer Person ist vergleichbar mit einer Eisenbahnanlage, bei der verschiedene Verhaltensweisen verschiedene Gleise schalten, die unterschiedliche Resultate mit sich bringen. Jeder Mensch hat zwar immer nur einen bestimmten Satz an Genen, aber das Verhalten kann verschiedene Gene an- oder ausschalten.

Man nahm früher außerdem an, dass alle Körpergewebe kooperieren und gemeinsam auf das Wohl des gesamten Organismus hinarbeiten. Dies ist laut Epigenetik aber nicht der Fall: Vielmehr konkurrieren die verschiedenen Körpergewebe um Ressourcen, um mehr von ihrer eigenen Gewebeart produzieren zu können. Wenn man sich unvorteilhaft ernährt und infolgedessen Körperfett einlagert, betätigt man genetische Schalter, die dafür sorgen, dass die Fettzellen effizienter um die körpereigenen Ressourcen kämpfen können. Diese genetischen Schalter können sogar psychologische Verhaltensweisen beeinflussen, um sich ihren Wettbewerbsvorteil zu sichern, was mit ein Grund dafür ist, warum es manchen Übergewichtigen so schwerfällt, ihre Essgewohnheiten zu ändern und abzunehmen.

Ungeachtet der negativen Implikationen sollten Sie sich stets vor Augen führen, dass Sie nicht der Sklave Ihres Genotyps sind. Durch die konsequente Umsetzung vernünftiger Ernährungs- und Bewegungsgewohnheiten kann man die phänotypische Ausprägung seines Genotyps positiv beeinflussen. Sobald man Verhaltensweisen etabliert, die nicht Fettgewebe, sondern Muskelmasse begünstigen, verändert man zugleich auch die physiologischen Voraussetzungen, sodass Schlanksein für Sie zu einer *natürlichen* Angelegenheit wird. Am erstaunlichsten daran ist, dass sich diese epigenetischen Veränderungen auch auf Ihren Nachwuchs übertragen werden, als ob es sich um tatsächliche Veränderungen Ihres Genotyps handeln würde. Wenn Sie also schlank und stark werden, erhöhen Sie die Wahrscheinlichkeit, dass auch Ihre Nachkommen die Tendenz entwickeln, schlank und stark zu sein. Leider trifft aber auch das Gegenteil zu. So kann man eine alte Redewendung ummünzen: »Die Gene sind die Waffe, aber die Umgebung betätigt den Abzug.«

Aus dem wirklichen Leben

Indem Sie ein Verhalten an den Tag legen, das zu einem hormonellen Gleichgewicht führt, welches wiederum eine schlanke Physis begünstigt, justieren Sie Ihren Stoffwechsel so, dass er Muskelmasse den Vorzug vor Fettgewebe gibt. Umgekehrt gilt dasselbe: Konsumiert man überwiegend verarbeitete Lebensmittel, die schnell verdaulich sind, eine erhöhte Insulinausschüttung sowie prallvolle Glykogenspeicher und Körperfett zur Folge haben, werden die Muskelzellen insulinresistent. Gleichzeitig bleibt die Insulinsensitivität der Fettzellen erhalten, sodass der Stoffwechsel letztlich die Speicherung von Körperfett begünstigt. Dies führt bei Fettleibigen dazu, dass sie trotz einer mehr als ausreichenden Kalorienzufuhr innerlich »verhungern«, d.h. nicht mit genügend Nährstoffen versorgt werden, weil ihr Stoffwechsel voll und ganz auf die Speicherung von Körperfett programmiert ist.

Ich sehe dieses Phänomen oft im Rahmen meiner ärztlichen Tätigkeit. Wenn ich bei solchen Patienten ein großes Blutbild vornehme, stelle ich zwar einen erhöhten Blutzucker fest, aber ihr Gesamteiweiß und Albumin liegen in der Regel unter dem Normwert. (Albumin ist ein Protein, das in der Leber gebildet wird. Es gilt als Marker für Muskelmasse und generell für einen gesunden Stoffwechsel.) Diese Menschen sind zwar krankhaft fettleibig, »verhungern« aber, weil sie die Nährstoffe, die sie mit der Nahrung aufnehmen, nicht verwerten können. Dieses Phänomen erkenne ich, wenn ich CT-Querschnittsaufnahmen von solchen Patienten anfertige (die dann in etwa wie Schinkenscheiben aussehen). Auffällig sind die gewaltigen Mengen an Körperfett, aber auch die extrem atrophierte Muskulatur; ich sehe hauchdünne schräge Bauchmuskeln und gerade Bauchmuskeln, die maximal wenige Millimeter dick sind. Diese Menschen verzehren Tausende von Kalorien pro Tag und sind extrem fettleibig, aber die vorhandene Muskelmasse wird durch die Nahrungszufuhr nicht mehr versorgt und bildet sich infolgedessen zurück.

Ziehen Sie aus diesen Patientenprofilen die richtigen Konsequenzen. Die epigenetischen Effekte, die daraus resultieren, dass Sie Ihre Ernährungsgewohnheiten positiv verändern, werden langfristige Auswirkungen haben und Ihren Stoffwechsel neu eichen, damit Ihr Körper Muskelmasse den Vorzug über Körperfett gibt.

Dr. Doug McGuff

Synergien bilden

Abschließend lässt sich sagen, dass man als trainierende Person parallel mehrere Maßnahmen ergreifen kann, um zügig Fett zu verlieren.

Erstens: Essen Sie natürliche, unverarbeitete Lebensmittel. Diese zeichnen sich in der Regel durch eine niedrigere Kaloriendichte pro Gewichtseinheit aus. Die Forschung hat gezeigt, dass Menschen täglich in etwa dieselbe Menge an Nahrungsmitteln verzehren. In einer entsprechenden Studie konnten sich beispielsweise Probanden an einem Gemüse-Nudel-Salat satt essen. Einmal bestand der Salat aus 80 Prozent Nudeln und 20 Prozent Gemüse; ein andermal war das Verhältnis genau umgekehrt: 80 Prozent Gemüse und 20 Prozent Nudeln. In beiden Fällen aßen die Testpersonen beinahe dieselbe Menge Salat, obwohl der überwiegend aus Nudeln bestehende Salat doppelt so viele Kalorien enthielt wie sein Gegenstück mit dem hohen Gemüseanteil.[102] Außerdem sind unverarbeitete Lebensmittel mit einem höheren »thermischen Verdauungsaufwand« verbunden – der Körper benötigt mit anderen Worten mehr Energie, um die enthaltenen Nährstoffe aufzuspalten, als dies bei verarbeiteten Produkten der Fall ist. Man führt sich mit unverarbeiteten Speisen also nicht nur weniger Kalorien pro Gewichtseinheit zu, man verbrennt bei deren Verdauung auch mehr Kalorien.

Zweitens: immer schön cool bleiben. Das heißt: Drehen Sie die Heizung herunter, ziehen Sie sich nicht so warm an. Auf diese Weise geben Sie über die Atmung und die Haut mehr Körperwärme ab. Um seine Betriebstemperatur zu halten, muss der Körper Energie aufwenden, das heißt Kalorien verbrennen. Die Vorteile summieren sich, weil noch mehr Kalorien verbrannt werden müssen, um die Körperkerntemperatur aufrechtzuerhalten.

Drittens: Schlafen Sie gut und in einer kühlen Umgebung. Acht bis neun Stunden Schlaf pro Nacht sagen Ihrem Körper, dass alles im grünen Bereich ist. Damit teilen Sie Ihrem Körper mit, dass er nicht wach bleiben muss, um sich vor Fressfeinden zu schützen oder auf die Jagd zu gehen. (Spätnachts wach zu bleiben vermittelt dem Körper die Botschaft, dass man – erfolglos – auf Nahrungssuche ist.) Schlaf, vor allem wenn dieser vor Mitternacht einsetzt, stimuliert die Freisetzung von Wachstumshormonen und Testosteron und unterstützt die Zellregeneration, was ebenfalls zum Fettabbau beiträgt. Bei einer Raumtemperatur von achtzehn Grad schläft man tiefer und kurbelt obendrein die Kalorienverbrennung an.

Viertens: Vermeiden Sie Stress, so gut es geht. Strategien zur Stressbewältigung zu erlernen ist sehr sinnvoll, damit man ihm beikommen kann, sobald er eintritt. Stress wird vom Körper biologisch interpretiert; Multitasking und das Nachgrübeln über belanglose Dinge rufen denselben physiologischen Zustand hervor wie eine Trockenperiode in der afrikanischen Savanne. Wenn Ihr Körper Angst vor einem Angriff oder Hunger hat, reagiert er mit einem verlangsamten Stoffwechsel und der Einlagerung von Körperfett. Dies ist zum Beispiel schon dann der

Fall, wenn man sich aufgrund einer schlechten Zeitplanung Sorgen darüber machen muss, ob man es schafft, das Büro rechtzeitig zu verlassen, um seine Kinder zum Fußballtraining fahren zu können. Ihr Körper braucht die Botschaft, dass alles in Ordnung ist, um seine Fettdepots bereitwillig aufzulösen. Stress, vor allem wegen unwesentlicher Dinge, sendet das falsche Signal und stimuliert ihn dazu, mehr Fett zu speichern.

Fünftens: Praktizieren Sie hochintensives Training. Dies wird Ihren Körper dazu anregen, Muskelmasse aufzubauen – auch wenn Sie zugleich Ihre Kalorienzufuhr reduzieren.[103] Sie werden unter Umständen feststellen, dass eine anfängliche Verringerung des Trainingsumfangs in den Phasen reduzierter Kalorienzufuhr zu besseren Fortschritten führt. Die Big Three bestehen aus Beinpressen, Rudern sitzend und Brustpressen, die Big Two dagegen aus Beinpressen und einer Oberkörperübung, die von Workout zu Workout variiert (also beispielsweise Beinpressen/Brustpressen in Workout 1 und Beinpressen/Rudern sitzend in Workout 2). Je mehr Muskelmasse man aufbaut (oder während einer kalorienreduzierten Diät erhalten kann), desto mehr regt man seinen Stoffwechsel an und desto größer sind die Chancen, ausschließlich Fett zu verlieren (und keine Kombination aus Fett und Muskelmasse).

Letzten Endes wird es darauf ankommen, dass die Menschen ihre großen Gehirne einschalten und darüber nachdenken, wie sich das aktuelle Problem der Fettleibigkeit lösen lässt; genauso wie diese Gehirne ihnen früher einmal dabei geholfen haben, den Hunger zu bekämpfen. Das heißt nicht, dass in naher Zukunft irgendein kluger Wissenschaftler eine Lösung für die Massen entwickeln wird. Es heißt vielmehr, dass jeder Einzelne das Problem verstehen und die nötige Selbstdisziplin aufbringen muss, um diese Lösung für sich selbst in die Tat umzusetzen. In einer Welt, in der es nicht nur ein Überangebot an Nahrung gibt, sondern auch viele andere Annehmlichkeiten und Verlockungen, muss man sich dafür sensibilisieren, was man in welcher Menge konsumiert und welche Form von körperlicher Aktivität man betreibt.

Es sollte klar geworden sein, dass man am leichtesten ein Kaloriendefizit erzeugt und Körperfekt verliert, wenn man sich maßvoll ernährt. Selbst eine geringfügige Drosselung der täglichen Kalorienzufuhr um 150 Kalorien wird mit der Zeit zu einem stattlichen Fettverlust führen. Praktisch betrachtet, ist es viel leichter, von vornherein weniger zu essen, als täglich eine Stunde auf dem Laufband zu trainieren (was sowieso nichts bringt). Und sogar ein etwas höheres Kaloriendefizit von 500 Kalorien täglich lässt sich noch relativ leicht umsetzen. Anfangs muss man sich vielleicht noch dazu zwingen, die aufgenommenen Kalorien zu zählen, aber nach nur wenigen Wochen wird man ein Augenmaß für die Portionsgrößen entwickelt haben, die man sich auf den Teller lädt – und wenn man dann noch zusätzlich etwas Muskelmasse aufbaut, kann man bereits in einem Zeitraum von nur sechs bis zwölf Wochen erstaunliche Fortschritte erzielen.

10 Das ideale Trainingsprogramm für Leistungssportler

Wenn Sie eine Sportart auf Leistungsniveau betreiben, ist es für Sie sogar noch wichtiger als für sportlich weniger aktive Zeitgenossen, körperlich angemessen konditioniert zu sein, weil die Muskeln, die Sie aufbauen, Ihre wichtigsten »Stoßdämpfer« sind und Sie vor Verletzungen schützen werden. Viele Sportverletzungen entstehen infolge von Erschütterungen und damit aufgrund stumpfer Gewalteinwirkung. Es gibt Schätzungen, nach denen selbst ein Sprung aus 80 cm Höhe einen Druck auf die Fußgelenke ausübt, der dem Zwanzigfachen des eigenen Körpergewichts entspricht.[104] Man muss kein Statistiker sein, um zu erkennen, dass es auf lange Sicht ungesund ist, regelmäßig solchen Belastungen ausgesetzt zu sein.

Physische Konditionierung vs. Konditionierung der Technik

Zunächst einmal muss man sich vor Augen führen, dass es einen großen Unterschied zwischen der Konditionierung der physischen Verfassung und der Technik gibt. Je nach Sportart sind andere Fähigkeiten gefragt, diese sind aber relativ komplex, weil die Aktivität sonst gar nicht erst als »Sport« gelten würde.

Ein Artikel, der 2006 in der Oktober-Ausgabe der Zeitschrift *Fortune* erschien und den Titel »Die Geheimnisse wahrer Größe« trug, befasste sich mit der Frage, wie die erfolgreichsten Persönlichkeiten in jedem Lebensbereich zu dem wurden, was sie sind. Laut dem Artikel …

> … fällt wahre Größe niemandem in die Wiege; sie ist das Ergebnis harter Arbeit. Die allein ist aber nicht der ausschlaggebende Faktor, weil viele Menschen jahrzehntelang hart arbeiten, ohne wahre Größe zu erlangen oder auch nur ansatzweise besser zu werden. Wor-

an liegt das? Die erfolgreichsten Menschen in jedem beliebigen Lebensbereich verbringen die meiste Zeit mit dem, was Forscher »bewusstes Üben« nennen. Es ist eine Tätigkeit, die explizit darauf abzielt, die Leistung zu verbessern, Ziele zu erreichen versucht, die in greifbarer Nähe liegen (aber noch nicht ganz erreichbar sind), die ein Feedback über die erreichten Ergebnisse bietet und aus vielen Wiederholungen besteht. Bälle in einen Eimer zu schlagen ist kein bewusstes Üben, und deshalb werden die meisten Golfspieler auch nicht besser. Mehrere Stunden täglich damit zu verbringen, mit einem Achter-Eisen dreihundert Bälle zu schlagen mit dem Ziel, 80 Prozent aller Bälle in einen Umkreis von sechs Metern zum Loch zu bringen, die Ergebnisse konsequent festzuhalten und entsprechende Anpassungen vorzunehmen – das ist bewusstes Üben. Beständigkeit ist das A und O. Wie Professor Ericsson von der Florida State University sagt: »Es hat sich gezeigt, dass die Leistungsträger in vielen verschiedenen Bereichen täglich ungefähr gleich viel Zeit mit Üben verbringen, auch an den Wochenenden.« Es gibt Hinweise darauf, dass dies für erstaunlich viele Felder gilt. Eine Studie mit 20-jährigen Violinisten, die Ericsson und seine Kollegen durchführten, zeigte, dass die besten von ihnen im Laufe ihres Lebens im Durchschnitt 10.000 Stunden bewusst übten, die nächstbesten 7.500 Stunden, die nächstbesten 5.000 Stunden.[105] Dasselbe gilt auch für Bereiche wie medizinische Eingriffe, Versicherungsabschlüsse und praktisch jede Sportart – ein bewussteres Üben ist jeweils mit besseren Leistungen gleichzusetzen; je mehr, desto besser das Ergebnis.

Die Zeitschrift stellte in dieser Ausgabe außerordentlich erfolgreiche Personen aus den verschiedensten Branchen vor – Sportler wie Geschäftsleute –, die alle im Hinblick auf ihre Vorgehensweise große Parallelen aufwiesen. Ein anschauliches Beispiel ist das folgende Exzerpt über Adam Vinatieri, ein Kicker der Indianapolis Colts und Matchmaker bei vielen wichtigen NFL-Spielen, unter anderem zwei Super Bowls:

[Vinatieris] Fähigkeit, psychischem Druck standzuhalten, hat ihm den Spitznamen »Iceman« eingebracht. Hier sind seine Tipps, um konzentriert zu bleiben, während 75.000 Fans der gegnerischen Mannschaft einem die Pest an den Hals wünschen – was übrigens auch die Trainer tun, falls man den Ball verschießt.

»Sich unter Druck setzen.« Man kann nicht erwarten, aufs Spielfeld zu gehen und unter Druck eine gute Leistung abzuliefern, wenn man nicht mit dem nötigen Ernst und inneren Anspruch an die Sache herangeht. Das heißt im Training, außerhalb der Saison oder wenn sonst keiner da ist. Egal, wann; wenn ich meine Schüsse übe, muss alles passen. Im Training kicke ich immer in voller Montur (Teamhelfer sorgen im Training sogar für eine Geräuschkulisse, als wären Zuschauer da). Nicht jeder [arbeitet so], aber für mich ist dies das Signal dafür, dass ich gerade arbeite und meinen Beruf ausübe. Und jeder Übungsschuss zählt und ist ebenso wichtig, als wäre ich in einem richtigen Spiel. Es sollte bei der Ernsthaftigkeit keinen Unterschied zwischen Training und Wettkampf geben.

Vinatieri weiß auf jeden Fall, wie man seine Fähigkeiten konditioniert. Er rennt nicht nur in Trainingskluft über das Spielfeld und schießt Field Goals; er versucht die Bedingungen eines Spiels zu simulieren, und zwar *genau so*, wie sie im Match tatsächlich vorkommen.

SPEZIELLE ÜBUNG MACHT DEN MEISTER

Die Redewendung »Übung macht den Meister« trifft zu, allerdings mit dem Zusatz »aber nur, wenn sie richtig ausgeführt wird«. Abgesehen von einer günstigen genetischen Veranlagung muss ein Leistungssportler, der zu den Besten gehören will, Tausende von Stunden mit dem Üben der von ihm geforderten besonderen Fähigkeit zubringen. Experten für motorisches Lernen vertreten die Auffassung, dass man etwa 10.000 Stunden mit dem Üben einer speziellen Fähigkeit zubringen muss, um diese »hervorragend« zu beherrschen.[106] Außerdem muss die Fähigkeit *genau so* geübt werden, wie sie in der realen Wettkampfsituation vorkommt, eine bloße Ähnlichkeit oder Annäherung reicht nicht aus. Das neuronale Training, das zur Entwicklung überdurchschnittlicher Fähigkeiten führt, ist hochspeziell und lässt sich nur durch perfektes Einüben entwickeln. Wenn man die Fähigkeit so probt, dass sie deutlich von der Art und Weise abweicht, wie sie im Wettkampf ausgeführt wird, wird man sie nicht perfektionieren, sondern verwässern.

- - -

Motorische Fähigkeiten und platte Fußbälle

Der Fußballtrainer eines Colleges in South Carolina frequentierte für eine ganze Weile meine Einrichtung, bis wir einmal in eine Meinungsverschiedenheit über Fußbälle gerieten. Er hielt es für eine gute Idee, mit teilweise platten Bällen zu trainieren. Wenn die Spieler mit einem weichen Ball trainierten und es schafften, mit diesem perfekt umzugehen, dann könnten sie in einem echten Spiel einen voll aufgepumpten Ball härter und weiter treten und sogar noch besser mit ihm umgehen – so seine Theorie. Er war überzeugt, dies würde die Motorik und das Ballgefühl der Spieler schulen und dass dieser Unterschied zwischen Trainings- und Spielsituation nur zu ihrem Vorteil wäre.

Ich versuchte ihn darauf hinzuweisen, dass die Fähigkeit, einen Fußball zu treten, sehr speziell sei und dass es aus ebendiesem Grund genormte Fußbälle mit einem genormten Druck gibt. Man muss seine Fähigkeit so nah an der Wettkampfsituation orientieren wie möglich, und soweit ich weiß, wird Fußball nicht mit platten Bällen gespielt. Die wirklich guten Spieler – in jeder Sportart – verbringen Tausende von Stunden damit, ihre Fähigkeiten mit der tatsächlichen Ausrüstung zu entwickeln, und nicht, indem sie das Gewicht, die Form oder die Haptik der verwendeten Gegenstände verändern.

Dr. Doug McGuff

- - -

In den meisten Sportarten sind Trainingseinheiten und Wettkämpfe so anspruchsvoll, dass sie einen Großteil der Regenerationsfähigkeit des Sportlers beanspruchen. Ein Sportler, der zusätzlich versucht, sich zu konditionieren, riskiert nicht nur eine verzögerte Regeneration, sondern auch einen allmählichen Leistungsabfall.

Physische Konditionierung

Hierbei handelt es sich um eine Form von Training, das mit der Absicht ausgeführt wird, eine generelle Verbesserung der Körperkraft sowie der Effizienz der Energiesysteme – also der Fitness – zu erzielen. Es ist relativ universal und zielt auf Verbesserungen der allgemeinen physischen Verfassung ab, die sich in jeder Sportart positiv auf die Leistung des Athleten auswirkt.

Man kann seine Fitness verbessern, indem man seinen Körper einem *Stressor* aussetzt, der als negativer *Reiz* wahrgenommen wird. Als biologischer Organismus nimmt der Körper daraufhin eine adaptive *Reaktion* vor – in Form einer erwünschten körperlichen Anpassung. Sofern die physische Konditionierung korrekt ausgeführt wird, sollte sie mit keinem allzu hohen Zeitaufwand verbunden sein. Das liegt daran, dass der Reiz hochintensiv sein muss, um produktiv zu sein, er kann also nicht lange aufrechterhalten werden. Das Ziel ist es, genau das richtige Stressniveau zu erreichen, um eine positive adaptive Reaktion herbeizuführen und nicht mehr. Zu viel Training provoziert ein Maß an Stress, das die Regenerations- und Anpassungsfähigkeit des Körpers übersteigt. Dieses *Übertraining* führt zu einer Schwächung.

Diesen Grundsätzen entsprechend sind die Programme, die in diesem Kapitel – wie auch im gesamten Buch – vorgestellt werden, hochintensiv, aber kurz. Der Körper hat auf diese Weise die Gelegenheit, sich zu regenerieren und stärker zu werden, während ihm zugleich mehr Zeit zur Verfügung steht, um sich einem nicht minder wichtigen Teil des Trainings zu widmen: der Konditionierung der sportspezifischen Fähigkeiten.

Konditionierung der Technik

Diese Konditionierung sportspezifischer Fähigkeiten befasst sich mit der neuromuskulären Koordination, die erforderlich ist, um komplexe motorische Aufgaben zu bewältigen, die im Zusammenhang mit einer bestimmten Sportart gefordert sind – einen Basketball zu dribbeln und im Korb zu versenken, einen Eishockeyschläger zu halten, zum Schlag auszuholen und gleichzeitig auf Schlittschuhen zu laufen, einen Football oder Baseball zu werfen, Pässe anzunehmen und weiterzugeben usw. Insofern unterscheidet sich die technische Konditionierung in vielerlei Hinsicht von der physischen Konditionierung. Der wohl größte Unterschied ist, dass die technische Konditionierung sehr spezifisch ist und sich ausschließlich mit der Einübung bestimmter motorischer Muster für eine bestimmte Sportart befasst. Die Konditionierung fußballerischer Fähigkeiten zum Beispiel verbessert nur das Können in diesem Sport. Sportartfremde Inhalte wirken sich dagegen nicht positiv aus und schaden möglicherweise sogar.

Fähigkeiten sind extrem spezifisch. Sie sollten Ihre Fähigkeiten *genau so* üben, wie sie im Wettkampf gefordert sind. Sie sollten also *nicht* versuchen, Technik- und Fitnesstraining miteinander zu kombinieren (was leider viele Trainer tun). Zum Beispiel sollten Sie im Training nicht mit einem schwereren Puck Eishockey spielen als im Wettkampf. Auch wenn Sie subjektiv das *Gefühl* haben, dass Ihnen der Schuss mit einem leichteren Puck dann leichter fällt, werden Sie damit Ihr sportspezifisches Können untergraben. Das Flugverhalten des Pucks ändert sich, ebenso die Anzahl der rekrutierten motorischen Einheiten, und deshalb verändert sich Ihre gesamte Schusstechnik. Genauso sollten Sie nicht mit Fußgelenkmanschetten laufen oder Schlittschuh fahren. Das Zusatzgewicht verändert nämlich die neurologischen Pfade, die beim (Schlittschuh-)Laufen aktiviert werden, und verwirren Ihr Nervensystem.

Bilden Sie also keine neuromuskulären Pfade, die in Ihrer Sportart nicht gefragt sind. Keine Eishockeyliga der Welt verwendet extraschwere Pucks, keine Baseballliga extraschwere Schläger, und in keiner Sportart müssen die Spieler Bleigewichte an den Füßen und Handgelenken tragen. Trainieren Sie Ihre körperliche Fitness mit Übungen, die ganz gezielt diejenigen Muskeln beanspruchen, die Sie in Ihrem Sport auch tatsächlich benötigen. Und trainieren Sie dementsprechend Ihre sportspezifischen Fähigkeiten genau so, wie sie letztlich auch im Wettkampf gefordert sind. Wieder gilt: Übung macht nur dann den Meister, wenn man sie richtig ausführt.

Die Kombination von Technik- und Fitnesstraining ist auch in anderer Hinsicht problematisch. Übt man eine Fähigkeit, nachdem man sich zuvor körperlich wie metabolisch verausgabt hat, entwickelt man zwei Trainingsmodi: einen frischen und einen erschöpften Zustand. Dies führt dazu, dass Ihr Körper auf neuronaler Ebene durcheinandergerät und Sie letztlich Ihre sportspezifischen Fähigkeiten nicht mehr korrekt ausführen können. Obwohl die Konditionierung sportspezifischer Fähigkeiten zwar auch gut für Ihre Fitness sein kann, ist dieses Plus im Vergleich zu den Vorteilen vernachlässigbar, die eine korrekte Konditionierung der Fitness mit sich bringt; oder anders ausgedrückt: Die doppelte Erschöpfung, die die Kombination beider Aktivitäten mit sich bringt, untergräbt die saubere Ausführung der Technik.

Hier also eine Zusammenfassung der Situation: Ein Sportler, der seine Sache ernst nimmt, muss viel Zeit in sein Techniktraining investieren, das allerdings seine körperlichen Ressourcen angreift und daher eine angemessene Regenerationsdauer erfordert. Auch wenn man mit einem korrekt ausgeführten Techniktraining (das einen Wettkampf möglichst authentisch simuliert) seine sportspezifischen Fähigkeiten verbessert, ist es in der Regel nicht intensiv genug, um den Körper so zu stimulieren wie ein Workout, das der Verbesserung der rein physischen Fitness dient. Deshalb ist ein separates Athletiktraining notwendig. Idealerweise besteht dieses aus biomechanisch korrekten Übungen, die nicht nur die Muskeln kräftigen und so vor Verletzungen schützen, sondern die auch eine metabolische Anpassung herbeiführen, die man im Wettkampf zu seinem Vorteil nutzen kann.

Hohe Intensität als bevorzugter Modus für die Konditionierung der Fitness

Um ihre körperliche Fitness auf ein höheres Niveau zu bringen, sollten Leistungssportler sich dem hochintensiven Training zuwenden. Diese Form von Aktivität ist am effizientesten, um die allgemeine Fitness zu verbessern, die sich in der Wettkampfsituation oft als entscheidend erweist. Weil Leistungssportler eine Menge Zeit aufwenden müssen, um ihre sportspezifischen Fähigkeiten einzuüben, und weil ein Techniktraining während oder nach einem fordernden Kraftworkout nicht eben förderlich für das Erlernen und die Ausführung der sportspezifischen Fähigkeiten ist, sollte ihr Fitnessprogramm im Idealfall möglichst effizient darin sein, umfassende körperliche Anpassungen herbeizuführen.

Damit das Training nachhaltig und gesundheitlich unbedenklich ist, sollte es den natürlichen Bewegungsmustern von Muskeln und Gelenken Rechnung tragen. Es muss den Muskel gründlich erschöpfen, das heißt, es muss den Sportler zur momentanen Muskelerschöpfung führen, um die Rekrutierung und Stimulierung möglichst vieler Muskelfasern zu gewährleisten. Damit eine optimale metabolische Konditionierung stattfinden kann, darf zwischen den einzelnen Übungen nur eine minimale Pause liegen. Schließlich muss es kurz und niedrigfrequent sein, und zwar aus zwei Gründen:

1. damit der Sportler die besten Ergebnisse erzielen kann (so wie jeder andere auch).
2. damit der Sportler seine Fitness auf zeitsparende Weise trainiert, dadurch mehr Zeit für das notwendige Techniktraining hat und sich möglichst vollständig regeneriert.

Regeneration und Wettkampfsaison

Trainer müssen vor allem den Sinn der Differenzierung von Technik- und Fitnesstraining verstehen, wenn sie ihre Schützlinge vor der Wettkampfsaison in Form bringen. Sobald die Saison beginnt, müssen sie dieses Wissen dann über den Wettkampfkalender hinweg konsequent anwenden. Viele Trainer weisen ihre Spieler stattdessen an: »Die Saison läuft, jetzt ist also Schluss mit lustig! Montag, Mittwoch und Freitag gehst du in den Kraftraum, um mehr Muskeln aufzubauen. Dienstag, Mittwoch und Donnerstag trainierst du auf dem Platz Schnelligkeit und Beweglichkeit. Dienstags trainierst du in voller Montur. Und donnerstags übst du Laufmuster.« Seien wir ehrlich: Das ist nicht unbedingt die beste Trainingsmethode für die Wettkampfphase, und sie wird keineswegs dazu führen, dass man als Einzelspieler – oder auch als Team – besser wird.

Ein korrekter Trainingsansatz wird nicht durch den Trainingsplan des Vorjahres bestimmt, nicht durch das Trainingsprogramm der Mannschaft, die im Vorjahr die Meisterschaft gewonnen hat, nicht durch Traditionen und nicht durch die Wochentage. Ein Trainer, der wissenschaftlich vorgeht und entsprechend methodisch arbeitet (und das Gleiche gilt natürlich für die Sportler), sieht sich zuerst die Anzahl der anstehenden Spiele sowie die Dauer der Saison an.

Je nach Sportart würde er dann die wichtigsten Wettkämpfe festlegen – regionale oder nationale Ausscheidungskämpfe in den Leichtathletikdisziplinen etwa oder Play-offs im Eishockey, Basketball, Baseball, Fußball oder Football. Je nachdem, wann diese Wettkämpfe stattfinden, sollte das Training nach diesem Wettkampfkalender ausgerichtet werden und das Ziel verfolgen, Fitnessworkouts zeitlich so abzustimmen, dass die Sportler zum Zeitpunkt dieser wichtigen Veranstaltungen voll erholt und bereit sind, das Spiel ihres Lebens zu bestreiten.

Vor allem in Sportarten, in denen die Sportler sich selbst trainieren, oder in bestimmten Mannschaftssportarten, in denen die Spieler versuchen, jedes noch so kleine Zeitfenster zu nutzen, um Schwächen an sich zu beheben, sind viele unsicher geworden, weil sie schnell das Gefühl entwickeln, untätig zu sein und zwischen den regulären Trainingseinheiten zusätzlich noch »etwas« tun zu müssen. Die Ironie ist, dass in diesen Phasen des vermeintlichen Nichtstuns bzw. der Regeneration alle Anpassungsprozesse ablaufen, die durch den Trainingsreiz angestoßen wurden. Obwohl es diese ehrgeizigen Sportler eigentlich besser wissen sollten, gönnen sie sich keine Ruhephasen, sondern praktizieren dann oft eine Form von Ausdauertraining, nicht selten mit dem Wissen und der Erlaubnis ihrer Betreuer. Sie erklären ihren Wunsch, »etwas« zu tun, damit, dass ihre Konkurrenten auch nicht schlafen und sie diesen keinen Vorteil überlassen wollen. Wir nennen dies das »Rocky-Balboa-Syndrom«, weil ein solches Szenario früher oder später in allen Rocky-Filmen vorkommt: Rocky macht sich Sorgen darüber, dass sein Gegner gerade irgendwo hart trainiert, und wenn er jetzt nicht auf die Schnelle irgendwelche althergebrachten Trainingsmethoden anwendet – gackernde Hühner fängt, im Schnee Feuerholz auf einen Karren lädt oder auf Rinderhälften einprügelt –, wird er gegen seinen Gegner chancenlos sein.

Es handelt sich hierbei um ein Missverständnis grundlegender körperlicher Prozesse, ohne die Training und Regeneration nicht funktionieren. Viel zu viele Sportler können es nicht lassen und trainieren, obwohl sie sich vielmehr erholen sollten. Dies zeigt nur, wie wichtig es für aktive Sportler und Trainer gleichermaßen ist, im Trainingskontext den Zusammenhang von Reiz und Reaktion zu verstehen. Von diesem Wissen geleitet, können sie die bevorstehenden Termine durchgehen, Wettkampftage sondieren und die richtigen (Regenerations-)Strategien festlegen, die notwendig sind, um den Wettkampftag gut erholt zu bestreiten – statt nervös zu werden und drei oder vier Tage vor dem Match noch Workouts zu absolvieren, die nur dazu führen, dass sie am Tag X nicht ihre volle Leistung abrufen können.

Das heißt eventuell auch, dass während einer Wettkampfsaison die physische Konditionierung unter Umständen nur sehr unregelmäßig stattfindet. Hochintensive Workouts, die bis zum Muskelversagen ausgeführt werden, um eine positive Adaptation herbeizuführen, müssen möglicherweise verschoben werden, weil ja auch die Wettkämpfe und das Techniktraining Energie kosten. Darüber hinaus sollten Leistungssportler sich zu nichts hinreißen lassen, das sie schwächt oder das Risiko einer Verletzung erhöht, die ihrer Karriere ein jähes Ende setzen könnte.

Eine informelle Studie über die Auswirkung von Trainingseinheiten und Wettkämpfen auf die Körperzusammensetzung eines Eishockeyspielers

Im Rahmen der informellen Studien, die am Nautilus North Strength & Fitness Centre durchgeführt wurden, kamen wir durch ein ausgedehntes Testen der Körperzusammensetzung bald dahinter, dass jedes zusätzliche Fitnesstraining während der Wettkampfsaison dem Sportler keinerlei Vorteile brachte. Wir wurden uns dieses Phänomens erstmals bewusst, als einer unserer Trainer, Blair Wilson, ein hochbegabter Sportler, Spieler in einer örtlichen Eishockey-Juniorenmannschaft wurde. Als Trainer wusste er, wie wichtig Regeneration, Intensität und alle anderen Variablen sind, um die körperliche Reaktion auf das Training zu beeinflussen.

Weil er auch ein versierter Wasserskiläufer war, nahm er in jenem Sommer jede Woche an Vorführungen und Wettkämpfen teil. Mit einem so vollen Pensum trainierte er nur selten, er absolvierte, wenn überhaupt, in jenem Sommer nur drei Krafteinheiten. Infolge des intensiven, aber sporadischen Trainings hatte er einen extrem hohen Anteil an Muskelmasse, als er im September mit dem Eishockey anfangen wollte.

Er kam zu mir und fragte: »Wie oft kann oder sollte ich während der Eishockeysaison trainieren?« Ich war ehrlich und antwortete: »Ich habe keine Ahnung, weil ich nicht weiß, an wie vielen Spielen du teilnimmst oder was deine Trainer während des Trainings mit dir vorhaben. Machst du ›Suicides‹ – und sprintest in schnellstmöglichem Tempo von blauer zu roter und wieder zu blauer Linie? Werden auch Torschüsse und Pässe trainiert? Versuchen die Trainer aus den Trainingseinheiten reine Fitnessworkouts zu machen? Und dann gibt es im Laufe der Saison schließlich auch noch die Spiele, die an die Reserven gehen werden.« Da wir beide im Dunklen tappten, beschlossen wir, diese Gelegenheit zu nutzen und die Veränderungen von Blairs Körperbeschaffenheit genau zu messen, um herauszufinden, welche Wirkung das Training und die eigentlichen Spiele auf die Körperzusammensetzung eines Eishockeyspielers hatten.

Wir beschlossen, dass Blair vor seinem ersten Training seine Körperzusammensetzung messen sollte, und im Verlauf der Saison sollte er dies dann täglich wiederholen, um zu überprüfen, wie sich Spiele und Training auf seine Physis auswirkten. Wir hofften, dass wir im Laufe der kommenden Monate überhaupt eine Gelegenheit finden würden, ihn zu trainieren, damit er stärker werden oder zumindest seine Kraft und Muskelmasse *erhalten* könnte. Blair erklärte sich bereit, alles schriftlich festzuhalten, damit wir wussten, was er am Abend zuvor im Training getan hatte, um dann durch die tägliche Messung zu sehen, welche Wirkung dies auf seinen Körper hatte.

Wir kamen schnell zu dem Schluss, dass wir ihn während der Saison nicht trainieren konnten. Vom Saisonbeginn im September bis Mitte Dezember verlor er etwa drei Kilogramm Muskelmasse. Seine Trainer ließen ihn erst zweimal pro Woche trainieren, später dann dreimal, und er hatte an jedem Wochenende ein bis zwei Spiele. Selbst ein Workout zur Erhaltung seines Status quo hätte ihn weitere wertvolle Energie gekostet und dazu geführt, dass er noch mehr Muskelmasse verloren hätte. Wird der katabole Effekt des Trainings nicht durch eine angemessene anabole Regenerationsphase ausgeglichen, fängt man schlussendlich auch an, seine Gesundheit zu beeinträchtigen.

Für Eishockeyspieler ist ein Verlust an Muskelmasse nicht nur mit einer Verringerung der Schnell- und Maximalkraft verbunden, sondern auch mit einer deutlichen Erhöhung des Verletzungsrisikos. Ein 100-prozentig erholter und voll belastbarer Leistenmuskel reißt normalerweise erst, wenn 45 kg Kraft auf ihn einwirken; das bedeutet, dass ein fitter Spieler eine Maximalbelastung von 44 kg wegstecken kann. Wird derselbe Leistenmuskel aber kleiner und schwächer, könnte dieser Wert leicht auf 27 kg sinken – und das Verletzungsrisiko steigt somit um 33,3 Prozent. Blair und sein Vater David, der ebenfalls als Trainer in meiner Einrichtung arbeitete, fingen daraufhin an, die Körperzusammensetzung der anderen Spieler im Team zu testen, und stellten bei allen dasselbe Phänomen fest.

Nur wenn Trainer die schwächende Wirkung von Trainingseinheiten und Spielen auf den Körper kennen, können sie es vermeiden, ihr schwächstes und/oder anfälligstes Team aufs Eis zu schicken. Und zwar indem sie ausreichend Ruhetage berücksichtigen, damit die Spieler stets in ihrer absolut stärksten – und gesundheitlich stabilsten – Verfassung antreten. Die meisten Trainer äußern aber leider Dinge wie: »Ihr Jungs wart im letzten Spieldrittel träge und faul. Ihr seid eindeutig außer Form, deswegen wird das Training morgen früh es in sich haben!« Wenn das Team schlecht spielt, denkt der Trainer nur selten daran, dass die Spieler sich vielleicht nur noch nicht vom letzten Spiel oder dem letzten Training erholt haben. Ganz im Gegenteil: Normalerweise wird das Team dann zu einer körperlich anspruchsvollen Aktivität genötigt, beispielsweise »Suicides«, die der ohnehin schon eingeschränkten Regenerationsfähigkeit der Sportler den letzten Rest geben. Schließlich werden die Spieler krank oder verletzen sich infolge der fragwürdigen Trainingsmethoden ihrer Trainer. Aber nur wenn sie Glück haben und eine Krankheit oder kleinere Verletzung den Spielern die so dringend benötigte Verschnaufpause verschafft. Diejenigen mit weniger Glück ziehen sich eine Verletzung zu, die ihrer sportlichen Laufbahn ein jähes Ende setzt und die absolut vermeidbar gewesen wäre, wenn nur eine angemessene Regenerationszeit eingehalten worden wäre und man berücksichtigt hätte, wie hoch der körperliche Tribut ist, den die Spieler nach anstrengenden Trainingseinheiten und Spielen zahlen.

John Little

Solange sich nichts an der Trainingsgestaltung ändert, ist es für Sportler außerordentlich wichtig, in der spielfreien Zeit mit Bedacht zu trainieren und in die bestmögliche »Kondition« zu kommen, bevor sie ins Trainingslager fahren bzw. in die Try-outs gehen oder die Saison beginnt – denn dann *werden sie auf jeden Fall Muskelmasse verlieren*. In der Spiel- oder Wettkampfpause sollten Sportler ihr Bestes tun und sich erneut stoßdämpfende Muskeln aufbauen, in dem Wissen, dass sie einen Großteil davon im Laufe der Saison verlieren werden.

Derselbe Ratschlag gilt für medizinische Therapien. Es wäre zum Beispiel klug, wenn ein Patient, der sich in Kürze einer Chemotherapie unterziehen muss, im Vorfeld so viel Kraft und Muskelmasse wie möglich aufbaut, denn sobald die Behandlung beginnt, wird der Körper diese Muskelmasse angreifen: Es wäre daher am besten, mit den besten Voraussetzungen zu starten.

Wettkampf *ist* Training

Wettkämpfe fordern einen hohen Tribut von den Kraftreserven, weil für den Körper die Devise gilt: *Wettkampf ist Training*. In diesem Sinne wird die Teilnahme am Wettkampf selbst den Sportler nicht nur im Hinblick auf seine Technik wesentlich wirkungsvoller schulen als alle anderen Maßnahmen, die es sonst gibt – sondern auch in Hinsicht auf die Fitness, die erforderlich ist, um in der spezifischen Sportart zu bestehen.

Wir haben bereits mit Leistungssportlern der verschiedensten Disziplinen zusammengearbeitet und dabei festgestellt, dass sie durch die Ausübung ihrer Sportart nicht nur ihre technischen Fähigkeiten extrem zielgerichtet trainieren, sondern auch ihre Fitness bzw. metabolische Konditionierung, die sich somit ebenfalls als extrem sportspezifisch erweist.

Das Phänomen der spezifischen metabolischen Adaptation

Ich habe bereits Sportler trainiert, die sich auf einen BMX-Wettkampf vorbereiten wollten, indem ich bei ihnen das Tabata-Protokoll anwendete. Dieses besteht aus insgesamt acht hochintensiven Sprints à zwanzig Sekunden, auf die jeweils zehn Sekunden Pause folgen. Das Ziel dieses Konzepts ist es, Laktat aufzubauen und das aerobe System zu Höchstleistungen anzutreiben. Aus dieser Erfahrung habe ich gelernt, dass BMX-Fahrer schlechtere Leistungen erzielen, wenn sie ihre Trainingsdauer – und damit ihren Stoffwechsel – nicht dem Rennverlauf anpassen.

Im Durchschnitt dauert ein BMX-Rennen fünfunddreißig Sekunden, bei einer langen Strecke maximal vierzig. Das Tabata-Protokoll zeigte mir, dass die Sportler metabolisch zwar gut konditioniert waren, aber nach zwei Dritteln der Strecke kräftemäßig massiv einbrachen. Sie waren darauf hintrainiert worden, maximal zwanzig Sekunden Vollgas zu geben und sich dann zu erholen. Nachdem ich das Protokoll abgewandelt und die Belastungs- und Erholungsphasen von 20/10 auf 40/20 Sekunden verdoppelt hatte, lief plötzlich alles wie am Schnürchen. Die metabolische Konditionierung ist also mit dem Techniktraining vergleichbar: Sie ist extrem *sportspezifisch*.

Dr. Doug McGuff

Oft kann die für eine spezifische Disziplin erforderliche metabolische Konditionierung am besten erreicht werden, wenn man die Sportart selbst ausübt oder indem man ein Techniktraining absolviert, das die eigentliche Wettkampfsituation so genau wie möglich simuliert (also keine physische Konditionierung, die versucht, die Bewegungsabläufe des Wettkampfs nachzuahmen); und nicht selten ist tatsächlich die Teilnahme an Spielen bzw. Wettkämpfen die beste Art, die erforderlichen Fähigkeiten zu entwickeln. Wenn ein Sportler während der Wettkampfsaison überhaupt Krafttraining betreibt, sollte es zwischen den einzelnen Übungen möglichst keine Pausen geben, um so den Stoffwechsel optimal anzuregen. Gleichzeitig ist ein solches Training – vor allem wenn man dadurch seinen Stoffwechsel verbessern will – vielleicht gar nicht notwendig, weil der Sportler schon alleine durch die Ausübung des Sports einen gewissen metabolischen Trainingseffekt erzielt. Diese Art von Konditionierung ist natürlich ideal, weil sie voll und ganz auf die betreffende Sportart zugeschnitten ist; die Kraftkomponente des Trainings, die den Sportler vor Verletzungen schützt und seine funktionelle Kraft aufbaut, sollte trotzdem nicht zu kurz kommen. Dies erfordert eine Berücksichtigung der korrekten Muskel- und Gelenkmechanik mit der Absicht, den Sportler mit drei bis fünf Basisbewegungen, die seine allgemeine Körperkraft verbessern, langfristig stärker und verletzungsresistenter zu machen.

Sportspezifische Maßnahmen

Die Ausübung der betreffenden Sportart verbessert nicht nur die metabolische Kondition für die im Rahmen der Spielphasen geforderte Belastung, sondern stellt auch ein optimales neuromuskuläres Training dar. Im Eishockey zum Beispiel verbringen Spieler aller Leistungsstufen – von der Schülermannschaft bis zum Profiteam – nur vierzig bis sechzig Sekunden auf dem Eis. In dieser kurzen Zeitspanne müssen sie also all ihre Kräfte mobilisieren, bevor sie ausgewechselt werden und auf die Bank zurückkehren können. Die Spieler, die sich auf dem Spielfeld soeben voll verausgabt haben, müssen nach etwa anderthalb bis zwei Minuten metabolisch erholt sein, weil sie dann wieder aufs Eis gehen und bis zur nächsten Auswechslung erneut alles geben müssen. So geht es dreimal zwanzig Minuten lang.

Wenn ein Trainer aus seinen Schützlingen metabolisch besser konditionierte Eishockeyspieler machen will und sie zu diesem Zweck aufs Eis schickt, dann sollte er seine Sportler nur kurze explosive Phasen von vierzig bis sechzig Sekunden trainieren lassen. Um die metabolische Konditionierung der Spieler für diese spezielle Sportart zu verbessern, sollte der Trainer ein Spiel mit der Stoppuhr verfolgen und seine Aufmerksamkeit auf einen einzelnen (oder mehrere) Spieler richten, um das bestehende Verhältnis zwischen Belastung und Erholung herauszufinden. Diese Maßnahme hilft, den optimalen metabolischen Zeitrahmen zu erfassen, in dem und für den man trainieren sollte. Dieses Wissen kann dann im Training in die Praxis umgesetzt werden, um die metabolische Konditionierung so anzupassen, dass sie dem realen Spielverlauf und dem dort eintretenden Verhältnis zwischen Belastung und Erholung entspricht.

Viele der aktuellen Trainingsmethoden, die Eishockeytrainer bevorzugt anwenden, reißen eine spezielle Fähigkeit aus dem größeren Kontext, sodass die Spieler sich ausschließlich isoliert damit befassen. Dies hat zur Folge, dass sie in dieser einen isolierten Technik gut werden – was aber noch lange nicht bedeutet, dass sie sie in einer realen Spielsituation auch gut umsetzen können. Tatsächlich sind die Spieler in einem echten Spiel, in dem ja noch viele weitere Elemente und Faktoren hinzukommen, oft nicht in der Lage, die immer wieder geübte Technik genauso anzuwenden wie in der Trainingssituation. In der Regel ist den Spielern und Betreuern besser damit gedient, Testspiele so zu gestalten, als wären es echte Ligawettkämpfe.

Die gängige Übung zum Beispiel, bei der sich zwei Spieler den Puck isoliert zupassen, kann sich als problematisch erweisen. Über das Spielfeld zu laufen, während man mit einem Teamkollegen den Puck hin- und herpasst, setzt völlig andere technische Fähigkeiten voraus als das Annehmen und Abgeben von Pässen in einem echten Spiel. Das isolierte Passen des Pucks vernachlässigt die Tatsache, dass in einer realen, dynamischen Spielsituation auch andere Spieler auf dem Eis sind und weitere Faktoren zum Tragen kommen. Ein Training, das dem gesamten Spielkontext Rechnung trägt, wird den Sportler besser darauf vorbereiten, wann und wie er den Puck passen sollte. Diese Regel gilt für alle Sportarten – vor allem aber für Mannschaftssportarten, bei denen die Fähigkeit, die Handlungen und Reaktionen der anderen Spieler zu antizipieren, mit darüber entscheidet, wie sehr ein Spieler zum Erfolg seines Teams beisteuern kann.

Um ihre Spieler im Hinblick auf Technik und Fitness optimal vorzubereiten, wäre vielen Trainer besser damit gedient, sie Testspiele absolvieren zu lassen statt reguläre Trainingseinheiten. Ein Coach hätte dann immer noch die Möglichkeit, das Spiel anzuhalten, auf Stellungsfehler und ähnliche Mängel hinzuweisen und sofort zu klären, wie diese Schwächen im eigentlichen Spiel vermieden werden können. So könnte ein sehr praxis- und realitätsnahes Training gestaltet werden.

Dieser Aspekt zielt wieder auf die Spezifität des Trainings ab und zeigt, dass man in einer Sportart am ehesten dadurch besser wird, indem man sie ausübt. Das nächstbeste Training besteht aus Übungen, die sich auf Einzelaspekte des Spiels konzentrieren und dem Sportler erlauben, die Koordination der an den einzelnen Bewegungen beteiligten Muskelgruppen zu entwickeln, ebenso wie ein besseres neuromuskuläres Timing. Obwohl diese Übungen zwar auch die Fitness trainieren, schulen und optimieren sie vor allem die technischen Fähigkeiten. Schon leichte Änderungen der Körperhaltung, Hebelwirkungen, Bewegungsökonomie und Schlagtechnik können die Schnelligkeit eines Sportlers bereits deutlich verbessern. Übungen, bei denen man das Starten, Halten, Wenden und Sprinten trainieren muss, sind daher von größter Bedeutung.

Trainingsmythen

Die meisten Verletzungen im organisierten Sport (60 Prozent) finden während des Trainings statt, und oft sind die Trainer – und viele ihrer Rituale vor dem Spiel oder während des Trainings – zumindest teilweise schuld daran. Ein Ritual, das schon lange praktiziert und hoch geschätzt wird, von einem physiologischen Standpunkt aus aber keinen Sinn macht, ist Stretching. Es wird gemeinhin angenommen, dass man sich vor allem aus zwei Gründen dehnen sollte:

1. um die Muskeln vor dem Sport aufzuwärmen.
2. um das Verletzungsrisiko während des Wettkampfs zu reduzieren.

Niemand stellt infrage, dass die Muskeln und Faszien eines Sportlers aufgewärmt und eventuell vorhandene Verklebungen vor dem Wettkampf möglichst auf ein Minimum reduziert sein sollten. Allerdings versucht man gemeinhin, dieses Ziel durch eine Maßnahme namens Stretching zu erreichen – die hierfür völlig ungeeignet ist.

STRETCHING

Eine Untersuchung der US-amerikanischen Gesundheitsbehörde durchkämmte die Forschungsdatenbanken nach Studien, die Stretching mit anderen Methoden zur Vermeidung von Trainingsverletzungen verglichen. Man wertete die Daten von fünf Studien aus, um irgendwelche Vorteile zu entdecken, die vielleicht als wiederkehrendes Muster in Erscheinung traten. Der Bericht kam zu dem Schluss, dass sich Menschen, die sich dehnten, genauso häufig verletzten (beispielsweise in Form von Zerrungen) wie jene, die sich nicht dehnten, und dass das Stretching somit keine vorbeugende Wirkung hat.[107] Ein noch eindeutigeres Bild zeichnete eine Studie, die Teilnehmer des Honolulu-Marathons untersuchte und feststellte, dass Stretching vor dem Sport das *Verletzungsrisiko erhöhte* statt verringerte.[108]

Weitere Meta-Analysen, die Hunderte von Stretching-Studien unter die Lupe nahmen, kamen im Grunde zu demselben Schluss: Stretching verhindert weder Verletzungen noch Muskelkater.[109] Eine dieser Studien untersuchte die Daten von 1.538 männlichen Army-Rekruten, die willkürlich einer Stretching- und einer Kontrollgruppe zugeteilt wurden. Im Laufe der nächsten zwölf Wochen führten beide Gruppen vor den eigentlichen Trainingseinheiten aktive Aufwärmübungen durch, wobei die Stretchinggruppe zusätzlich statische Zwanzig-Sekunden-Stretchübungen für die sechs Muskelgruppen der unteren Gliedmaßen durchführte. Die Kontrollgruppe musste diese zusätzlichen Dehnübungen nicht absolvieren. Die Forscher kamen zu dem Ergebnis, dass »ein typisches Stretchingprotokoll, das vor dem Training im Rahmen der Aufwärmphase ausgeführt wird, zu keiner klinisch bedeutsamen Reduktion sportbedingter Verletzungen führt«.[110]

Das Dehnen eines Muskels macht einen Sportler im Übrigen auch nicht »beweglicher«. Muskeln lassen sich nur bis zu einem gewissen Grad dehnen, und das ist auch gut so, damit weder die Muskeln noch die Gelenke Schaden nehmen können. Man kann sich also nur so weit dehnen, wie die Muskeln es zulassen, und es kann durchaus gefährlich sein, diese Grenzen überschreiten zu wollen, weil man dadurch die Sehnen und Bänder schwächt bzw. auf Dauer auch schädigen kann. In einer Studie, die im *British Journal of Sports Medicine* veröffentlicht wurde, kamen die Forscher sogar zu dem Ergebnis, das die Beweglichkeit nach dem Stretching deutlich sank.[111]

Da man mit Stretching einen Muskel nicht »kontrahiert«, die Kontraktion aber genau das ist, was ihn mit Blut versorgt und »auf Temperatur bringt«, wärmt man sich durch Stretching faktisch nicht auf. Noch einmal: Wenn man sich dehnt, bevor die Muskeln warm sind, kann man damit sogar das Verletzungsrisiko erhöhen. Einen »kalten« Muskel in seine schwächste Position zu bringen (die volle Dehnung) und zu belasten (entweder mit dem Körpergewicht oder beim Hürdensitz mit Muskelkraft) ist beinahe eine Garantie für eine Verletzung.

Eine Studie, die 2006 bei einer Tagung des American College of Sports Medicine vorgestellt wurde, untersuchte die Wirkung des Stretchings auf die Kraft. Diese ist wichtig, weil sie dem Sportler erlaubt, sich mit mehr Schnelligkeit und Explosivität zu bewegen, und ihn auch vor Verletzungen schützt. Die Studie untersuchte achtzehn Collegestudenten, die einen Maximalversuch in Knieflexion durchführten, nachdem sie die ischiocrurale Muskulatur null, ein, zwei, drei, vier, fünf oder sechs Mal gedehnt hatten. Bereits eine einmalige dreißig Sekunden währende Dehnung reduzierte das Maximalgewicht um 5,4 Prozent. Nach sechs solchen Dehnungen hatte ihre Kraftleistung bereits um 12,4 Prozent *abgenommen*.[112] Dehnen – auch wenn es nur dreißig Sekunden lang dauert – macht Sie also schwächer, nicht stärker. Da jeder Leistungssportler darauf hinarbeitet, stärker und verletzungsresistenter zu werden, ist Stretching also für ambitionierte Athleten eher kontraproduktiv als nützlich.

Einfach ausgedrückt: Stretching führt zu einer schwächeren Muskelkontraktion und vermag nichts von alldem zu leisten, was man ihm gemeinhin zuschreibt, angefangen beim Aufwärmen über die Verringerung von Muskelkater und eine verbesserte Beweglichkeit bis hin zur Verletzungsprävention. Es hat sogar eine schwächende Wirkung. Wenn man seine Sportler dazu anhält, sich vor dem Training oder Wettkampf zu dehnen, bewirkt man damit denselben Effekt wie mit Übertraining: Sie gehen geschwächt und verletzungsanfälliger ins Spiel oder in den Wettkampf, unaufgewärmt und unfähig, die Explosivität zu produzieren, die erforderlich ist, um unvermittelt loszusprinten, einem Angriff auszuweichen, einen kraftvolleren Tritt bzw. Field Goal auszuführen oder quer über das Spielfeld zu sprinten. Stattdessen wird der Sportler unter seinen Fähigkeiten bleiben.

Was die meisten Trainer außerdem für Stretching halten, sind in Wirklichkeit Bewegungen, die eine aktive oder passive Insuffizienz jener Muskelgruppen erzeugen, die man zu dehnen glaubt. Es ist schwer vorstellbar, wie solche Bewegungen etwas dazu beitragen können, die Funktionsfähigkeit des gedehnten Muskels zu verbessern, weil sie letztlich nichts anderes tun, als diesen in eine Position zu bringen, die biomechanisch so unvorteilhaft ist, dass er sich nicht aktiv zusammenziehen kann. Das heißt mit anderen Worten: Er bleibt untätig.

CROSS-TRAINING

Ein weiterer Mythos, den Trainer (und auch die Sportler selbst) aus ihren Köpfen bekommen müssen, ist das Konzept des Cross-Trainings. Die Vorstellung, dass das Einüben von Fähigkeiten, die in Sportart A eine Rolle spielen, auf irgendeine Art und Weise die Fähigkeiten in Sportart B verbessern, wird durch die Wissenschaft nicht gestützt.

Der Begriff »Cross-Training« wurde ursprünglich von Nike als Marketingmaßnahme eingeführt, um eine neue Art von Sportschuhen zu verkaufen. Diese Entwicklung ergab sich in den 1970er- und frühen 1980er-Jahren, als viele Laufbegeisterte sich übernahmen, Schmerzen und Verletzungen entwickelten, aber trotzdem nicht aufhören wollten zu joggen, weil sie regelrecht besessen davon waren. Aufgrund von Knie- bzw. Hüftproblemen oder eines Schienbeinkantensyndroms konnten sie irgendwann aber doch nicht mehr weiterlaufen, ohne ihre Probleme weiter zu verschlimmern. Zur gleichen Zeit wurden übrigens auch Aerobickurse und Triathlonveranstaltungen immer beliebter.

Vor diesem Hintergrund beschloss Nike, eine Kollektion von »Cross-Training«-Schuhen herauszubringen. Das Konzept war, dass man durch die Ausübung einer anderen Sportart seine »aerobe Kondition« erhalten konnte, während man die Verletzungen auskurierte, die man sich durch das Joggen zugezogen hatte. (Während man also eine Verletzung auskurierte, arbeitete man gewissermaßen auf eine neue hin, nur eben in einem anderen Körperteil.) Nike stellte eine Art von Schuh her, der für Jogging, Aerobickurse, Tennis, Basketball und sogar Krafttraining im Fitnessstudio verwendet werden konnte. Es war also ein Mehrzweckschuh, um den sich das gesamte Konzept des »Cross-Trainings« drehte, das als eine Form von »aktiver Regeneration« verkauft wurde (ein Widerspruch an sich) und den Zwang der Läufer befriedigte, ständig etwas tun zu müssen – obwohl ihre Körper deutliche Warnsignale aussandten.

Den Mittelpunkt dieses Konzepts bildete die Überzeugung, dass Cross-Training auch ein guter Ersatz für Techniktraining sei. Diese Vorstellung verbreitete sich schnell, unter anderem bei BMX-Fahrern, die annahmen, dass die Teilnahme an Motocross- oder Mountainbikerennen ihnen in ihrer eigenen Sportart Vorteile bringen würde, weil die Parcours in diesen Disziplinen steiler waren als die flacheren BMX-Strecken, auf denen man sich folglich langsamer bewegte.

Durch die Ausübung eines ähnlichen – aber trotzdem anderen – Sports glaubte man, dass sich die Reaktionszeit des Fahrers verbessern und ihm dadurch auf der BMX-Strecke alles viel langsamer erscheinen würde. Kurzum, man nahm an, er könne durch diese Form von Cross-Training seine Leistung verbessern. In der Zwischenzeit ließen korrekt erhobene wissenschaftliche Daten über motorisches Lernen erkennen, dass ein Sportler mit dieser Vorgehensweise nichts anderes tat, als ähnliche Fähigkeiten zu entwickeln, die parallel zu den eigentlich in ihrer Sportart geforderten Fähigkeiten aufgebaut wurden und somit leicht verwechselt werden konnten.

Das alles musste in der Marketingkampagne des Schuhherstellers aber nicht eigens erwähnt werden. Schließlich war es nicht die Aufgabe der Marketingexperten, wissenschaftliche Fakten zu verkaufen; ihre Aufgabe war es, einen Markt zu bedienen und am Leben zu erhalten, der allmählich einbrach, weil das Joggen so viele Verletzungen hervorgerufen hatte. Sie wollten nicht, dass jeder ihre teuren Laufschuhe an den Nagel hängte und keine neuen mehr kaufte. Also brauchten sie eine neue Strategie, um den Verkauf weiter anzukurbeln, und sie lösten dieses Problem mit dem Konzept des »Cross-Trainings«.

In anderen Bereichen konnten sich solche offensichtlich falschen Konzepte nicht etablieren. Sie werden zum Beispiel keine Konzertpianisten erleben, die Schreibmaschinenkurse belegen, weil sie glauben, dadurch besser Klavier zu spielen. Sportmythen sind bis jetzt noch nicht in die Musikwelt durchgedrungen. Und noch einmal: Wenn Sie Ihre Fähigkeiten in einer bestimmten Sportart verbessern wollen, müssen Sie die Fähigkeiten üben, die in diesem Sport gefordert sind. Basta.

Training von Kindern und Jugendlichen

Es scheint eine Menge Verwirrung darüber zu geben, wie man Kinder und Jugendliche im Alter von fünf bis fünfzehn Jahren trainieren sollte. Manche Trainer glauben, dass deren Muskeln und Knochen noch nicht voll entwickelt sind und deshalb noch nicht zu stark belastet werden sollten. Andere Trainer vertreten die genau entgegengesetzte Auffassung: Gerade weil sie noch jung und im Wachstum sind, verfügen sie über enorme Energiereserven, sodass man hart mit ihnen trainieren kann, ohne sich wegen eines möglichen Übertrainings Sorgen machen zu müssen. Fakt ist aber, dass auch Kinder definitiv übertrainiert sein können. Die Statistiken der National Safe Kids Campaign und die American Academy of Pediatrics (AAP) ergeben folgendes Bild:

Verletzungen durch Überbeanspruchung, die durch ständig wiederholte Bewegungsabläufe mit der Zeit eintreten, sind für fast die Hälfte aller Sportverletzungen von Schülern in der Mittel- und Oberstufe verantwortlich. Noch nicht voll entwickelte Knochen, eine zu kurze Regeneration nach Verletzungen und eine mangelhafte Trainingsgestaltung oder Konditionierung sind die Faktoren, die zu Überlastungsverletzungen bei Kindern beitragen.[113]

Ein korrektes Krafttrainingsprogramm wird Kindern jeden Alters zugutekommen, sofern es mit Sinn und Verstand ausgeführt wird. Während Kinder noch nicht über die erforderlichen Hormone verfügen, um ihr Kraftpotenzial voll auszuschöpfen, reagieren auch ihre Muskeln (ungeachtet der Hormone) auf Belastung und Erschöpfung, indem sie bis zu einem gewissen Maß stärker werden. Selbstverständlich profitiert jedes Kind davon, stärker statt schwächer zu sein. Beim Training mit jungen Sportlern – oder auch Nichtsportlern – sind überzogene, unrealistische Erwartungen allerdings eindeutig fehl am Platz.

Die meisten Kinder können die metabolische Konditionierung in ihrer Sportart rasch verbessern, indem sie diese praktizieren. Es besteht im Umgang mit Kindern kein Bedarf an starr einzuhaltenden Trainingsgrundsätzen, vor allem wenn diese so übermäßig intensiv oder restriktiv sind, dass sie dadurch die Freude am Sport trüben. Sobald die Saison beginnt und das Kind an Wettkämpfen teilnimmt, wird sich seine metabolische Konditionierung ohnehin bis zum erforderlichen Maß verbessern. Es macht nicht viel Sinn, ein zwölfjähriges Kind während der Saison anzuweisen, einmal pro Woche ins Fitnessstudio zu gehen. In der wettkampffreien Zeit können Kinder und Jugendliche aber sehr wohl von Fitnesstraining profitieren, indem sie ihre Muskeln für die kommende Saison stärken.

Auch dann sollte Krafttraining für Kinder nicht mit denselben Anforderungen verbunden sein, die man vielleicht an ältere Sportler stellt – genauso wie man in sportlichen Wettkämpfen und anderen anspruchsvollen Situationen keine Leistungsansprüche an Kinder stellen darf, die jahrelange Erfahrung erfordern (über die sie zwangsläufig nicht verfügen können). Die Intensität, die Kindern und Jugendlichen bei ihren sportlichen Aktivitäten häufig abverlangt wird, ist größtenteils auf einen krankhaften Ehrgeiz der Eltern zurückzuführen, die versuchen, ihre eigenen Unzulänglichkeiten zu kompensieren. Die meisten Trainer und Erziehungsberechtigten sollten ihre Erwartungen daher dämpfen und das Spiel einfach genau das sein lassen, was es ist – ein *Spiel*.

Ebenso ist es ein fehlgeleiteter Wunsch, ein acht- oder zehnjähriges Kind dazu zu motivieren, »Muskelmasse« aufzubauen. Ein vernünftiges Krafttraining tut Kindern zwar gut und fördert ihre Gesundheit langfristig, wegen des noch anhaltenden Wachstums muss es aber unbedingt maßvoll bleiben.

Krafttraining für diverse Teamsportarten

Die Big Five sind für die meisten Sportler ein ideales Fitnessprogramm, weil naturgemäß jeder von einer optimalen metabolischen Konditionierung und mehr Kraft profitiert. Während mit dem Big-Five-Workout alle Hauptmuskelgruppen trainiert werden, beanspruchen bestimmte Sportarten nicht zuletzt auch die unterstützenden Muskelgruppen, die in den Big Five nicht explizit angesprochen werden. Somit wird ein gezielteres Krafttraining erforderlich – abhängig davon, wie stark sie während der Ausübung des Sports belastet werden. Hierfür bieten wir die folgenden Ergänzungen zum Big-Five-Workout an, die auf spezielle Sportarten zugeschnitten sind. Es kommen hier auch zahlreiche Übungen vor, die bislang noch nicht besprochen wurden; ihre Ausführung wird nach der Vorstellung des Workouts beschrieben.

AMERICAN FOOTBALL

Um für American Football stärker zu werden, behalten wir vier Übungen aus dem Big-Five-Basisprogramm bei, die wir aber in zwei Workouts aufteilen. Auf Workout 1 folgen sieben Tage Pause, bevor Workout 2 an der Reihe ist. Nach weiteren sieben Tagen wiederholt der Sportler den zweiwöchigen Turnus, er führt also zuerst wieder Workout 1 aus, dann Workout 2 – jeweils mit einer Woche Pause dazwischen. In der Wettkampfsaison sollte man zwischen den einzelnen Trainingseinheiten sogar noch längere Regenerationsphasen einlegen.

Workout 1
1. Flexion/Extension Nacken (vor/zurück)
2. Lateralflexion Nacken (links/rechts)
3. Beinpressen
4. Pulldown
5. Brustpressen

Workout 2
1. Wadenheben
2. Kreuzheben
3. Überkopfdrücken
4. Handgelenk-Curl
5. Handgelenk-Curl im Obergriff

Neu hinzugekommen sind also die Flexion/Extension (vor/zurück) sowie die Lateralflexion des Nackens (links/rechts), außerdem das Wadenheben, das Kreuzheben, der Handgelenk-Curl und der Handgelenk-Curl im Obergriff. (Das Kreuzheben wurde in Kapitel 4 im Abschnitt »Das Big Five mit freien Gewichten« beschrieben.) Das gezielte Training von Nacken und Unterarmen wurde diesem Workout hinzugefügt, weil diese Muskeln im American Football eine hohe Schutz- bzw. Dämpffunktion haben. Sie werden abwechselnd trainiert, Workout 1 widmet sich also dem Nacken, Workout 2 dagegen den Unterarmen. Führen Sie pro Workout nicht mehr als fünf Übungen aus, weil Sie sonst ein Übertraining riskieren.

So wie beim Basisworkout gilt auch hier: Alle Übungen sollten langsam und fließend ausgeführt werden. Heben und senken Sie den Widerstand so langsam wie möglich, vermeiden Sie ruckartige Bewegungen, und fahren Sie auf diese Weise fort, bis keine weitere Wiederholung mehr möglich ist. Halten Sie zwischen den Bewegungen nicht an.

Die Nackenmaschine

Wir raten dazu, die Workouts mit den Nackenübungen zu beginnen, damit sich die Sportler voll und ganz auf diese Muskelgruppe konzentrieren und sie beanspruchen, solange sie noch frisch sind. Wenn man den Nacken zuerst trainiert, sorgt man zudem dafür, dass man dieser Partie die nötige Aufmerksamkeit schenkt. Die gefährlichste Verletzung, die man sich im Football zuziehen kann, ist eine Querschnittslähmung aufgrund einer Verletzung der Halswirbelsäule, und ein starker Nacken hilft, diese zu schützen. Wir empfehlen Sportlern, die einen starken Nacken aufbauen möchten, die Verwendung einer Nackenmaschine, beispielsweise von MedX oder Nautilus. Es ist wichtig zu wissen, welche Muskelaktion und Körperhaltung bei der jeweiligen Sportart gefordert ist, um den Trainingsreiz möglichst zu optimieren.

Alternativ kann man die Extension/Flexion des Nackens auch mit einer erfahrenen Person trainieren, die mit ihren Händen für den nötigen Widerstand sorgt; diese Partnerarbeit lässt sich aber nur schwer umsetzen, wenn man sich in einer Umgebung befindet, in der viele Sportler gleichzeitig trainieren wollen.

John Little

Nackenflexion (vor)

- Muskelaktion: Die Muskeln, die den Nacken beugen, setzen vorne am Hals an und verlaufen vom Schlüsselbein bis zur Schädelbasis. Ansonsten sind keine anderen Muskeln an der Flexion beteiligt, das heißt, man hält bei dieser Übung den Rumpf ruhig und neigt nur den Kopf nach vorne-unten, indem man den Nacken beugt.

- Ausführung: Setzen Sie sich so in die Maschine, dass sich Ihre Nase zwischen den beiden Polstern befindet. Umfassen Sie die Griffe, halten Sie den Rücken gerade, und beugen Sie langsam den Nacken nach vorne, als würden Sie auf den Boden blicken wollen. Halten Sie in dieser Position äußerster Muskelkontraktion kurz inne, und kehren Sie langsam in die Ausgangsposition zurück. Wiederholen Sie den Ablauf, bis Sie keine ganze Wiederholung mehr schaffen.

Nackenextension (zurück)

- Muskelaktion: Während sich die Muskeln, die den Hals bzw. Nacken vorwärtsbeugen, vorne befinden und in den Hals integriert sind, haben die Muskeln, die den Nacken nach hinten strecken (als würde man zur Decke sehen) ihren Ursprung am Sacrum, also dem Kreuzbein. Wenn man diese Übung also an einer Nackenmaschine ausführt, sollte man auf eine lordotische (s-förmige) Haltung der Brust- und Lendenwirbelsäule achten, damit sich die Muskeln voll kontrahieren können, wenn man den Nacken streckt.

- Ausführung: Setzen Sie sich im Vergleich zur Nackenflexion andersherum in die Maschine. Lehnen Sie diesmal den Hinterkopf gegen beide Polster, sodass er genau mittig aufliegt. Umfassen Sie die Griffe, und nehmen Sie so auf dem Sitz Platz, dass die Beine fast voll gestreckt sind und das Gesäß an der Kante der Sitzfläche aufliegt. Bringen Sie den Kopf langsam nach hinten, und ziehen Sie dabei das Occiput (Hinterhauptbein) in Richtung Gesäß. Versuchen Sie gleichzeitig das Gesäß in Richtung Kopf zu bringen, indem Sie auf dem Weg zur Endposition der Bewegung leicht ins Hohlkreuz gehen. Halten Sie an diesem Scheitelpunkt kurz inne, und kehren Sie langsam wieder in die Ausgangsposition zurück. Wiederholen Sie den Ablauf, bis Sie keine ganze Wiederholung mehr schaffen.

Lateralflexion des Nackens (rechts/links)

Indem man seine Sitzhaltung in der Nackenmaschine verändert, kann man auch seine seitlichen Nackenmuskeln trainieren. Um die rechte Halsseite zu belasten, muss man sich so in das Gerät setzen, dass das rechte Ohr zwischen den beiden Polstern liegt. Umfassen Sie die Griffe, und drücken Sie den Kopf abwärts, während Sie den Rumpf gerade halten, als würden Sie versuchen, das rechte Ohr zur rechten Schulter zu bringen. Halten Sie in dieser Position äußerster Muskelkontraktion kurz inne, und kehren Sie langsam in die Ausgangsposition zurück. Wiederholen Sie den Ablauf, bis Sie keine ganze Wiederholung mehr schaffen.

- Muskelaktion: Lateralflexion des Nackens, die die vorderen und hinteren Muskeln auf der rechten bzw. linken Seite gleichzeitig beansprucht, die rechts bzw. links das Ohr zur Schulter ziehen.

- Ausführung: Um die linke Halsseite zu trainieren, ändern Sie die Sitzposition, sodass

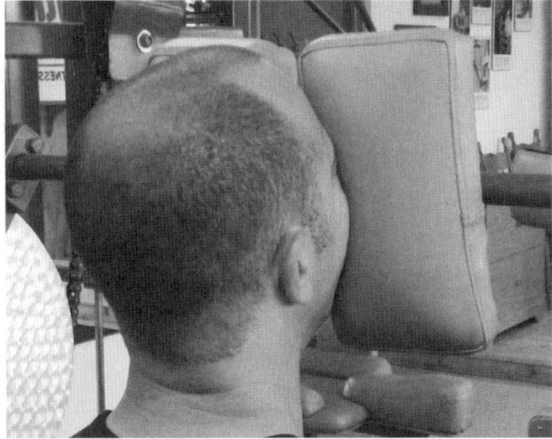 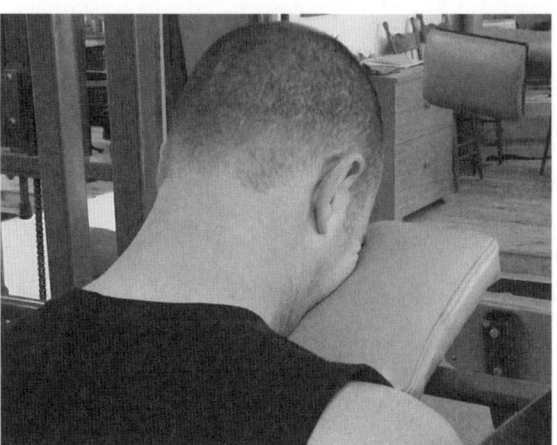

Flexion nach vorne (Ausgangs- und Endposition)

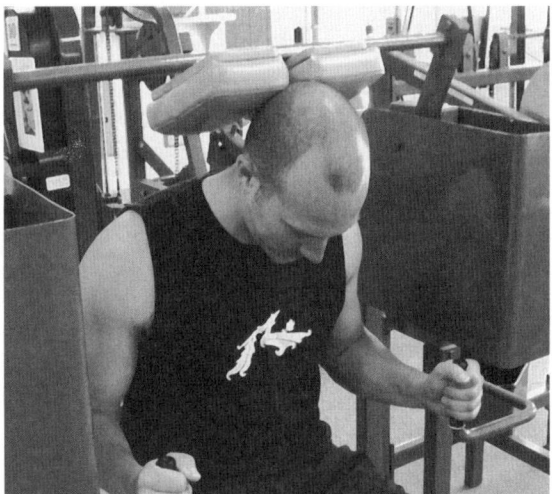 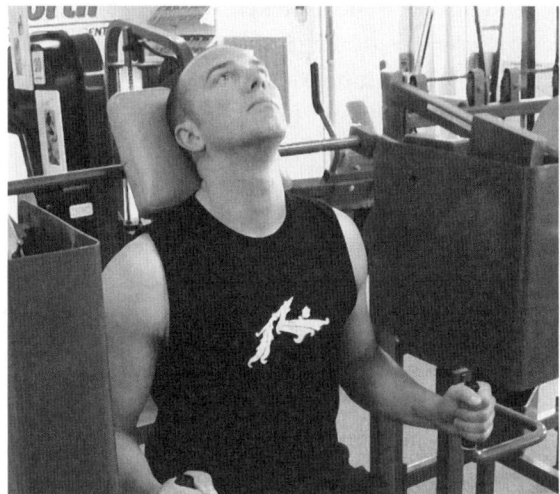

Extension nach hinten (Ausgangs- und Endposition)

diesmal das linke Ohr zwischen den beiden Polstern aufliegt. Umfassen Sie die Griffe, und neigen Sie den Kopf zur Seite, während Sie den Rumpf gerade halten, als würden Sie versuchen, das linke Ohr zur linken Schulter zu ziehen. Halten Sie in dieser Position äußerster Muskelkontraktion kurz inne, und kehren Sie langsam in die Ausgangsposition zurück. Wiederholen Sie den Ablauf, bis Sie keine ganze Wiederholung mehr schaffen.

10 DAS IDEALE TRAININGSPROGRAMM FÜR LEISTUNGSSPORTLER

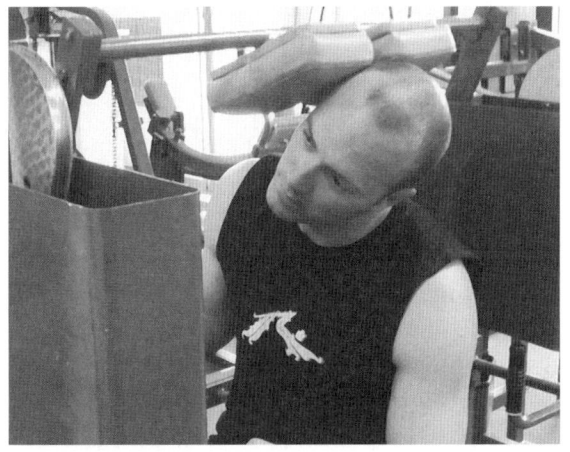
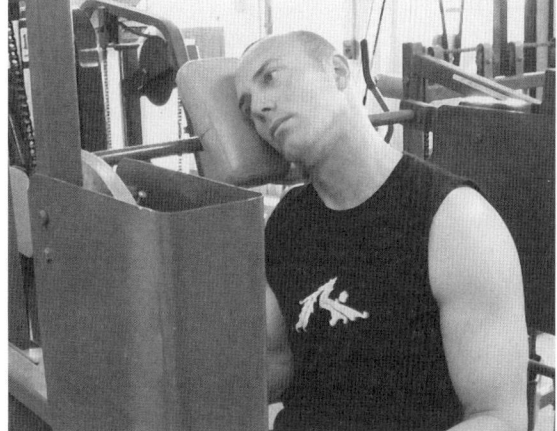

Lateralflexion nach rechts (Ausgangs- und Endposition)

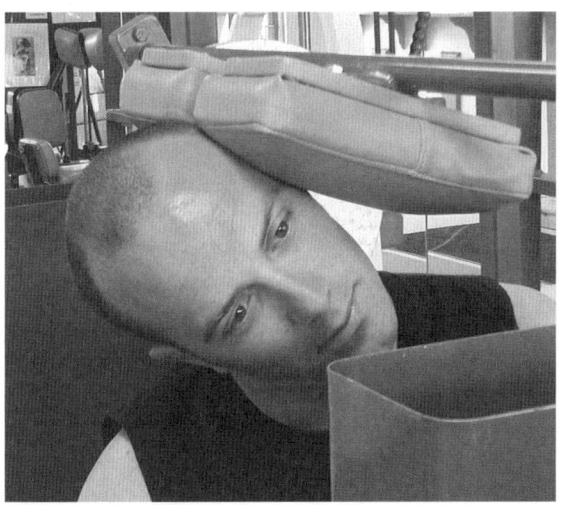
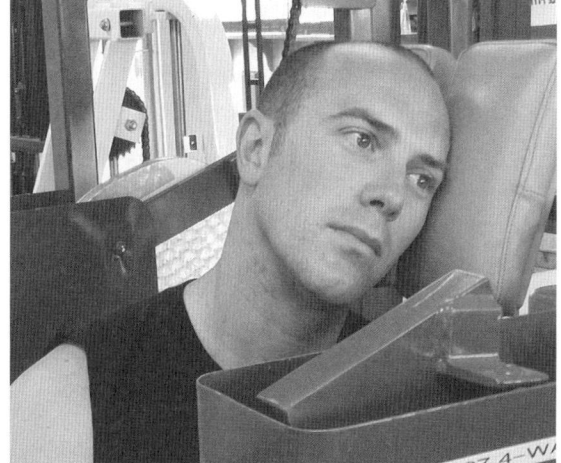

Lateralflexion nach links (Ausgangs- und Endposition)

Unterarmtraining

Die folgenden Übungen trainieren die Muskeln, die die Handgelenke beugen und strecken, und tragen so zu einem kräftigen Griff bei.

Handgelenk-Curl

- Muskelaktion: Die Unterarmmuskeln, die bei dieser Übung am stärksten beansprucht werden, sind der M. brachioradialis, der M. flexor retinaculum, M. pronator teres und der M. palmaris longus.

- Ausführung: Fassen Sie eine Langhantel (idealerweise mit einem extrabreiten Griffstück) im Untergriff, und setzen Sie sich auf eine flache Trainingsbank. Legen Sie Ihre Unterarme so auf den Oberschenkeln ab, dass die Handrücken auf den Knien ruhen. Lehnen Sie sich leicht nach vorne, bis Ihre Ober- und Unterarme einen Winkel von etwas weniger als neunzig Grad bilden. Fangen Sie jetzt an, die Handgelenke langsam nach oben zu drehen, bis die Handflächen zum Rumpf zeigen. Halten Sie in dieser Position äußerster Muskelkontraktion kurz inne, und kehren Sie langsam in die Ausgangsposition zurück. Wiederholen Sie den Ablauf, bis Sie keine ganze Wiederholung mehr schaffen.

Handgelenk-Curl im Obergriff

- Muskelaktion: Die Unterarmmuskeln, die bei dieser Übung am stärksten beansprucht werden, sind der M. brachioradialis, der M. extensor carpi radialis brevis, M. extensor carpi radialis longus, M. extensor carpi ulnaris, M. extensor digiti minimi, M. extensor digitorum, M. extensor policis brevis, M. extensor retinaculum, M. abdcutor pollicis longus und der M. anconeus (am Ellenbogenhöcker).

- Ausführung: Fassen Sie eine Langhantel (idealerweise mit einem extrabreiten Griffstück) im Obergriff, und setzen Sie sich auf eine flache Trainingsbank. Legen Sie Ihre Unterarme so auf den Oberschenkeln ab, dass die Handflächen zu den Knien zeigen. Lehnen Sie sich leicht nach vorne, bis Ihre Ober- und Unterarme einen Winkel von etwas weniger als neunzig Grad bilden. Fangen Sie jetzt an, die Hände langsam nach oben zu drehen, bis die Handrücken zum Rumpf zeigen. Halten Sie in dieser Position äußerster Muskelkontrakti-

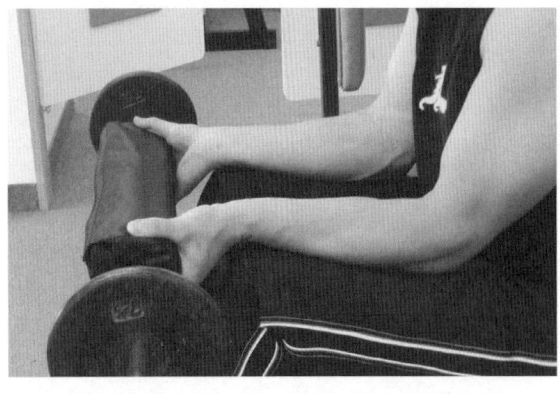
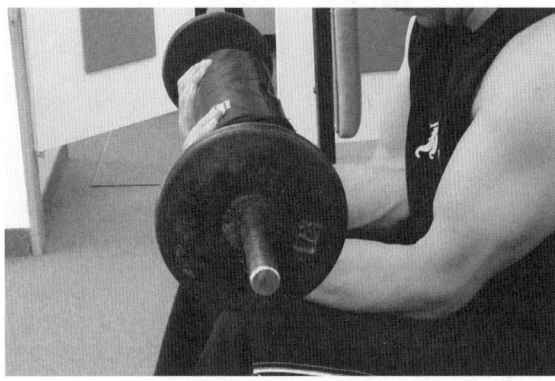

Handgelenk-Curl (Ausgangs- und Endposition)

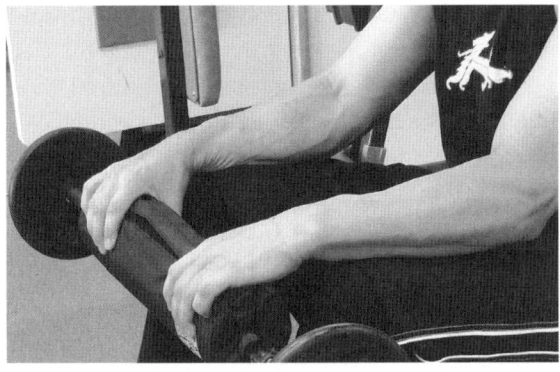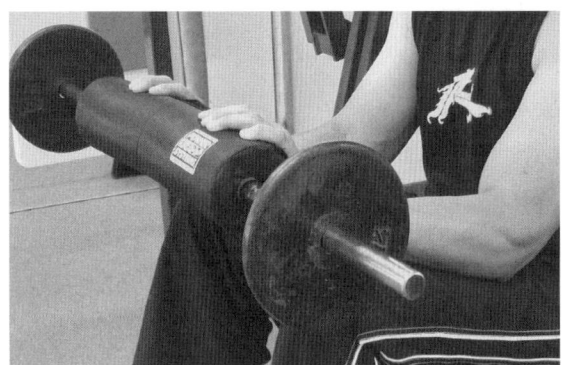

Handgelenk-Curl im Obergriff (Ausgangs- und Endposition)

on kurz inne, und kehren Sie langsam in die Ausgangsposition zurück. Wiederholen Sie den Ablauf, bis Sie keine ganze Wiederholung mehr schaffen.

EISHOCKEY

Das ideale Workout für Eishockeyspieler verwendet die Übungen aus dem Big-Five-Programm (Beinpressen, Pulldown, Überkopfdrücken, Rudern sitzend und Brustpressen), verteilt diese aber auf mehrere Workouts und ergänzt sie um weitere Übungen, die zudem diejenigen Muskeln trainieren, die speziell in dieser Sportart besonders stark beansprucht werden. Die meisten Eishockeyspieler würden der Behauptung sicher zustimmen, dass die Muskelgruppen, die sich nach einer Spielpause am stärksten verspannen, der untere Rücken, die Adduktoren, die schrägen Bauchmuskeln und das Gesäß sind. Weil man beim Schlittschuhlaufen stets leicht nach vorne gelehnt ist, sind im Eishockey die Muskeln im Lendenbereich praktisch ständig isometrisch kontrahiert. Diese Partie wird hier speziell trainiert, ebenso die Adduktoren an den Innenseiten der Oberschenkel, die beim Schlittschuhlaufen wesentlich daran beteiligt sind, die Femora zur Körpermitte zu ziehen; die Unterarme, die den Schläger halten und bedienen; der Nacken, weil ein starker Nacken den Spieler schützt, wenn dieser Schläge austeilt und einsteckt; und die schrägen Bauchmuskeln, weil sich beim Schlittschuhlaufen, Schießen und Passen der Rumpf oft und schnell bzw. kraftvoll drehen muss. Das Trainingspensum des Eishockeyspielers wird auf vier Workouts aufgeteilt, die abwechselnd einmal wöchentlich absolviert werden (oder auch seltener, je nachdem, ob gerade Wettkampfsaison ist):

Workout 1
1. Maschine für Hüfte und Rücken
2. Rudern sitzend
3. Überkopfdrücken
4. Adduktorenmaschine
5. Rumpfwender

Workout 2
1. Beinpressen
2. Pulldown
3. Brustpressen
4. Handgelenk-Curl
5. Handgelenk-Curl im Obergriff

Workout 3
1. Maschine für den unteren Rücken
2. Rudern sitzend
3. Überkopfdrücken
4. Adduktorenmaschine
5. Rumpfwender

Workout 4
1. Nackenflexion (vor/zurück)
2. Laterale Nackenflexion (links/rechts)
3. Beinpressen
4. Pulldown
5. Brustpressen

Absolvieren Sie einmal pro Woche ein Workout (oder trainieren Sie noch seltener, falls Sie sich gerade in der Wettkampfsaison befinden), und beginnen Sie mit Workout 1. In der zweiten Woche folgt Workout 2, in der dritten Woche Workout 3 und in der vierten Woche Workout 4. Nach weiteren sieben (oder mehr) Tagen Regeneration geht es wieder von vorne los, also mit Workout 1. Die Übungen, die noch nicht besprochen wurden, sollten wie folgt ausgeführt werden:

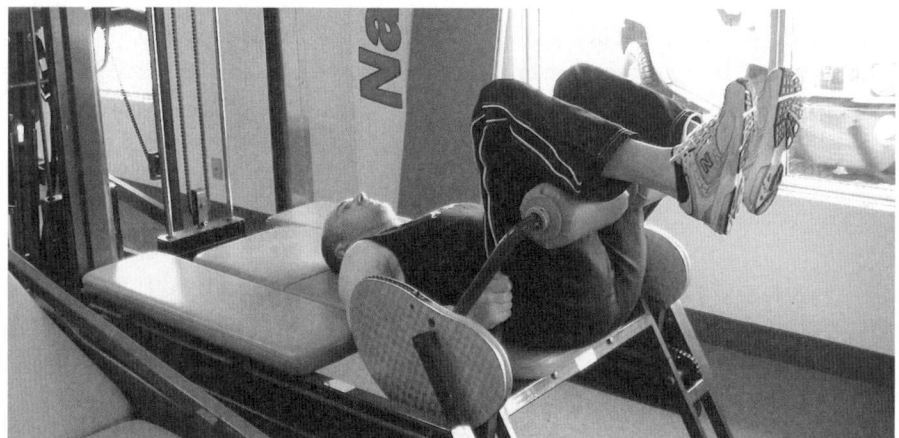

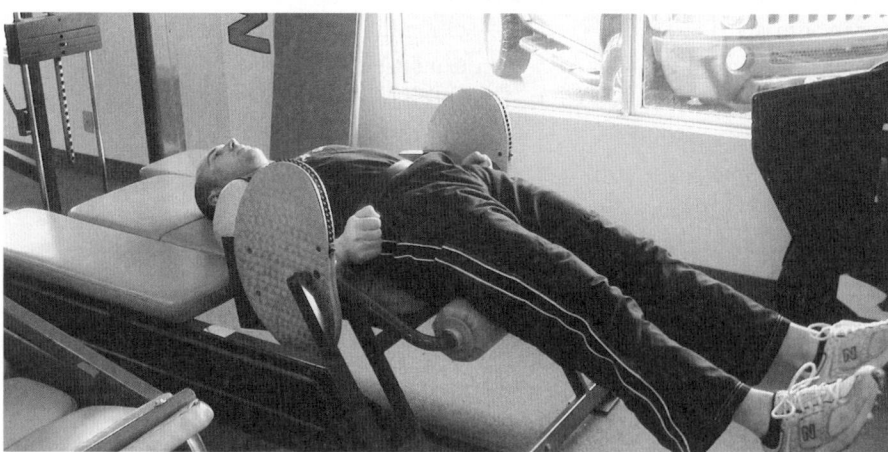

Hüft- und Rückengerät (Ausgangs- und Endposition)

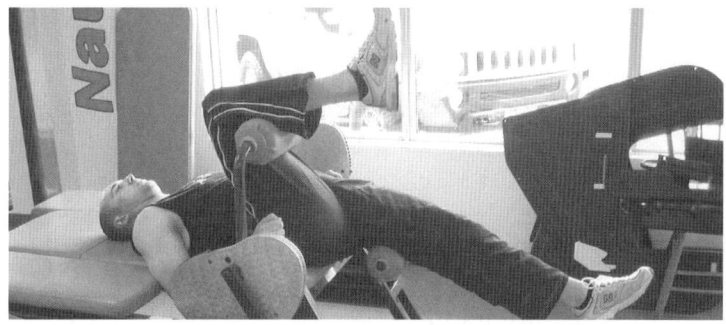
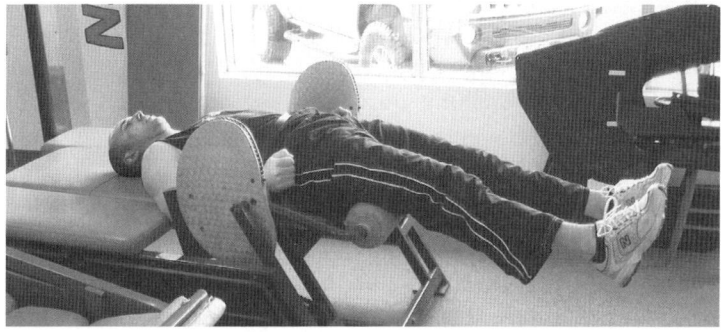
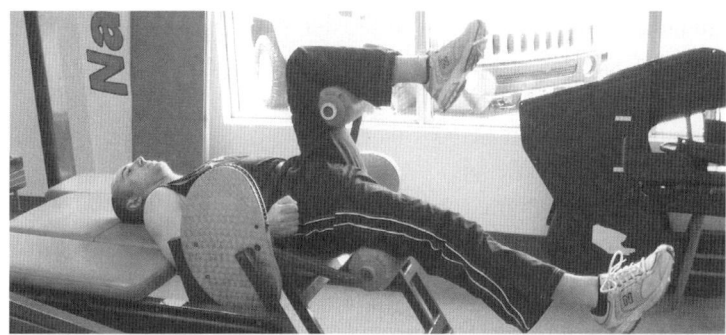
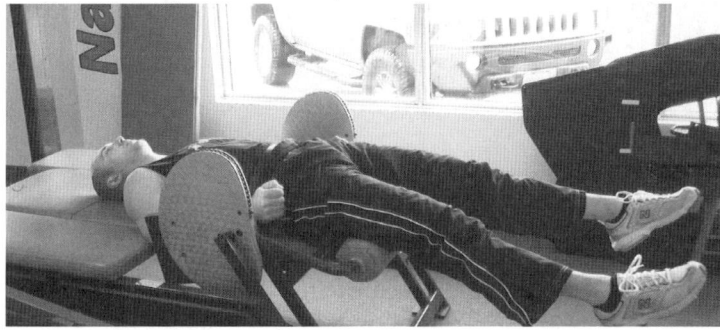

Hüft- und Rückengerät

Maschine für Hüfte und Rücken

- Muskelaktion: Für das Springen, Werfen und Schlittschuhlaufen (vor allem wenn explosive Bewegungen gefordert sind) benötigt man in starkem Maße den M. gluteus maximus, also den großen Gesäßmuskel.

- Ausführung: Legen Sie sich so auf die gepolsterte Fläche, dass Ihr Becken an der Mitte der Umlenkrolle ausgerichtet ist. Strecken Sie beide Beine, und drücken Sie sich gleichzeitig mit den Armen weg, bis die unteren Gliedmaßen bei geschlossener Fußstellung durchgestreckt sind und sich zum Boden neigen – gehen Sie dabei leicht ins Hohlkreuz. Halten Sie in dieser Position äußerster Muskelkontraktion kurz inne. Lassen Sie ein Bein langsam in die Ausgangsposition zurückkehren, bis das andere, weiterhin gestreckte Bein nicht mehr ruhig gehalten werden kann. Bringen Sie das gebeugte Bein daraufhin langsam nach vorne, bis beide Beine wieder gestreckt sind. Gehen Sie dabei wieder leicht ins Hohlkreuz. Wiederholen Sie den Ablauf auf der anderen Seite. Trainieren Sie abwechselnd beide Beine, bis Sie keine ganze Wiederholung mehr schaffen.

Nautilus-Adduktion

- Muskelaktion: Die Adduktoren an der Oberschenkelinnenseite sind beteiligt, wenn das Bein zur Körpermitte gezogen wird, wie beim seitwärts Überkreuzlaufen auf dem Eis.

- Ausführung: Setzen Sie sich in die Adduktorenmaschine, und spreizen Sie die Beine, indem Sie Knie und Fußgelenke auf den entsprechenden Halterungen ablegen. Die Innenseiten Ihrer Oberschenkel und die Knie sollten Kontakt zu den Beinpolstern haben. Stellen Sie den Hebel so ein, dass am Scheitelpunkt der Bewegung immer noch genügend Widerstand zu spüren ist. Legen Sie Kopf und Schultern auf dem Rückenpolster ab, und führen Sie Knie und Oberschenkel langsam zusammen, bis sie geschlossen sind. Halten Sie in dieser Endposition kurz inne, bevor Sie die Beine langsam wieder spreizen. Wiederholen Sie den Ablauf, bis Sie keine ganze Wiederholung mehr schaffen.

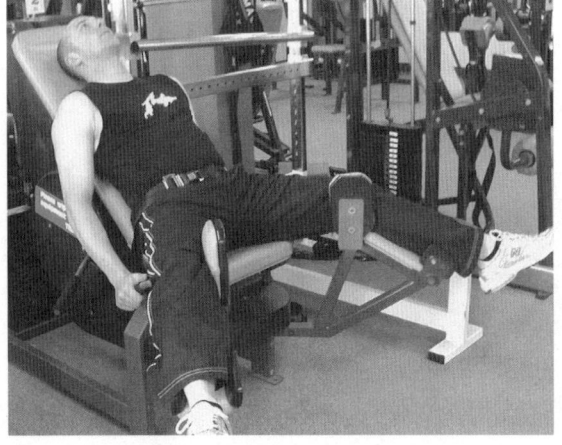
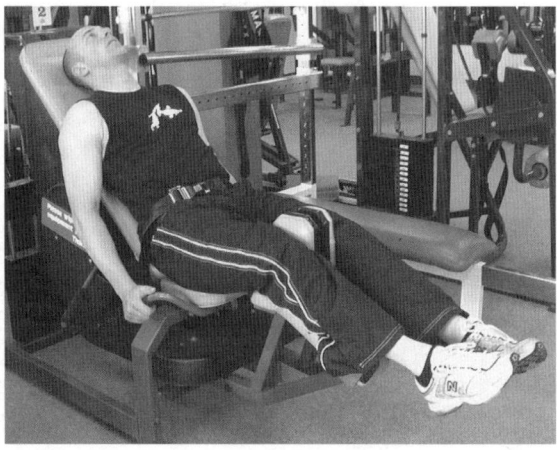

Nautilus-Adduktion (Ausgangs- und Endposition)

Rumpfdrehung

- **Muskelaktion:** Bei dieser Bewegung wird die externe und interne schräge Bauchmuskulatur beansprucht. Sie erfüllt die Aufgabe, die Wirbelsäule seitlich zu beugen und den Rumpf zu drehen, etwa wenn man im Eishockey zum Schuss ausholt, einen Baseball wirft oder einen Golfschläger schwingt.

- **Ausführung:** Setzen Sie sich aufrecht in die Maschine, entweder auf die rechte oder die linke Seite. Wenn Sie rechts anfangen, müssen Sie sich so in das Gerät setzen, dass sich die Unterschenkel kreuzen und rechts vom Beinpolster befinden. Dies stabilisiert den Unterkörper und stellt sicher, dass bei dieser Übung die schrägen Bauchmuskeln, die für die Drehung des Rumpfs zuständig sind, die meiste Arbeit verrichten. Legen Sie die Unterarme auf den Polstern ab, und umklammern Sie die beiden senkrechten Stangen (nehmen Sie eine in jede Hand). Sie sollten eine aufrechte Sitzposition einnehmen, bei der sich Ihre Nase zwischen den beiden Stangen befindet (behalten Sie diese Position während des gesamten Bewegungsablaufs bei). Drehen Sie den Rumpf langsam nach rechts (zum Gewichtsblock). Der Rücken bleibt möglichst gerade und die Nase zwischen den Stangen. Halten Sie in dieser Position äußerster Muskelkontraktion kurz inne, kehren Sie langsam in die Ausgangsposition zurück, und achten Sie darauf, dass die Gewichte nicht in den Block fallen (weil sich die Muskeln dann kurzzeitig entspannen). Drehen Sie sich immer wieder nach rechts, und kehren Sie kontrolliert in die Ausgangsposition zurück, bis Sie keine ganze Wiederholung mehr schaffen. Wenn Sie fertig sind, stehen Sie auf und setzen sich so um, dass Sie die Übung auf der linken Seite ausführen können.

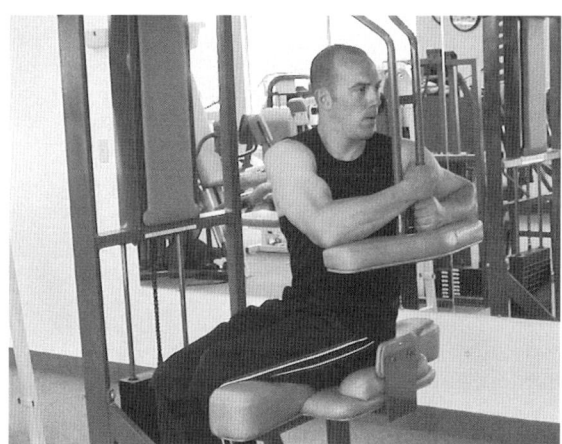 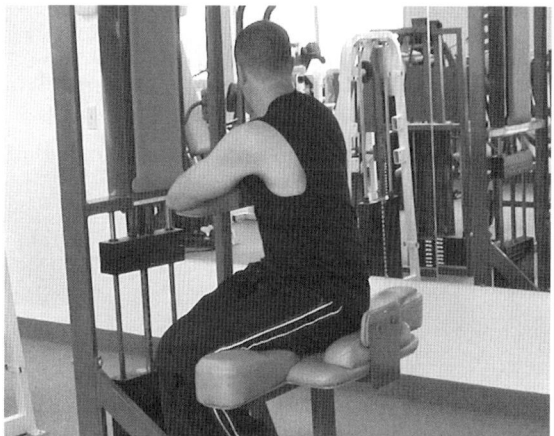

Rumpfdrehung (Ausgangs- und Endposition)

BASEBALL

Die meisten Übungen für das Footballprogramm gelten auch für Baseballspieler. Wenn man jedoch die Muskelstrukturen betrachtet, die an Wurfbewegungen beteiligt sind, ist ein spezielles Training der Schultermuskeln und schrägen Bauchmuskeln angebracht.

Workout 1
1. Beinpressen
2. Pulldown
3. Brustpressen
4. Seitheben mit gebeugten Armen
5. Hinterer Anteil des M. deltoideus

Workout 2
1. Wadenheben
2. Schulterheben
3. Rumpfdrehung
4. Handgelenk-Curl
5. Handgelenk-Curl im Obergriff

Baseballspieler sollten die beiden Workouts abwechselnd ausführen und zwischen zwei Trainingseinheiten jeweils sieben Tage pausieren.

Hinterer Anteil des M. deltoideus

- Muskelaktion: Der hintere Anteil des M. deltoideus zieht den Arm hinter den Körper, beispielsweise wenn man ausholt, um einen Ball zu werfen.

- Ausführung: Dies ist eine weitere Übung, bei der sich die Nutzung einer Nautilus-Maschine anbietet. Setzen Sie sich so in das Gerät, dass Ihr Rücken auf dem Rückenpolster aufliegt. Halten Sie die gebeugten Arme vor dem Körper, die Außenseiten der Ellenbogen berühren die Armpolster, die Oberarme sind im rechten Winkel zum Rumpf gebeugt. Fangen Sie langsam an, die Oberarme nach außen zu drücken, bis sie sich hinter dem Rumpf befinden. Halten Sie in dieser Position äußerster Kontraktion kurz inne, und bringen Sie die Arme dann langsam in die Ausgangsposition zurück. Wiederholen Sie den Ablauf, bis Sie keine ganze Wiederholung mehr schaffen.

GOLF

Ein Golfer sollte nicht nur über eine gute allgemeine Kraft verfügen, sondern auch auf starke Unterarme und schräge Bauchmuskeln achten. Deshalb empfehlen wir, die folgenden beiden Workouts abwechselnd und im Abstand von einer Woche auszuführen:

Workout 1
1. Beinpressen
2. Rudern sitzend
3. Brustpressen
4. Handgelenk-Curl
5. Handgelenk-Curl im Obergriff

Workout 2
1. Wadenheben
2. Gerät für den unteren Rücken
3. Pulldown
4. Überkopfdrücken
5. Rumpfdrehung

Zu guter Letzt

Die eben beschriebenen Programme eignen sich bestens, um die Kraft eines jeden Leistungssportlers bedarfsgerecht zu maximieren. Fügen Sie diesen Programmen keine Übungen hinzu, es dürfen nicht mehr als fünf sein, damit sich der Athlet bei jeder Übung voll engagiert, und zwar in jedem Workout. Ein Sportler, der ein solches Workouts absolviert, sollte in der Lage sein, innerhalb von zwei Tagen wieder an einem Techniktraining teilzunehmen. Am Tag nach der Krafteinheit wäre es jedoch besser, sich zu erholen und beispielsweise wettkampfrelevante Daten zu analysieren und Mitschnitte des letzten Spiels oder Wettkampfs durchzugehen.

Abschließend möchten wir darauf hinweisen, dass sowohl Fitness- als auch Techniktraining wichtig sind, aber der Erfolg eines Sportlers steht und fällt letzten Endes mit seiner genetischen Veranlagung. Man kann durch eine korrekte Konditionierung der körperlichen und sportspezifischen Fähigkeiten gewiss ein guter Sportler werden, aber um auf Weltniveau mithalten zu können, braucht man abgesehen von diesen Faktoren vor allem gute Gene. In den Topligen diverser Sportarten – College- und Profifootball, Eishockey, Baseball, Fußball, Golf und so weiter – haben sich in Trainerkreisen viele Mythen verbreiten können, weil die Trainer ohnehin nur die besten Sportler der jeweiligen Generation zu Gesicht bekamen, die zuvor ein unerbittliches Ausleseverfahren überstanden hatten. Diese genetisch begabten Athleten konnten sprichwörtlich tun und lassen, was sie wollten, und erzielten trotzdem immer hervorragende Ergebnisse.

Leider verfügen die meisten von uns *nicht* über solche genetischen Voraussetzungen. Schlechte Trainingspraktiken, die die Leistung genetisch begünstigter Topathleten nicht wirklich beeinträchtigen können, werden daher unhinterfragt übernommen und halten hanebüchene Trainingsmythen am Leben. Eine rationelle Analyse siegreicher Teams würde allerdings ergeben, dass ihr Erfolg in erster Linie den Talentsuchern der Mannschaft zu verdanken ist – und nicht den Trainern. Die Suche nach den richtigen Talenten ist das, was ein überragendes Team ausmacht. Wenn man über die genetisch begnadetsten Spieler verfügt und aus ihnen ein Team zusammenstellen kann, dann ist es mehr als wahrscheinlich, dass man auch gewinnt. Werden ideale genetische Voraussetzungen mit einem idealen wissenschaftlich fundierten Trainingsprogramm kombiniert (wie die in diesem Kapitel), dann ist der sportliche Erfolg geradezu unvermeidbar.

11 Das ideale Trainingsprogramm für Senioren

Wenn es um das Thema körperliche Voraussetzungen für das Krafttraining geht, sollten sich Senioren von der Vorstellung lösen, dass aufgrund ihres Alters andere Regeln für sie gelten. Die Anzahl der Lebensjahre spielt in dieser Hinsicht keine allzu große Rolle. Alle physiologischen Mechanismen, die der Körper in Gang setzt, um eine physiologische adaptive Reaktion auf einen Trainingsreiz zu bewirken, sind auch in reiferen Jahren noch intakt. Der einzige wesentliche Unterschied zur jüngeren Bevölkerung ist, dass ältere Menschen mehr Zeit hatten, um ihre Konditionierung bzw. Fitness zu vernachlässigen und sich somit mehr Schaden zuzufügen. Sie haben sich gewissermaßen ein tieferes Loch gegraben als normal fitte, jüngere Personen, die deutlich früher mit dem Krafttraining angefangen haben.

Betrachten wir einmal die körperliche Konstitution eines durchschnittlichen 35-Jährigen, der noch nie mit Gewichten trainiert hat. Er befindet sich in einem Alter, ab dem er anfängt, eine beträchtliche Menge an magerer Masse zu verlieren, wenn nicht ein angemessener Reiz dazwischenfunkt, der dieser Tendenz entgegenwirkt. Der durchschnittliche 70-Jährige war mit 35 in derselben Situation – nur dass er damals nichts dagegen unternahm. Zu Beginn des Programms befinden sich die Muskeln des Seniors also in einer deutlich schlechteren Verfassung, weil er über einen wesentlich längeren Zeitraum hinweg zugelassen hat, dass sein Muskelsystem abgebaut wird (oder atrophiert).

Dennoch sind bei beiden Personen die Gegenmaßnahme und der physiologische Mechanismus, mit dem man diesen Prozess der Atrophie umkehren kann, der gleiche. Für alle Zielgruppen gelten im Training dieselben Vorsichtsmaßnahmen – obwohl Senioren noch strikter auf sie achten müssen. Dies setzt voraus, dass jede Übung biomechanisch korrekt ausgeführt und der gesamte Bewegungsumfang genutzt wird, soweit der Körper dies gestattet. Außerdem muss man darauf achten, die Bewegungen so auszuführen, dass sie die Muskel- und Gelenkfunktion optimal unterstützen. Der vielleicht wichtigste Punkt ist, dass dabei die Kräfte, die auf Muskeln, Gelenke und Bindegewebe einwirken, jederzeit voll kontrolliert werden können, damit das Verletzungsrisiko möglichst gering bleibt. Alle Richtlinien, die auf jüngere Zielgruppen zutreffen, gelten also auch für Senioren, allerdings umso strikter.

In unseren Einrichtungen gehen unsere Manager und Trainer mit jedem Klienten äußerst sorgfältig um, und Senioren erhalten keine besondere Behandlung. Ein Trainingsprogramm wird nur dann modifiziert, wenn ein Klient (und das gilt für alle Altersklassen) an einer Verletzung oder einer Erkrankung wie Arthrose leidet, die es erforderlich macht, den Bewegungsumfang zu verringern. Das heißt, dass man die Grundeinstellungen des Kraftgeräts geringfügig verändern muss, auf das Trainingskonzept wirkt sich diese Modifikation allerdings nicht aus (das sollte auch nicht so sein).

Die Vorteile von Krafttraining für Senioren

Die Vorteile des Krafttrainings sind für ältere Menschen noch bedeutsamer als für jüngere Leute, weil sie viel mehr Lebensqualität zurückgewinnen können.[114] Es ist oft erstaunlich zu beobachten, wie schnell Senioren ihre Kräfte wiedererlangen, wenn sie mit einem korrekten Trainingsreiz konfrontiert werden. Dieser muss nicht einmal besonders hoch sein, um auf zu den ursprünglichen Ausgangswert zurückzukehren, weil sich ihre Muskeln letztlich in einer Art Schlummerzustand befinden und nur auf einen Reiz warten, der sie weckt und reaktiviert. Es ist nicht unüblich, dass sich in nur sechs bis zwölf Wochen die Kraft verdoppelt. (Ja, Sie ha-

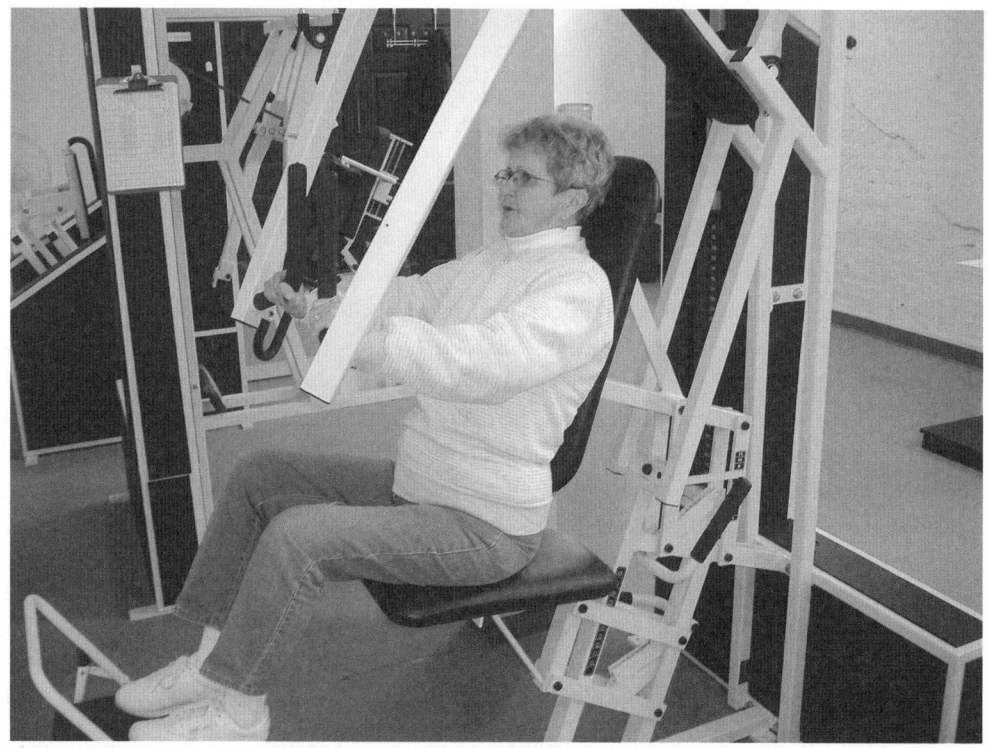

Senioren profitieren enorm von einem hochintensiven Krafttraining.

ben richtig gelesen: Sie verbuchen einen Zuwachs von 100 Prozent.) In metabolischer Hinsicht entspricht diese Steigerung einer »Auferstehung von den Toten«, die überdeutlich zeigt, wie einschneidend sich der Körper – und die Vitalität – einer Person verändern kann.

Studien haben gezeigt, dass ein korrektes Krafttraining bei Senioren folgende positive Veränderungen und gesundheitliche Vorteile bewirken kann:

- wiedererlangte Muskelkraft und -funktion[115]
- größere Muskelkraft und -größe bei älteren Personen, einschließlich Bewohnern von Altersheimen[116]
- bessere Gehfähigkeit[117]
- reduzierter Körperfettanteil[118]
- beschleunigter Stoffwechsel[119]
- niedrigerer Blutdruck im Ruhezustand[120]
- verbesserte Blutfettwerte[121]
- beschleunigte Verdauung[122]
- verbesserte Glukosebereitstellung[123]
- weniger Kreuzschmerzen[124]
- höhere Knochenmineraldichte[125]
- weniger Arthrosebeschwerden[126]
- weniger depressiver Zustände[127]
- verbesserte postkoronare Leistung[128]

Ebenfalls interessant ist, dass keine dieser Studien trainingsbedingte Verletzungen erwähnte.

Der exotherme Vorteil von Muskelmasse

Für Senioren ist es ebenfalls interessant zu wissen, dass Muskeln die Körpertemperatur regulieren. Der Körper besitzt in der Regel eine Kerntemperatur von 37 Grad Celsius, aber wenn man über die Jahre hinweg Muskelmasse abbaut, verliert man auch einen Teil der Wärme, den die Muskulatur ansonsten liefert. Infolgedessen neigen ältere Menschen dazu, auf Hitze wie auf Kälte empfindlicher zu reagieren, was zu ungesunden Schwankungen der Körpertemperatur führen kann. Dieser Zustand kann sich bei älteren Leuten zu einem ernsten Problem entwickeln, vor allem wenn sie krank werden.

Ärzte wissen, dass Patienten, die sich eine Lungen- oder Blasenentzündung zuziehen, in der Regel Fieber bekommen, allerdings bilden ältere Menschen in dieser Hinsicht eine Ausnahme. Oft unterkühlen sie unter solchen Bedingungen sogar. Das liegt daran, dass ihnen die Muskeln fehlen, die sonst eine beträchtliche Menge Wärme erzeugen würden. Das liegt daran, dass die metabolischen Vorgänge des Körpers exotherm sind, das heißt, sie erzeugen Wärme – das geschieht bei allen Formen des Energietransfers, die durch die Thermodynamik reguliert werden. Deswegen bauen Autohersteller Motorkühler in ihre Fahrzeuge ein – ein Motor produziert beträchtliche Mengen an Wärme. Vergessen Sie nicht die erste Regel der Thermodynamik, die im Wesentlichen aussagt, dass alles seinen Preis hat. Laut der zweiten Regel der Thermodynamik kann ein System niemals völlig im Gleichgewicht sein. Das heißt, dass beim Energietransfer immer ein Teil der Energie an das System abgegeben wird. Ein großer Teil der Körperwärme entsteht also infolge einer mechanischen Ineffizienz der Energie, die im Muskelgewebe verbrannt wird. Verfügt der Körper nicht über eine angemessene Menge an Muskelgewebe, produziert er demnach auch nicht genügend Wärme, die unter anderem dazu beiträgt, die Körpertemperatur aufrechtzuerhalten.

Die meisten Menschen ahnen nicht, wie leicht Senioren unterkühlen. Ein älterer Mensch, der in der Dusche ausrutscht, stürzt und mehrere Stunden unentdeckt bleibt, riskiert genauso an Unterkühlung zu sterben wie an den Folgen des Sturzes selbst. Muskeln – wir werden nicht müde, das zu wiederholen – sind ein lebenswichtiges schützendes Gewebe, das vor allem den älteren Personen zugutekommt. Je mehr man davon hat, umso besser.

Die vierzehn Vorteile, die wir im vorigen Abschnitt aufgelistet haben, sind nicht so sehr direkte Resultate des Krafttrainings als vielmehr indirekte Auswirkungen, die sich zwangsläufig ergeben, wenn der Körper Muskelmasse aufbaut oder wiederherstellt. Bei Arthrose wird sich ein erkranktes Gelenk besser bewegen, wenn ein starker (und kein schwacher) Muskel ihn aktiviert. In Bezug auf Osteoporose haben Studien ergeben, dass Krafttraining bei Senioren nur dann etwas bringt, wenn der verwendete Widerstand signifikant ist: 75 bis 80 Prozent des Maximalgewichts, das eine Testperson stemmen kann. Ein leichterer Widerstand wird vermutlich nicht ausreichen, um den Körper dazu anzuregen, seine Knochendichte zu verändern. Ältere Menschen müssen daher, ebenso wie alle anderen auch, im Rahmen eines korrekten Krafttrainings ein schweres Gewicht verwenden und stets versuchen, das Gewicht mit der wachsenden Kraft des Sportlers allmählich zu steigern.

Deshalb ist der Ansatz der meisten Fitnessprofis, Senioren wie rohe Eier zu behandeln, kontraproduktiv. Zugegeben, man muss mit älteren Sportlern vorsichtig umgehen. Man muss genau darauf achten, dass sie die Übungen korrekt ausführen, das richtige Tempo einhalten und keinen Schwung nutzen, damit die Kräfte, die auf die Gelenke einwirken, kontrolliert werden können – aber das gilt für alle Trainierenden. Sportler und Trainer dürfen nicht davor zurückscheuen, schwere Gewichte zu verwenden oder sich zu verausgaben. Bei einem »moderaten« Ansatz nehmen die Vorteile ab oder schwinden gänzlich.

Medizinische Wirkung

Krafttraining ist die beste Präventionsmaßnahme, die man ergreifen kann. Oft werden älteren Menschen Medikamente verabreicht, um bestimmte Gesundheitswerte zu verbessern, ihnen wird aber nie gesagt, dass man denselben Effekt auch mit einem korrekten Widerstandstraining erzielen kann. Viele metabolische Vorteile, die sich bei einem Muskelzuwachs einstellen, können die Einnahme von Medikamenten überflüssig machen, die ältere Menschen oft nehmen, um die Symptome von beispielsweise hohem (oder niedrigem) Blutdruck und hohen Cholesterinwerten zu behandeln.

Ältere Menschen (sowie alle anderen), die korrektes Krafttraining betreiben und Medikamente nehmen, um die Symptome von Krankheiten wie Diabetes zu behandeln, sollten ärztlich genau überwacht werden, weil ihre Medikamentendosis unter Umständen reduziert werden muss. Rufen Sie sich die Verstärkungskaskade in Kapitel 2 ins Gedächtnis. Wenn zum Beispiel eine ältere Person mit Diabetes Typ 2 ein oral einzunehmendes blutzuckersenkendes Präparat einnimmt und wenn durch die Workouts die Kaskade der Glykogenmobilisierung einsetzt, wird sich mit dem Zuwachs an Kraft und Muskelmasse auch die Insulinsensitivität deutlich verbessern. Die Dosis blutzuckersenkender Tabletten, die für eine ältere Person zu einem bestimmten Zeitpunkt *gerade richtig* ist, kann sechs bis zwölf Wochen nach Beginn eines Kraftprogramms also unter Umständen schon zu hoch sein und dazu führen, dass der Blutzucker zu stark abfällt.

Eine ähnliche Problematik stellen auch Medikamente zur Regulierung des Blutdrucks dar. Mit dem Krafttraining baut man nicht nur Muskelmasse auf, sondern stärkt auch das vaskuläre Gewebe. Wenn ein Trainierender mehr Blutgefäße entwickelt, welche die wachsenden Muskeln versorgen, vergrößert sich das Gesamtvolumen des vaskulären Betts, und der periphere vaskuläre Widerstand beginnt zu sinken. Für Sportler, die auf Blutdruckmedikamente (Antihypertonika) angewiesen sind, wird die Dosis, die zuvor den Blutdruck optimal reguliert hat, jetzt zu einer Hypotonie führen und beispielsweise dazu führen, dass ihnen schwindelig wird. Krafttraining an sich ist ein »starkes Heilmittel«, das den Körper zu beeindruckenden Veränderungen stimulieren kann.

Selbstständigkeit und Autonomie

Wichtiger noch als alle zuvor genannten Vorteile ist aber die Aussicht darauf, dass ältere Menschen dank eines korrekten Krafttrainings ihre Selbstständigkeit und Autonomie wiedererlangen können. Der Physiologe Wayne Wescott hat in einer aktuellen Studie gehbehinderte Angehörige eines Seniorenheims vierzehn Wochen lang ein kurzes Workout absolvieren lassen, das aus sechs Übungen bestand. Das Durchschnittsalter der Probanden betrug 88,5 Jahre. Am Ende der Studie hatten die Senioren durchschnittlich zwei Kilogramm Muskelmasse zugelegt, anderthalb Kilogramm Fett verloren und einen Kraftzuwachs von über 80 Prozent im Unterkörper bzw. beinahe 40 Prozent im Oberkörper erreicht. Sie verbesserten ihre Hüft- und Schulterbeweglichkeit im Schnitt um 50 Prozent bzw. 10 Prozent. Wichtiger noch, am Ende der Studie konnten viele ehemals an den Rollstuhl gefesselte Probanden wieder gehen. Sie waren nicht mehr auf dieses Hilfsmittel angewiesen und bedurften daher auch keiner dauerhaft anwesenden Pflegekraft mehr.[129]

Ein selbstständiges Leben zeichnet sich durch die Fähigkeit aus, mobil zu bleiben und den Alltag ohne fremde Hilfe bewältigen zu können, vor allem im Alter. Ein kurzes und sehr reduziertes Krafttraining kann Senioren die Unabhängigkeit und Würde früherer Tage wiedergeben, die über viele Jahre oder Jahrzehnte durch die schleichende Atrophie ihrer Muskeln langsam verloren gegangen war. Dadurch kann sich die Lebensqualität erheblich verbessern.

Sie haben vielleicht schon Fernsehwerbung gesehen, in der Elektrorollstühle und -scooter als Mittel für Senioren gepriesen werden, um wieder mobiler zu werden. Diese Fortbewegungsmittel sind bis zu einem gewissen Grad auch völlig legitim, können aber niemals die eigenen Beine ersetzen. Mit einem Scooter kann man vielleicht Orte erreichen, die man sonst nicht aufsuchen würde, aber bei vielen anderen alltäglichen Aktivitäten benötigt man deswegen trotzdem fremde Hilfe. Wenn man ständig auf das Wohlwollen anderer angewiesen ist, macht man sich angreifbar, und zwar nicht nur körperlich, sondern auch psychisch.

Die heutigen Senioren gehören einer Generation an, die es gewohnt ist, aktiv zu sein. Deshalb *werden* sie in der Regel auch aktiv, sobald sie ihre Mobilität wiedererlangen. Sie müssen hierfür an keinem »Walkingprogramm« teilnehmen oder sich auf dem Laufband oder Ergometer plagen. Mit steigender Kraft werden Senioren automatisch aktiver. Auch optisch verbessern sich einige Merkmale, beispielsweise das Erscheinungsbild, die Körperhaltung, das Verhalten und der Hauttonus. Die zunehmende Muskelmasse wirkt sich also auf viele andere Aspekte positiv aus.

Das Big-Three-Workout für Senioren

Grundsätzlich gilt, dass Senioren dasselbe Basisprogramm absolvieren sollten wie alle anderen auch. Ausnahmen bestätigen allerdings die

Regel. Wer das reguläre Programm für zu anspruchsvoll hält, kann auf ein reduziertes Workout mit nur drei Übungen zurückgreifen, mit dem unsere Klienten ebenfalls gute Ergebnisse erzielen konnten. Hier ist ein Beispiel:

1. Rudern sitzend
2. Brustpressen
3. Beinpressen

Viele derselben Senioren trainieren maximal einmal in sieben bis vierzehn Tagen. Das ist keineswegs »zu wenig«; es reicht voll und ganz. Wenn Sie sich unter einem älteren Menschen jemanden vorstellen, der in seinem Körper gefangen ist, weil er sich nicht gut bewegen kann, dann folgt daraus zwangsläufig, dass der Bewegungsdrang dieser Person zunehmen wird, sobald sie genug Kraft hat, um wieder aktiver zu sein.

Zusammenfassend empfehlen wir als ideales Trainingsprogramm für Senioren das Big-Five-Workout, das bereits in Kapitel 4 vorgestellt wurde. Falls sich dieses jedoch aufgrund von Einschränkungen der Mobilität oder anderen Faktoren nicht umsetzen lässt, werden auch die Big Three sowie der Fokus auf eine allmähliche Steigerung dieser drei grundlegenden Bewegungen (in Form von schwereren Gewichten) dem durchschnittlich gesunden Senioren aus metabolischer Sicht schon sehr viel bringen.

Eine revolutionäre Studie

Abschließend möchten wir Ihnen von einer Studie berichten, die man in Bezug auf Krafttraining bei bzw. mit Senioren nur als »revolutionär« bezeichnen kann. So unwahrscheinlich das auch klingen mag, sie zeigte, dass Krafttraining sogar den Alterungsprozess umkehren kann.

Für die Studie, deren Ergebnisse in der medizinischen Online-Fachzeitschrift *Public Library of Science* veröffentlicht wurden, wählten die Forscher fünfundzwanzig gesunde Senioren (Durchschnittsalter 70 Jahre) und ebenso viele Collegestudenten aus (Durchschnittsalter 26 Jahre). Alle Probanden erklärten sich zu einer Muskelbiopsie bereit und wurden auf 24.000 Gene hin verglichen. Dabei stellte man fest, dass 600 Gene der älteren und jüngeren Testpersonen in ihrer Expression deutlich voneinander abwichen. Vor dieser Studie waren die älteren und jüngeren Gruppen ähnlich aktiv gewesen, obwohl die jungen Leute erwartungsgemäß deutlich stärker waren. Die Senioren nahmen anschließend an einem sechsmonatigen Trainingsprogramm zur Verbesserung ihrer Kraft teil. Anschließend stellten die Forscher fest, dass die Senioren, die ursprünglich 59 Prozent schwächer gewesen waren als die jungen Erwachsenen, nun nur noch 38 Prozent schwächer waren. Wichtiger war jedoch die Veränderung in den Genen der Senioren. Ihre Genexpression (also der tatsächliche genetische Fingerabdruck, bezogen auf die Genaktivität) veränderte sich deutlich und ähnelte plötzlich viel stärker derjenigen der jüngeren Probanden. Die Forscher schlossen ihre Studie mit folgender Feststellung ab:

Bei den meisten Genen, die durch Alter und Sport beeinflusst worden waren, kehrte die Transkriptionssignatur des Alterns nach dem Training auf ein deutlich jüngeres Niveau zurück. Wir schließen daraus, dass gesunde ältere Erwachsene zwar eine verringerte Mitochondrien- und Muskelleistung aufweisen, diese jedoch nach sechs Monaten Widerstandstraining auf phänotypischer Ebene teilweise und auf transkriptomischer Ebene in starkem Maße reversibel ist.[130]

Nichts und niemand sonst hatte in der Menschheitsgeschichte bislang nachweisen können, dass auf Molekülebene eine Umkehrung des Alterungsprozesses beim Menschen tatsächlich möglich ist. Als sich zeigte, dass das Medikament Resveratrol eine *teilweise* Umkehrung des Alterungsprozesses bei Mäusen und Würmern bewirkte, wurde es sofort als Anti-Aging-Mittel angepriesen – ohne den geringsten Beweis, dass es auch beim Menschen eine ähnliche Wirkung hatte. Nach *Jahrtausenden* auf der Suche nach dem »Jungbrunnen« – womit alles gemeint ist, was das Leben verlängern oder den Alterungsprozess anhalten bzw. umkehren kann, und darum geht es schon in frühesten Schriften wie dem *Gilgamesch*-Epos – gibt es plötzlich eine klinische Studie, die letztlich nichts Geringeres aussagt als: »Seht her, hier ist es – eine tatsächliche, funktionelle Umkehrung des Alterungsprozesses auf Molekülebene!« Es ist absolut erstaunlich, dass selbst bei Senioren Gene, die im Alter nur noch unzureichend funktionierten, wieder ein normales Maß an Aktivität erlangten.

Dies wundert aber weder uns noch irgendjemanden sonst, der die Art von Training praktiziert, das wir befürworten. Wir haben schon oft beobachten können, wie Senioren zunächst mit sehr leichten Gewichten zu trainieren begannen und dann, binnen kürzester Zeit, genauso stark oder stärker wurden als ein durchschnittlicher 25-Jähriger. Bei uns trainieren auch 75- und 80-Jährige; wir erleben regelmäßig, wie neue 25-jährige Klienten mit Gewichten anfangen, die deutlich leichter sind als jene, die die erfahreneren, älteren Besucher unserer Fitnesseinrichtungen benutzen.

Am erstaunlichsten war aber, was nach dieser Studie aus dem Jahr 2007 geschah – nämlich *gar nichts*. Dass eine so wichtige Entdeckung noch zu unseren Lebzeiten gemacht wurde und diese nicht in allen Zeitungen und Fernsehnachrichten für übergroße Schlagzeilen sorgte, das überstieg unser Vorstellungsvermögen. Vielleicht schaffte es die Nachricht ja deshalb nicht, für besonders viel Aufmerksamkeit zu sorgen, weil die meisten Menschen viel bereitwilliger eine Pille schlucken in der Annahme, diese halte den Alterungsprozess auf, als selbst aktiv zu werden. Und weil es nur einige wenige Ausnahmen gibt – Menschen, die angesichts einer derart sensationellen wissenschaftlichen Neuigkeit zu der Erkenntnis gelangen: »Ich kann ja selbst etwas tun, ich muss es nur wollen; wenn ich mich anstrenge und an mir arbeite, dann schaffe ich das!« Wer weiß.

Alles steht und fällt letztlich mit der inneren Einstellung. Man muss altersunabhängig bereit sein, sich im Training anzustrengen, und diese Einstellung trifft man in unserer Gesellschaft leider immer seltener an. Das Positive daran ist allerdings, dass diejenigen, die dieses Prinzip begreifen und umsetzen, auch diejenigen sind, mit denen wir zusammenarbeiten dürfen – und dass wir erleben dürfen, wie sie von allen Vorteilen profitieren, die wir in diesem Buch besprochen haben.

ÜBER DIE AUTOREN

Dr. Doug McGuff begann sich im Alter von fünfzehn Jahren für Fitness zu interessieren, als er zum ersten Mal Arthur Jones' *Nautilus Training Bulletin* (Ausgabe 2) zu lesen bekam. Seine Leidenschaft für Sport und Biologie veranlasste ihn, eine medizinische Laufbahn einzuschlagen. 1989 schloss er sein Medizinstudium an der University of Texas in San Antonio ab, bevor er sich an der University of Arkansas for Medical Sciences in Little Rock in Notfallmedizin ausbilden ließ und dort als leitender Assistenzarzt tätig war. Im Anschluss daran war er an der Wright State University als Dozent für Notfallmedizin sowie als Notarzt am Wright-Patterson AFB Hospital aktiv.

Im Laufe seiner Karriere hat sich Dr. McGuff sein Interesse an hochintensivem Training bewahrt. Er verwirklichte sich einen alten Jugendtraum, als er im November 1997 das Ultimate Exercise eröffnete (ultimate-exercise.com). Dort haben er und seine Mitarbeiter als Personal Trainer unzählige Klienten betreut und die Grenzen des Fitnesstrainings immer wieder aufs Neue ausgelotet.

Neben seiner Arbeit bei Ultimate Exercise ist Dr. McGuff ein Kooperationspartner der Blue Ridge Emergency Physicians, P.A. Er ist verheiratet und lebt mit seiner Frau und den beiden gemeinsamen Kindern Eric und Madeline in Seneca, South Carolina.

John Little gilt laut der Zeitschrift *Ironman* als »einer der besten Forscher im Bereich Fitness in ganz Nordamerika«. Als John achtzehn Jahre alt war, lernte er von Bodybuildinglegende Mike Mentzer, wie man richtig trainiert. Mentzer ermunterte ihn, sich intensiver mit dieser Thematik auseinanderzusetzen, was schließlich dazu führte, dass Little eine Trainingsmethode namens Max Contraction entwickelte (maxcontraction.com). Little hat bislang zwölf Bücher über Fitness verfasst und weitere achtunddreißig Titel über Philosophie, Geschichte und Kampfkünste veröffentlicht. Er schloss sein Philosophiestudium an der McMaster University in Hamilton ab und hat bereits für praktisch jede größere nordamerikanische Zeitschrift für Fitness und Kampfkunst Artikel verfasst. Im Laufe seiner Karriere hat er mit einigen der namhaftesten Persönlichkeiten der Branche zusammengearbeitet, neben Mike Mentzer unter anderem auch mit Arnold Schwarzenegger, Steve Reeves, Lou Ferrigno und Jackie Chan. Ferner ist er ein preisgekrönter Dokumentarfilmer und in dieser Funktion sowohl für kleine, unabhängige Firmen als auch für große Studios wie Warner Bros. als Filmproduzent und Regisseur tätig.

2004 eröffneten Little und seine Frau Terri das Nautilus North Strength & Fitness Centre, in dem sie weiterhin Trainingsstudien durchführen und die gewonnenen Erkenntnisse ihren Klienten zugutekommen lassen. Im Nautilus North wurden bereits über 60.000 individuell betreute Workouts durchgeführt. Little hält die Lehren und das Vermächtnis von Mike Mentzer in Ehren und führt auch nach dem Ableben Mentzers im Jahre 2001 dessen Kolumne »Heavy Duty« in der Zeitschrift *Ironman* fort. Er lebt mit seiner Frau Terri und den vier gemeinsamen Kindern Riley, Taylor, Brandon und Benjamin in Bracebridge, Ontario.

Wenn Sie mehr über den wissenschaftlichen Ansatz erfahren möchten, der hinter dem produktiven Training der beiden Autoren steckt, besuchen Sie doch einmal die Webseite bodybyscience.net.

ENDNOTEN

1   US-Handelsministerium, Statistikbehörde, *Historical Statistics of the United States*; und Ministerium für Gesundheitspflege und soziale Dienste, *National Center for Health Statistics Reports* 54, Nr. 19 (28. Juni 2006), dhhs.gov.

2   P. S. Bridges, »Prehistoric Arthritis in the Americas«, *Annual Review of Anthropology* 21 (Oktober 1992): S. 67–91; A. Liverse et al., »Osteoarthritis in Siberia's Cis-Baikal: Skeletal Indicators of Hunter-Gatherer Adaptation and Cultural Change«, *American Journal of Physical Anthropology* 132, Nr. 1 (2007): S. 1; P. S. Bridges, »Vertebral Arthritis and Physical Activities in the Prehistoric Southeastern United States«, *American Journal of Physical Anthropology* 93, Nr. 1 (1994): S. 83; W. J. MacLennan, »History of Arthritis and Bone Rarefaction on Evidence from Paleopathology Onwards«, *Scottish Medical Journal* 44, Nr. 1 (Februar 1999): S. 18–20; und P. S. Bridges, »Degenerative Joint Disease in Hunter-Gatherers and Agriculturists from the Southeastern United States«, *American Journal of Physical Anthropology* 85, Nr. 4 (August 1991): S. 379–391.

3   W. C. Byrnes, P. McCullagh, A. Dickinson und J. Noble, »Incidence and Severity of Injury Following Aerobic Programs Emphasizing Running, Racewalking, or Step Aerobics«, *Medicine and Science in Sports and Exercise* 25, Nr. 5 (1993): S. 81.

4   Plutarch, *Lives, vol. II, translated from the Greek, with Notes* und *A Life of Plutarch* von Aubrey Steward und George Long (London: George Bell and Sons, 1899) S. 46–47.

5   Herodot, *The History of Herodotus*, 3. Aufl., übersetzt von G. C. Macaulay (London: MacMillan and Co., Limited, 1914), S. 96, 105–106.

6   Lukian, »Pro Lapsu inter Salutandum«, *The Works of Lucian of Samosata (Vol. III)*, übersetzt von H. W. Fowler und F. G. Fowler (Oxford: The Clarendon Press, 1905), S. 36.

7   G. Whyte, »Is Exercise-Induced Myocardial Injury Self-Abating?«, *Medicine and Science in Sports and Exercise* 33, Nr. 5 (Mai 2001): S. 850–851: »Echokardiografie-Studien berichten von kardialen Dysfunktionen nach ultralangen Laufeinheiten trainierter Individuen. Ironman- und Halb-Ironman-Wettkämpfe führten zu reversiblen Anomalitäten der linksventrikulären dystolischen und systolischen Funktion im Ruhezustand. Die Ergebnisse legen nahe, dass möglicherweise ein Schaden am Herzmuskel für einen Teil der kardialen Dysfunktionen verantwortlich ist, obwohl die Mechanismen, die für diesen Herzschaden verantwortlich sind, noch näher untersucht werden müssen«; W. L. Knez et al., »Ultra-Endurance Exercise and Oxidative Damage: Implications for Cardiovascular Health«, *Sports Medicine* 36, Nr. 5 (2006): S. 429–441; J. E. Sherman et al., »Endurance Exercise, Plasma Oxidation und Cardiovascular Risk«, *Acta Cardiologica* 59, Nr. 6 (Dezember 2004): S. 636–642; und R. Shern-Brewer et al., »Exercise and Cardiovascular Disease: A New Perspective«, *Arteriosclerosis, Thrombosis, and Vascular Biology* 18, Nr. 7 (Juli 1998): S. 1181–1187.

8   D. R. Swanson, »Atrial Fibrillation in Athletes: Implicit Literature-Based Connection Suggests That Overtraining and Subsequent Inflammation May Be a Contributing Mechanism«, *Medical Hypotheses* 66, Nr. 6 (2006): S. 1085–1092.

9   M. Deichmannet, A. Benner, N. Kuner, J. Wacker, V. Waldmann und H. Naher, »Are Responses to Therapy of Metastasized Malignant Melanoma Reflected by Decreasing Serum Values of S100β or Melanoma Inhibitory Activity (MIA)?«, *Melanoma Research* 11, Nr. 3 (Juni 2001): S. 291–296: »Bei metastatischen Melanomen lassen sich im Serum der meisten Patienten erhöhte Werte von S100β [ein Krebs-Marker] sowie Melanoma Inhibitory Activity (MIA) nachweisen. Höhere Werte wurden mit einer kürzeren Lebensdauer in Verbindung gebracht, und es konnte vor Kurzem nachgewiesen werden, dass Veränderungen dieser Parameter im Serum während der Therapie das Therapieergebnis bei fortgeschrittenem Krankheitsverlauf vorwegnahmen«; und R. V. T. Santos, R. A. Bassit, E. C. Caperuto und L. F. B. P. Costa Rosa, »The Effect of Creatine Supplementation upon Inflammatory and Muscle Soreness Markers After a 30km Race«, *Life Science* 75, Nr. 16 (15. September 2004): S. 1917–1924: »Nach dem Test (einem 30-km-Lauf), zeigte sich bei den Sportlern der Kontrollgruppe eine Zunahme der Konzentration von CK (um das 4,4-Fache), LDH (43 %), PGE2 (um das 6,6-Fache) und TNF-Alpha [ein anderer Krebs-, aber auch Entzündungsmarker] (um das 2,34-Fache) im Blut, die auf ein hohes Maß an Zellschäden und Entzündungszuständen hinweisen.«

10   H. J. Wu, K. T. Chen, B. W. Shee, H. C. Chang, Y. J. Huang und R. S. Yang, »Effects of 24 H Ultra-Marathon on Biochemical and Hematological Parameters«, *World Journal of Gastroenterology* 10, Nr. 18 (15. September 2004): S. 2711–2714: »Ergebnisse: Gesamtbilirubin (BIL-T), direktes Bilirubin (BIL-D), alkalische Phosphatase (ALP), Aspartat-Aminotransferase (AST), Alanin-Aminotransferase (ALT) und Laktat-Dehydrogenase (LDH) nahmen nach dem Rennen statistisch deutlich zu ($P < 0{,}05$). Eine deutliche Abnahme ($P < 0{,}05$) der roten Blutkörperchen (RBC), Hämoglobin (Hb) und Hämatokrit (Hct) wurden zwei bzw. neun Tage nach dem Lauf festgestellt. Zwei Tage nach dem Lauf nahm die Gesamtproteinkonzentration (TP) von Albumin und Globulin erheblich ab. Während BIL, BIL-D und ALP wieder auf ihre Ursprungswerte zurückkehrten, blieb das High-Density-Lipoprotein-Cholesterin (HDL-C) unmittelbar nach dem Lauf unverändert, nahm aber am zweiten und neunten Tag nach dem Lauf erheblich ab. Fazit: Ultra-Marathonläufe werden mit einer großen Vielfalt an deutlichen Veränderungen der hämatologischen Parameter in Verbindung gebracht, von denen zahlreiche mit Verletzungen assoziiert sind. Um eine angemessene Gesundheitsversorgung und Intervention zu gewährleisten, muss ein Mediziner, der Sportler behandelt, welche ein extrem intensives oder umfangreiches Training absolvieren, regelmäßig ihre Leber und Gallenblase untersuchen.« [Anmerkung: HDL sinkt, LDL steigt, die Anzahl der roten und weißen Blutkörperchen sinkt. Die Leber wird geschädigt und die Funktion der Gallenblase eingeschränkt. Testosteron nimmt ab.]

11   M. J. Warhol, A. J. Siegel, W. J. Evans und L. M. Silverman, »Skeletal Muscle Injury and Repair in Marathon Runners After Competition«, *American Journal of Pathology* 118, Nr. 2 (Februar 1985): S. 331–339: »Die Muskeln von Läufern wiesen nach dem Lauf ultrastrukturelle Veränderungen fokaler Verletzung und Regeneration auf: intra- und extrazelluläre Ödeme mit endothelialen Verletzungen; myofibrilläre Lysis, Dilatation und Disruption des T-Tubulus-Systems und fokale mitochondrische Degeneration ohne Entzündungsinfiltrat (1–3 Tage). Es ließ sich nach 3–4 Wochen eine progressive Regeneration des mitochondrischen und myofibrillären Schadens erkennen. Spätere Biopsien zeigten zentrale Nuklei und Satellitenzellen, die charakteristisch für die regenerative Reaktion sind (8–12 Wochen). Die Muskeln erfahrener Läufer wiesen interzelluläre Kollagenablagerungen auf, die auf eine fibrotische Reaktion auf wiederholte Verletzungen hindeuten. Das Kontrollgewebe von Nichtläufern wies keinerlei solcher Merkmale auf.«

12   J. A. Neviackas und J. H. Bauer, »Renal Function Abnormalities Induced by Marathon Running«, *Southern Medical Journal* 74, Nr. 12 (Dezember 1981): S. 1457–1460: »Alle Urinproben, die nach dem Lauf entnommen wurden, wiesen extrem anomale Werte auf. … Wir schließen daraus, dass bei Marathonläufern Nierenfunktionsstörungen vorkommen und dass der Grad der Störung temperaturabhängig ist.«

13   M. K. Fagerhol, H. G. Neilsen, A. Vetlesen, K. Sandvik und T. Lybert, »Increase in Plasma CalProtectin During Long-Distance Running«, *Scandinavian Journal of Clinical and Laboratory Investigation* 65, Nr. 3 (2005): S. 211–220: »Laufen führt zu biochemischen und hämatologischen Veränderungen, die denen einer Entzündungsreaktion infolge einer Gewebeverletzung entsprechen. … Während eines Marathons, Halbmarathons, dem 30-km-Lauf, Ranger-Ausbildungsparcours und dem Test zur Ermittlung der maximalen Sauerstoffaufnahme nahmen die Calprotectin-Werte um das 96,3-, 13,3-, 20,1-, 7,5- bzw. das 3,4-Fache zu. Diese Veränderungen spiegeln möglicherweise den Schaden des Gewebes oder des vaskulären Endotheliums wider, der Mikrothromben mit der anschließenden Aktivierung von Neutrophilen verursacht.«

14   S100β ist ein Protein, das auf Schädigungen des zentralen Nervensystems hinweist. N. Marchi, P. Rasmussen, M. Karpural, V. Fazio, K. Kight, A. Kanner, B. Ayumar, B. Albensi, M. Cavaglia und D. Janigro, »Peripheral Markers of Brain Damage and Blood-Brain Barrier Dysfunction«, *Restorative Neurology and Neuroscience* 21, Nr. 3–4 (2003): S. 109–121: »S100β im Serum ist ein früher Marker für Störungen der Blut-Gehirn-Schranke, die neuronalen Schäden vorangehen können und unter Umständen therapeutische Maßnahmen beeinflussen. Zweitens sind extrem hohe S100β-Werte Indikatoren früherer Hirnschäden und besitzen als Wirkungsvariable für schlechte Resultate oder als diagnostisches Mittel klinische Bedeutung, um extensiven Schaden von kleineren, temporären Einschränkungen zu unterscheiden.« [Anmerkung: Dieser Schaden gleicht einem akuten Gehirntrauma, deutet einen erhöhten S100β-Wert an, der ein Marker für Hirnschäden und eine Dysfunktion der Blut-Gehirn-Schranke ist]; A. J. Saenz, E. Lee-Lewandrowski, M. J. Wood, T. G. Neilan, A. J. Siegel, J. L. Januzzi und K. B. Lewandrowski, »Measurement of a Plasma Stroke Biomarker Panel and Cardiac Troponin T in Marathon Runners Before and After the 2005 Boston Marathon«, *American Journal of Clinical Pathology* 126 (2006): S. 185–189: »Wir berichten auch von Ergebnissen eines neuen Bluttests zur Ermittlung der Wahrscheinlichkeit von Schlaganfällen, der vor und nach dem Boston-Marathon bei Hobbyläufern mittleren Alters gemacht wurde. Dieser Bluttest bestand aus 4 einzelnen Biomarkern: S100β, D-Dimer, BNP und MMP-

9. Aus den Ergebnissen für verschiedene Analyte berechnet ein Software-Algorithmus einen Schlaganfall-Index, der von 1 bis 10 reicht und 2 Grenzwerte aufweist: 1,3 oder weniger, was einem geringen Risiko entspricht; und 5,9 oder mehr, was einem hohen Risiko entspricht. Im Hinblick auf individuelle Marker beobachteten wir nach dem Wettkampf einen statistisch signifikanten Anstieg von MMP-9 und D-Dimer, jedoch keine signifikante Veränderung von S100β oder BNP. Der berechnete Schlaganfall-Index stieg von durchschnittlich 0,97 auf 3,5 (P < .001) und zwei Subjekte hatten Indexwerte, die den Hochrisikowert überschritten. Uns liegen keine klinischen oder radiologischen Folgedaten vor, die belegen, ob eines der Subjekte einen Schlaganfall erlitten hat oder nicht.«

15   H. Schmitt, C. Friebe, S. Schneider und D. Sabo, »Bone Mineral Density and Degenerative Changes of the Lumbar Spine in Former Elite Athletes«, *International Journal of Sports Medicine* 26, Nr. 6 (Juli 2005): S. 457–463: »Das Ziel dieser Studie war es, die Knochenmineraldichte (KMD) und die degenerativen Veränderungen der Lendenwirbelsäule bei ehemaligen männlichen Hochleistungssportlern verschiedener Leichtathletikdisziplinen zu bewerten und zu bestimmen, welchen Einfluss Körperkomposition und degenerative Veränderungen auf die KMD haben. Dabei wurden 159 ehemalige Hochleistungssportler männlichen Geschlechts (40 Werfer, 97 Springer, 22 Langstreckenläufer) untersucht. ... Werfer hatten einen höheren Body-Mass-Index als Springer und Langstreckenläufer. Werfer und Springer hatten eine höhere KMD (T-Wert) als Langstreckenläufer. Die bivariate Analyse offenbarte einen negativen Zusammenhang zwischen KMD (T-Wert) und Alter sowie einen positiven Zusammenhang zwischen KMD und Kellgren-Klassifikation (P < 0,05). Selbst nach dem Herausrechnen verschiedenster Störfaktoren ist die Knochendichte der Lendenwirbelsäule bei Werfern, Stabhochspringern, Weit- und Dreispringern deutlich höher als bei Marathonläufern.«

16   A. Srivastava und N. Kreiger, »Relation of Physical Activity to Risk of Testicular Cancer«, *American Journal of Epidemiology* 151, Nr. 1: S. 78–87.

17   CNN News Story, 6. Juni 2005, http://edition.cnn.com/2005/HEALTH/06/06/sprint.training/index.html?iref=storysearch.

18   E. F. Coyle, »Very Intense Exercise-Training is Extremely Potent and Time Efficient: A Reminder«, ibid., S. 1983–1984.

19   Professor Martin (M. J.) Gibala, Zitat aus einem Interview mit CTV.

20   M. J. Gibala, J. P. Little, M. van Essen, G. P. Wilkin, K. A. Burgomaster, A. Safdar, S. Raha und M. A. Tarnopolsky, »Short-Term Sprint Interval Versus Traditional Endurance Training: Similar Initial Adaptations in Human Skeletal Muscle and Exercise Performance«, *Journal of Physiology* 575 (2006): S. 901–11.

21   Professor Martin (M. J.) Gibala, Zitat aus einem online erschienenen Artikel, http://www.telegraph.co.uk/health/healthnews/3319464/Six-minutes-of-exercise-a-week-is-as-good-as-six-hours.html.

22   Kenneth Cooper, *The New Aerobics* (New Bantam Books, 1970), S. 17.

23   Ibid., S. 18.

24   J. G. Salway, *Metabolism at a Glance*, Kapitel 26. »Glykogenolyse in der Skelettmuskulatur«: »In der Leber wird die Glykogenolyse sowohl durch Glukagon als auch durch Adrenalin stimuliert, während im Muskel nur Adrenalin wirksam ist. In einer Krisensituation, wenn die Mobilisierung von Glykogen durch Adrenalin stimuliert wird, muss diese Reaktion sofort erfolgen. Dies tritt durch die erstaunliche Verstärkungskaskade ein [...], bei der zyklisches AMP [Adenosinmonophosphat] eine wichtige Rolle spielt. Auf diese Art können nanomolare Adrenalin-Konzentrationen rasch eine große Anzahl an Glukose-Rückständen als Treibstoff für die Atmung freisetzen.« Ibid.: »Im Muskel wird die Glykogenolyse über die Verstärkungskaskade angeregt. [...] Phosphorylase bildet Glukose-1-Phosphat, das in Glukose-6-Phosphat umgewandelt wird. Weil es dem Muskel an Glukose-6-Phosphat fehlt, wird es im Rahmen der Glykolyse vollständig in die ATP-Produktion eingebunden. Da die Muskel-Hexokinase Glukose nicht gut verwerten kann, hat sie eine hohe Affinität zu Glukose und phosphoryliert bereitwillig mit 10 % der Glukoseeinheiten, die durch das Glykogen-Debranching-Enzym aus dem Glykogen gelöst worden sind und zu freier Glukose werden, wodurch sie in der Glykolyse verwendet werden kann. Es sollte vor Augen geführt werden, dass Adrenalin die Konzentration von zyklischem AMP erhöht, das nicht nur die Glykogenolyse stimuliert, sondern auch die Glykolyse im Muskel.« Ibid.: »Die glykogenolytische Kaskade zeigt, wie das ursprüngliche Signal, das ein einzelnes Adrenalinmolekül bereitstellt, im

Laufe der Reaktionskaskade verstärkt wird, die eine große Anzahl an Phosphorylase-Molekülen aktiviert, wodurch eine schnelle Mobilisierung von Glykogen stattfindet, die wie folgt abläuft:

Ein Adrenalin-Molekül stimuliert Adenylcyclasen, um mehrere Moleküle zyklisches AMP (cAMP) zu bilden. Jedes cAMP-Molekül gibt ein inaktives Tetrimer an zwei freie aktive Einheiten cAMP-abhängige Proteinkinase ab (auch bekannt als Proteinkinase A). Dies erzeugt einen relativ bescheidenen Vergrößerungsfaktor von 2.

Jedes aktive, cAMP-abhängige Proteinkinase-Molekül phosphoryliert und aktiviert mehrere Moleküle Phosphorylase-Kinase [was Schritt drei wäre]. An diesem Punkt reziproker Glykogenregulierung finden Synthese und Abbau statt. Fahren wir zunächst mit der Glykogenoylse fort, bevor wir mit einer Deaktivierung der Glykogensynthese abschließen. Jedes Molekül Phosphorylase-Kinase phosphoryliert jeweils mehrere inaktive Moleküle Phosphorylase B, um die aktive Form von Phosphorylase A herzustellen, damit der Glykogenabbau jetzt fortfahren kann.«

25   Ibid., »In belastenden Trainingsphasen oder in Hungersituationen werden die Triacylglycerin-Reserven im Fettgewebe als Fettsäuren mobilisiert, um im Rahmen der Oxidation als regenerierender Treibstoff zu fungieren. Dies ist analog zu der Mobilisierung von Glykogen in Form von Glukoseeinheiten. Es tritt unter ähnlichen Umständen ein und unterliegt einer ähnlichen Kontrolle durch Hormone. Fettsäuren sind ein sehr wichtiges Energiesubstrat im Muskel und auch in der Leber, wo sie in Ketonkörper umgewandelt werden. Weil Fettsäuren hydrophob sind, werden sie im Blut an Albumin (ein Protein, das in Flüssigkeit löslich ist) gebunden transportiert. Sie können den meisten Zellen als regenerierender Treibstoff zur Verfügung stehen, mit Ausnahme des Gehirns und der roten Blutkörperchen, denen die Enzyme für die Fettsäureoxidation fehlen. Die Regulierung der Verwendung von Fettsäuren scheint auf vier Ebenen stattzufinden: Glykolyse von Triacylglycerin, um freie Fettsäuren zu bilden.
Reesterifizierung von Fettsäuren oder ihre Mobilisierung aus dem Fettgewebe.
Der Transport von Acetyl-CoA-Estern in die Mitochondrien.
Verfügbarkeit von FAD und NADH für die β-Oxidation.«
»Glykolyse & Fettgewebe«: »Glykolse und Fettgewebe werden durch die hormonsensitive Lipase gesteuert. Synonyme für dieses Enzym sind Triacylglycerin-Lipase und mobilisierende Lipase. Dieses Enzym hydrolisiert Triacylglycerin zu Monoacylglycerin, das wiederum zu Monoacylglycerin-Lipase umgewandelt wird. Tripolitan wird beispielsweise in drei Moleküle Polytat und Glycerin konvertiert. Während körperlicher Aktivität wird die Glykolyse durch Adrenalin angeregt, in Fastenphasen durch Glukagon und in Hungerphasen durch das adrenocorticotrope Hormon. In diesem Mechanismus spielt cAMP-abhängige Proteinkinase eine Rolle, die einerseits hormonsensitive Lipase stimuliert und Acetyl-CoA Carboxylase (ACC) inhibiert. Als langfristige Anpassung auf längere Hungerphasen stimuliert außerdem auch Cortisol die hormonsensitive Lipase. Umgekehrt wird im Sättigungszustand die hormonsensitive Lipase durch Insulin inhibiert.«

26   S. B. Stromme et al., »Assessment of Maximal Aerobic Power in Specifically Trained Athletes«, *Journal of Applied Physiology* 42 (Ausgabe 6) (1977), S. 833–837. In dieser Studie wurde die maximale Sauerstoffaufnahme bei Sportlern gemessen und festgestellt, dass sich Verbesserungen der maximalen Sauerstoffaufnahme nur in ihren speziellen Sportarten äußerten. Top-Skilangläufer beispielsweise offenbarten bei dieser Aktivität eine maximale Sauerstoffaufnahme, die wesentlich höher war als jene, die beim Laufen gemessen wurde. Das spricht dafür, dass die maximale Sauerstoffaufnahme eine sportspezifische Muskeladaptation ist (zur Ökonomisierung des Arbeitsaufwands) und keine zentrale kardiovaskuläre Adaptation; J. R. Magel et al., »Specificity of Swim Training on Maximal Oxygen Uptake«, *Journal of Applied Physiology* 38 (Ausgabe 1) (1975), S. 151–55. In dieser Studie absolvierten junge männliche Testpersonen einmal täglich ein Schwimm-Intervalltraining, drei Tage pro Woche, zehn Wochen lang. Die auf diese Weise trainierten Subjekte verbesserten ihre maximale Sauerstoffaufnahme beim Schwimmen erheblich, beim Laufen allerdings konnten keine wesentlichen Veränderungen verzeichnet werden. Das ist dieselbe Schlussfolgerung, zu der auch die Stromme-Studie gelangte.

27   B. Saltin et al., »The Nature of the Training Response: Peripheral and Central Adaptations of One-Legged Exercise«, *Acta Physiologica Scandinavica* 96, Nr. 3 (März 1976): S. 289–305.

28   H. S. Milner-Brown, R. B. Stein und R. Yemm, »The Orderly Recruitment of Human Motor Units During Voluntary Isometric Contractions«, *Journal of Physiology* 230, Nr. 2 (April 1973): S. 359–370; H. S. Milner-Brown, R. B. Stein und R. Yemm, »Changes in Firing Rate of Human Motor Units During Linearly Changing Voluntary Contractions«,

Journal of Physiology 230, Nr. 2 (April 1973): S. 371–390. Siehe auch *Journal of Neurophysiology* 55, Nr. 5 (Mai 1986): S. 1017–1029, und *Journal of Neurophysiology* 57, Nr. 1 (Januar 1987): S. 311–324.

29   K. J. Ostrowski, G. J. Wilson, R. Weatherby, P. W. Murphy und A. D. Lyttle, »The Effect of Weight Training Volume on Hormonal Output and Muscular Size and Function«, *Journal of Strength and Conditioning Research* 11, Nr. 3 (August 1997): S. 148–154.

30   R. N. Carpinelli und R. M. Otto, »Strength Training: Single Versus Multiple Sets«, *Sports Medicine* 26, Nr. 2 (1998): S. 73–84.

31   W. Wescott, K. Greenberger und D. Milius, »Strength Training Research: Sets and Repetitions«, *Scholastic Coach* 58 (1989): S. 98–100.

32   D. Starkey, M. Welsch und M. Pollock, »Equivalent Improvement in Strength Following High Intensity, Low and High Volume Training« (Beitrag, der am 2. Juni 1994 auf der Jahresversammlung des American College of Sports Medicine in Indianapolis, Indiana, vorgestellt wurde).

33   D. Starkey, M. Pollock, Y. Ishida, M. A. Welsch, W. Brechue, J. E. Graves und M. S. Feigenbaum, »Effect of Resistance Training Volume on Strength and Muscle Thickness«, *Medicine and Science in Sports and Exercise* 28, Nr. 10 (Oktober 1996): S. 1311–1320.

34   P. M. Clarkson und K. Nosaka, »Muscle Function After Exercise-Induced Muscle Damage and Rapid Adaptation«, *Medicine and Science in Sports and Exercise* 24, Nr. 5 (1992): S. 512–520; C. L. Golden und G. A. Dudley, »Strength After Bouts of Eccentric or Concentric Actions«, *Medicine and Science in Sports and Exercise* 24, Nr. 8 (1992): S. 926–933; P. M. Clarkson und I. Tremblay, »Exercise-Induced Muscle Damage, Repair and Adaptation in Humans«, *Journal of Applied Physiology* 65, Nr. 1 (1998): S. 1–6; J. N. Howell, G. Chleboun und R. Conaster, »Muscle Stiffness, Strength Loss, Swelling and Soreness Following Exercise-Induced Injury to Humans«, *Journal of Physiology* 464 (1993): S. 183–196; D. K. Mishra, J. Friden et al., »Anti-Inflammatory Medication After Muscle Injury«, *Journal of Bone and Joint Surgery* 77-A, Nr. 10 (August 1995): S. 1510–1519; L. L. Smith, »Acute Inflammation: The Underlying Mechanism in Delayed Onset Muscle Soreness?«, *Medicine and Science in Sports and Exercise* 23, Nr. 5 (1991): S. 542–551; P. M. Tiidus und D. C. Ianuzzo, »Effects of Intensity and Duration of Muscular Exercise on Delayed Soreness and Serum Enzyme Activities«, *Medicine and Science in Sports and Exercise* 15, Nr. 6 (1983): S. 461–465.

35   P. M. Clarkson und I. Tremblay, »Exercise-Induced Muscle Damage, Repair and Adaptation in Humans«, *Journal of Applied Physiology* 65, Nr. 1 (1998): S. 1–6; L. L. Smith, »Acute Inflammation: The Underlying Mechanism in Delayed Onset Muscle Soreness?«, *Medicine and Science in Sports and Exercise* 23, Nr. 5 (1991): S. 542–551.

36   P. M. Clarkson und K. Nosaka, »Muscle Function After Exercise-Induced Muscle Damage and Rapid Adaptation«, *Medicine and Science in Sports and Exercise* 24, Nr. 5 (1992): S. 512–520; P. M. Tiidus und D. C. Ianuzzo, »Effects of Intensity and Duration of Muscular on Delayed Soreness and Serum Enzyme Activities«, *Medicine and Science in Sports and Exercise* 15, Nr. 6 (1983): S. 461–465.

37   P. M. Clarkson und K. Nosaka, »Muscle Function After Exercise-Induced Muscle Damage and Rapid Adaptation«, *Medicine and Science in Sports and Exercise* 24, Nr. 5 (1992): S. 512–520; D. A. Jones, J. M. Newham et al., »Experimental Human Muscle Damage: Morphological Changes in Relation to Other Indices of Damage«, *Journal of Physiology* 375 (1986): S. 435–448; L. L. Smith, »Acute Inflammation: The Underlying Mechanism in Delayed Onset Muscle Soreness?«, *Medicine and Science in Sports and Exercise* 23, Nr. 5 (1991): S. 542–551.

38   J. Friden et al., »Myofibrillar Damage Following Intense Eccentric Exercise in Man«, *International Journal of Sports Medicine* 24, Nr. 3 (1983): S. 170–176; D. A. Jones, J. M. Newham et al., »Experimental Human Muscle Damage: Morphological Changes in Relation to Other Indices of Damage«, *Journal of Physiology* 375 (1986): S. 435–448; D. J. Newman und D. A. Jones, »Repeated High-Force Eccentric Exercise: Effects on Muscle Pain and Damage«, *Journal of Applied Physiology* 4, Nr. 63 (1987): S. 1381–1386; L. L. Smith, »Acute Inflammation: The Underlying Mechanism in Delayed Onset Muscle Soreness?«, *Medicine and Science in Sports and Exercise* 23, Nr. 5 (1991): S. 542–551; P. M. Tiidus und D. C. Ianuzzo, »Effects of Intensity and Duration of Muscular Exercise on Delayed Soreness and Serum Enzyme Activities«, *Medicine and Science in Sports and Exercise* 15, Nr. 6 (1983): S. 461–465.

39 J. Friden et al., »Myofibrillar Damage Following Intense Eccentric Exercise in Man«, *International Journal of Sports Medicine* 24, Nr. 3 (1983): S. 170–176; D. A. Jones, J. M. Newham et al., »Experimental Human Muscle Damage: Morphological Changes in Relation to Other Indices of Damage«, *Journal of Physiology* 375 (1986): S. 435–448; P. M. Clarkson und I. Tremblay, »Exercise-Induced Muscle Damage, Repair and Adaptation in Humans«, *Journal of Applied Physiology* 65, Nr. 1 (1998): S. 1–6; C. L. Golden und G. A. Dudley, »Strength After Bouts of Eccentric or Concentric Actions«, *Medicine and Science in Sports and Exercise* 24, Nr. 8 (1992): S. 926–933; J. N. Howell, G. Chleboun und R. Conaster, »Muscle Stiffness, Strength Loss, Swelling and Soreness Following Exercise-Induced Injury to Humans«, *Journal of Physiology* 464 (1993): S. 183–196; D. A. Jones, J. M. Newham et al., »Experimental Human Muscle Damage: Morphological Changes in Relation to Other Indices of Damage«, *Journal of Physiology* 375 (1986): S. 435–448; D. K. Mishra, J. Friden et al., »Anti-Inflammatory Medication After Muscle Injury«, *Journal of Bone and Joint Surgery* 77-A, Nr. 10 (August 1995): S. 1510–1519; L. L. Smith, »Acute Inflammation: The Underlying Mechanism in Delayed Onset Muscle Soreness?«, *Medicine and Science in Sports and Exercise* 23, Nr. 5 (1991): S. 542–551; P. M. Tiidus und D. C. Ianuzzo, »Effects of Intensity and Duration of Muscular Exercise on Delayed Soreness and Serum Enzyme Activities«, *Medicine and Science in Sports and Exercise* 15, Nr. 6 (1983): S. 461–465.

40 P. M. Clarkson und K. Nosaka, »Muscle Function After Exercise-Induced Muscle Damage and Rapid Adaptation«, *Medicine and Science in Sports and Exercise* 24, Nr. 5 (1992): S. 512–520; D. A. Jones, J. M. Newham et al., »Experimental Human Muscle Damage: Morphological Changes in Relation to Other Indices of Damage«, *Journal of Physiology* 375 (1986): S. 435–448; D. K. Mishra, J. Friden et al., »Anti-Inflammatory Medication After Muscle Injury«, *Journal of Bone and Joint Surgery* 77-A, Nr. 10 (August 1995): S. 1510–1519; L. L. Smith, »Acute Inflammation: The Underlying Mechanism in Delayed Onset Muscle Soreness?«, *Medicine and Science in Sports and Exercise* 23, Nr. 5 (1991): S. 542–551.

41 C. L. Golden und G. A. Dudley, »Strength After Bouts of Eccentric or Concentric Actions«, *Medicine and Science in Sports and Exercise* 24, Nr. 8 (1992): S. 926–933; D. K. Mishra, J. Friden et al., »Anti-Inflammatory Medication After Muscle Injury«, *Journal of Bone and Joint Surgery* 77-A, Nr. 10 (August 1995): S. 1510–1519; L. L. Smith, »Acute Inflammation: The Underlying Mechanism in Delayed Onset Muscle Soreness?«, *Medicine and Science in Sports and Exercise* 23, Nr. 5 (1991): S. 542–551.

42 P. M. Clarkson und I. Tremblay, »Exercise-Induced Muscle Damage, Repair and Adaptation in Humans«, *Journal of Applied Physiology* 65, Nr. 1 (1998): S. 1–6; C. L. Golden und G. A. Dudley, »Strength After Bouts of Eccentric or Concentric Actions«, *Medicine and Science in Sports and Exercise* 24, Nr. 8 (1992): S. 926–933; J. N. Howell, G. Chleboun und R. Conaster, »Muscle Stiffness, Strength Loss, Swelling and Soreness Following Exercise-Induced Injury to Humans«, *Journal of Physiology* 464 (1993): S. 183–196; P. M. Tiidus und D. C. Ianuzzo, »Effects of Intensity and Duration of Muscular Exercise on Delayed Soreness and Serum Enzyme Activities«, *Medicine and Science in Sports and Exercise* 15, Nr. 6 (1983): S. 461–465.

43 P. M. Clarkson und K. Nosaka, »Muscle Function After Exercise-Induced Muscle Damage and Rapid Adaptation«, *Medicine and Science in Sports and Exercise* 24, Nr. 5 (1992): S. 512–520; P. M. Clarkson and I. Tremblay, »Exercise-Induced Muscle Damage, Repair and Adaptation in Humans«, *Journal of Applied Physiology* 65, Nr. 1 (1998): S. 1–6; J. Friden et al., »Myofibrillar Damage Following Intense Eccentric Exercise in Man«, *International Journal of Sports Medicine* 24, Nr. 3 (1983): S. 170–176; C. L. Golden und G. A. Dudley, »Strength After Bouts of Eccentric or Concentric Actions«, *Medicine and Science in Sports and Exercise* 24, Nr. 8 (1992): S. 926–933; J. N. Howell, G. Chleboun und R. Conaster, »Muscle Stiffness, Strength Loss, Swelling and Soreness Following Exercise-Induced Injury to Humans«, *Journal of Physiology* 464 (1993): S. 183–196; D. A. Jones, J. M. Newham et al., »Experimental Human Muscle Damage: Morphological Changes in Relation to Other Indices of Damage«, *Journal of Physiology* 375 (1986): S. 435–448; D. K. Mishra, J. Friden et al., »Anti-Inflammatory Medication After Muscle Injury«, *Journal of Bone and Joint Surgery* 77-A, Nr. 10 (August 1995): S. 1510–1519; D. J. Newman und D. A. Jones, »Repeated High-Force Eccentric Exercise: Effects on Muscle Pain and Damage«, *Journal of Applied Physiology* 4, Nr. 63 (1987): S. 1381–1386; L. L. Smith »Acute Inflammation: The Underlying Mechanism in Delayed Onset Muscle Soreness?«, *Medicine and Science in Sports and Exercise* 23, Nr. 5 (1991): S. 542–551; P. M. Tiidus und D. C. Ianuzzo, »Effects of Intensity and Duration of Muscular Exercise on Delayed Soreness and Serum Enzyme Activities«, *Medicine and Science in Sports and Exercise* 15, Nr. 6 (1983): S. 461–465.

44   D. R. Taaffe, C. Duret, S. Wheeler und R. Marcus, »Once-Weekly Resistance Exercise Improves Muscle Strength and Neuromuscular Performance in Older Adults«, *Journal of the American Geriatric Society* 47, Nr. 10 (Oktober 1999): S. 1208–1214; J. R. McLester, P. Bishop und M. E. Guilliams, »Comparison of 1 Day and 3 Days per Week of Equal-Volume Resistance Training in Experienced Subjects«, *Journal of Strength and Conditioning Research* 14 (2000): S. 273–281. (In dieser Studie nahmen Subjekte, die im Durchschnitt bereits 5,7 Jahre Trainingserfahrung hatten, an einem Ganzkörper-Trainingsprogramm teil, das aus neun Übungen bestand, die entweder einmal oder dreimal pro Woche ausgeführt wurden. Nach der Studie wurde ein abschließender Test durchgeführt, der acht der neun Kraftwerte überprüfte, und der ergab, dass es keinen statistischen Unterschied zwischen den beiden Gruppen gab, was die Forscher zu der Schlussfolgerung führte, dass ein einmaliges wöchentliches Training dieselben Ergebnisse erzielte wie ein dreimaliges wöchentliches Training.)

45   B. J. Wilson und J. M. Willardson, »A Comparison of Once Versus Twice per Week Training on Leg Press Strength in Women«, *Journal of Sports Medicine and Physical Fitness* 47, Nr. 1 (März 2007): S. 13–17. Fazit: »Diese Ergebnisse weisen darauf hin, dass ein einzelner Satz an Beinpressen, der ein- oder zweimal in der Woche ausgeführt wird, bei untrainierten Frauen statistisch zu einem ähnlichen Kraftzuwachs führt.«

46   J. E. Graves et al., »Effect of Reduced Training Frequency on Muscular Strength«, *International Journal of Sports Medicine* 9, Nr. 5 (1998): S. 316–319; C. DeRenne, »Effects of Training Frequency on Strength Maintenance in Pubescent Baseball Players«, *Journal of Strength and Conditioning Research* 10, Nr. 1 (1996): S. 8–14.

47   D. R. Taaffe, R. Dennis, C. Duert, S. Wheeler und R. Marcus, »Once-Wekly Resistance Training Improves Muscle Strength and Neuromuscular Performance in Older Adults«, *Journal of the American Geriatric Society* 47, Nr. 10 (Oktober 1999): S. 1208–1214.

48   B. T. Boyer, »A Comparison of the Effects of Three Strength Training Programs on Women«, *Journal of Applied Sports Science Research* 4, Ausgabe 5 (1990): S. 88–94; M. T. Sanders, »A Comparison of Two Methods of Training on the Development of Muscular Strength and Endurance«, *Journal of Orthopaedic and Sports Physical Therapy* 1 (1980): S. 210–213; L. J. Silvester, C. Stiggins, C. McGown und G. R. Bryce, »The Effect of Variable Resistance and Free Weight Training Programs on Strength and Vertical Jump«, *NSCA Journal* 3, Nr. 6 (1982): S. 30–33.

49   K. Jones, P. Bishop, G. Hunter und G. Fleisig, »The Effects of Varying Resistance Training Loads on Intermediate and High Velocity Specific Adaptations«, *Journal of Strength Conditioning Research* 15 (2001): S. 349–356.

50   J. G. Hay, J. G. Andrews und C. L. Vaughan, »Effects of Lifting Rate on Elbow Torques Exerted During Arm Curl Exercises«, *Medicine and Science in Sports and Exercise* 15, Nr. 1 (1983): S. 63–71.

51   W. L. Wescott et al., »Effects of Regular and Slow Speed Resistance Training on Muscle Strength«, *Journal of Sports Medicine and Physical Fitness* 41, Nr. 2 (2001): S. 154–158.

52   D. h. Kuland, *The Injured Athlete* (Philadelphia: J. B. Lippincott, 1982); S. Hall, »Effect of Lifting Speed on Forces and Torque Exerted on the Lumbar Spine«, *Medicine and Science in Sports and Exercise* 17, Nr. 4 (1985): S. 440–444; P. T. Kotani, N. Ichikawa, W. Wakabayashi, T. Yoshii und M. Koshimuni, »Studies of Spondylolysis Found Among Weightlifters«, *British Journal of Sports Medicine* 6 (1971): S. 4–8; und M. Duda, »Elite Lifters at Risk of Spondylolysis«, *Physician and Sports Medicine* 5, Nr. 9 (1977): S. 61–67.

53   R. Cooke, »The Inhibition of Rabbit Skeletal Muscle Contraction by Hydrogen Ions and Phosphate«, *Journal of Physiology* 395 (1988): S. 77–97; D. G. Stephenson, G. D. Lamb und G. M. Stephenson, »Events of the Excitation-Contraction-Relaxation Cycle in Fast- and Slow-Twitch Mammalian Muscle Fibres Relevant to Muscle Fatigue«, *Acta Physiologica Scandinavica* 162 (1998): S. 229–245; D. J. Chasiotis, »ATP Utilization and Force During Intermittent and Continuous Muscle Contractions«, *Journal of Applied Physiology* 63 (1987): S. 167–174; M. C. Hogan, »Contraction Duration Affects Metabolic Energy Cost and Fatigue in Skeletal Muscle«, *American Journal of Physiology – Endocrinology and Metabolism* 274 (1998): S. E397–E402; L. Spriet, »ATP Utilization and Provision in Fast-Twitch Skeletal Muscle During Tetanic Contractions«, *American Journal of Physiology – Endocrinology and Metabolism* 257 (1989): S. E595–E605; und H. Barcrof, »The Blood Flow Through Muscle During Sustained Contraction«, *Journal of Physiology* 97 (1939): S. 17–31.

54   G. E. Plopper, »Convergence of Integrin and Growth Factor Receptor Signaling Pathways Within the Focal Adhesion Complex«, *Molecular Biology of the Cell* 6 (1995): S. 1349–1365, H. Sackin, »Mechanosensitive Channels«, *Annual Review of Physiology* 57 (1995): S. 333–353; T. A. Hornberger, »Mechanical Stimuli Regulate Rapamycin-Sensitive Signaling by a Phosphoinositide 3-Kinase-, Protein Kinase B- and Growth Factor-Independent Mechanism«, *Biocemistry Journal* 380 (2004): S. 795–804; und J. S. Kim et al., »Impact of Resistance Loading on Myostatin Expression and Cell Cycle Regulation in Young and Older Men and Women«, *American Journal of Physiology – Endocrinology and Metabolism* 288, Nr. 6 (Juni 2005): S. E1110–E1119.

55   K. Hakkinen und A. Pakarinen, »Acute Hormonal Responses to Two Different Fatiguing Heavy-Resistance Protocols in Male Athletes«, *Journal of Applied Physiology* 74, Nr. 2 (Februar 1993): S. 882–887. (Diese Studie verglich eine Reihe von einmaligen Maximalversuchen – zwanzig Sätze à 1 Maximalversuch mit Kraftübungen bei 70 Prozent der Maximalkraft bis zur Muskelerschöpfung. Nur das 70-Prozent-Protokoll mit Inroading/Erschöpfung erzeugte eine signifikante Zunahme an freiem Testosteron und Wachstumshormon und korrelierte mit einer entsprechenden Ansammlung von Laktat im Blut. Damit gelang der Nachweis erschöpfungsbedingter Stoffwechselprodukte.) J. L. Rivero et al., »Contribution of Exercise Intensity and Duration to Training-Linked Myosin Transitions in Thoroughbreds«, *Equine Veterinary Journal Supplements* 36 (August 2006): S. 311–315, »Die kurzfristige, trainingsinduzierte Hochregulierung von HMC IIA und Herunterregulierung von MHC IIX bei Vollblütern hängen mehr von der Intensität als der Dauer des Trainings ab.« Dieser Artikel korreliert ebenfalls die Intensität von körperlicher Aktivität mit erhöhten Laktatwerten und stützt somit seinerseits die Theorie von einem direkten Zusammenhang zwischen angehäuften Stoffwechselprodukten und massiver Erschöpfung; J. L. Rivero et al., »Effects of Intensity and Duration of Exercise on Muscular Responses to Training of Thoroughbred Racehorses«, *Journal of Applied Physiology* 102, Nr. 5 (Mai 2007): S. 1871–1882. Beschreibt dieselbe Studie wie der vorige Artikel. (Anmerkung: Hier schlägt wieder einmal Doug McGuffs Fachliteratur-Polizei zu. Die Begutachtung durch unabhängige Fachkollegen – *peer review* genannt – soll sicherstellen, dass die Autoren ihren Artikel nur einmal veröffentlichen und eingereichte Beiträge neues Wissen präsentieren, das noch nirgendwo sonst vorgestellt worden ist. Das *Journal of Applied Physiology* ist eine renommierte Fachzeitschrift, der dies hätte auffallen müssen.); und M. Izguierdo, J. Ibañez et al., »Differential Effects of Strength Training Leading to Failure Versus Not to Failure on Hormonal Responses, Strength, and Muscle Power Gains«, *Journal of Applied Physiology* 100, Nr. 5 (Mai 2006): S. 1647–1656. Diese Studie konnte einen vergleichbaren Kraftzuwachs nachweisen, das Training bis zum Muskelversagen brachte aber höhere Cortisol- und geringere Testosteronwerte mit sich als ein Training, das nicht bis zum Muskelversagen ging. Umfang und Häufigkeit wurden aber nicht angepasst, um die höhere Intensität des Trainings bis zum Muskelversagen auszugleichen. Dennoch liegen die Vorteile des Trainings mit dem Ziel, ein Inroad (oder positives Versagen) herbeizuführen, auf der Hand – dieselbe Kraft, weniger Zeitaufwand.

56   K. Koffler, A. Menkes, A. Redmond et al., »Strength Training Accelerates Gastrointestinal Transit in Middle-Aged and Older Men«, *Medicine and Science in Sports and Exercise* 24, Nr. 4 (1992): S. 415–419.

57   W. J. Evans und I. Rosenberg, *Biomarkers* (New York: Simon & Schuster, 1992), S. 44; A. Keys, H. L. Taylor und F. Grande, »Basal Metabolism and Age of Adult Men«, *Metabolism* 22 (1973): S. 579–587.

58   W. Campbell, M. Crim, C. Young und W. Evans, »Increased Energy Requirements and Changes in Body Composition with Resistance Training in Older Adults«, *American Journal of Clinical Nutrition* 60 (1994): S. 167–175.

59   B. Hurley, »Does Strength Training Improve Health Status?«, *Strength and Conditioning Journal* 16 (1994): S. 7–13.

60   M. Stone, D. Blessing, R. Byrd et al., »Physiological Effects of a Short Term Resistive Training Program on Middle-Aged Untrained Men«, *National Strength and Conditioning Association Journal* 4 (1982): S. 16–20; B. Hurley, J. Hagberg, A. Goldberg et al., »Resistance Training Can Reduce Coronary Risk Factors Without Altering VO2 Max or Percent Bodyfat«, *Medicine and Science in Sports and Exercise* 20 (1988): S. 150–154.

61   K. A. Harris und R. G. Holly, »Physiological Response to Circuit Weight Training in Borderline Hypertensive Subjects«, *Medicine and Science in Sports and Exercise* 19, Nr. 3 (19. Juni 1987): S. 246–252. Die Studie zeigte, dass der Blutdruck in Ruhe oder während des Trainings nicht negativ beeinflusst wurde und dass der Blutdruck am Ende der Studie gesunken war. Krafttraining senkte mit anderen Worten den Blutdruck, ohne einen gefährlich hohen Blutdruckanstieg während der Trainingsphase zu riskieren; E. B. Colliander und P. A. Tesch, »Blood Pressure in Resistance-Trained Athleten«, *Canadian Journal of Applied Sports Sciences* 13, Nr. 1 (März 1988): S. 31–34. Fazit: »Intensives langfristiges

Krafttraining, wie es von Bodybuildern betrieben wird, stellt keinen potenziellen Risikofaktor für kardiovaskuläre Erkrankungen dar.«

62 A. Menkes, S. Mazel, A. Redmond et al., »Strength Training Increases Regional Bone Mineral Density and Bone Remodeling in Middle-Aged and Older Men«, *Journal of Applied Physiology* 74 (1993): S. 2478–2484.

63 D. Kerr et al., »Exercise Effects on Bone Mass in Postmenopausal Women Are Site-Specific and Load-Dependent«, *Journal of Bone and Mineral Research* 11, Nr. 2 (Februar 1996): S. 218–225.

64 Manohar Pahjabi et al., »Spinal Stability and Intersegmental Muscle Forces: A Biochemical Model«, *Spine* 14, Nr. 2 (1989), S. 194–200.

65 »Never Too Late to Build Up Your Muscle«, *Tufts University Diet and Nutrition Letter* 12 (September 1994): S. 6–7.

66 L. C. Rail et al., »The Effect of Progressive Resistance Training in Rheumatoid Arthritis: Increased Strength Without Changes in Energy Balance or Body Composition«, *Arthritis Rheum* 39, Nr. 3 (März 1996): S. 415–426.

67 B. W. Nelson, E. O'Reilly, M. Miller, M. Hogan, C. E. Kelly, und J. A. Wegner, »The Clinical Effects of Intensive Specific Exercise on Chronic Low Back Pain: A Controlled Study of 895 Consecutive Patients with 1-Year Follow Up«, *Orthopedics* 18, Nr. 10 (Oktober 1995), S. 971–981.

68 S. Leggett, V. Mooney, L. N. Matheson, B. Nelson, T. Dreisinger, J. Van Zytveld und L. Vie, »Restorative Exercise for Clinical Low Back Pain (A Prospective Two-Center Study with 1-Year Follow Up)«, *Spine* 24, Nr. 9 (November 1999).

69 S. Risch, N. Nowell, M. Pollock et al., »Lumbar Strengthening in Chronic Low Back Pain Patients«, *Spine* 18 (1993): S. 232–238.

70 A. Faigenbaum, L. Zaichkowsky, W. Wescott et al., »Effects of Twice per Week Strength Training Program on Children« (Artikel, der bei der jährlichen Versammlung der Neuengland-Sektion des American College of Sports Medicine am 12. November 1992 in Boxborough, Massachusetts, vorgestellt wurde).

71 W. Wescott, »Keeping Fit«, *Nautilus* 4, Nr. 2 (1995): S. 5–7.

72 S. P. Messier und M. E. Dill, »Alterations in Strength and Maximum Oxygen Consumption Consequent to Nautilus Circuit Weight Training«, *Research Quarterly for Exercise and Sport* 56, Nr. 4 (1985): S. 345–351. Fazit: »Die Ergebnisse dieser Studie deuten darauf hin, dass bei kurzer Trainingsdauer ein Zirkeltraining mit Nautilus-Geräten für untrainierte Personen ebenso wirksam zu sein scheint wie freie Gewichte (Kraft), die mit einer Form von aerober Aktivität (Ausdauer) kombiniert werden.« Die Autoren stellen fest, dass in der Nautilus-Gruppe eine erhebliche Zunahme der maximalen Sauerstoffaufnahme zu verzeichnen war, und fügen im Hinblick auf die maximale Sauerstoffaufnahme hinzu: »Es gab keinen erheblichen Unterschied zwischen der Nautilus- und der Lauf-Gruppe.« L. Goldberg und K. S. Elliot, »Cardiovascular Changes at Rest and During Mixed Static and Dynamic Exercise After Weight Training«, *Journal of Applied Science Research* 2, Nr. 3 (1988): S. 42–45. Fazit: »Traditionelles Krafttraining, das nicht in Zirkelform praktiziert wird, kann sowohl für Sportler als auch für die allgemeine Bevölkerung als eine Methode betrachtet werden, die den myokardialen Sauerstoffbedarf bei normalen täglichen Aktivitäten senkt. Dies schützt das Herz und erlaubt es dem Individuum, sich mit einem geringeren kardialen Sauerstoffbedarf isometrisch zu verausgaben sowie dynamische Arbeit zu verrichten und somit seine kardiovaskuläre Effizienz zu verbessern … Es bringt kardiovaskuläre Vorteile.«

73 K. Meyer et al., »Hemodynamic Responses During Leg Press Exercise in Patients with Chronic Congestive Heart Failure«, *American Journal of Cardiology* 83, Nr. 11 (Juni 1999): S. 1537–1543.

74 M. A. Rogers und W. J. Evans, »Changes in Skeletal Muscle with Aging: Effects of Exercise Training«, *Exercise and Sport Science Reviews* 21 (1993): S. 65–102.

75 W. D. Daub, G. P. Knapik und W. R. Black, »Strength Training Early After Myocardial Infarction«, *Journal of Cardiopulmonary Rehabilitation* 16, Nr. 2 (März 1996): S. 100–108. Diese Studie verglich die Verwendung von Ausdauer- und Krafttraining während einer Herzinfarkt-Rehabilitation. Dreißig von zweiundvierzig Probanden hatten während aeroben Trainings eine Komplikation (Herzrhythmusstörungen, Angina Pectoris, Ischämie, Hypertonie oder Hypotonie). Nur ein Proband hatte während seines Krafttrainings Probleme, und hierbei handelte es sich um eine ungefährliche Herzrhythmusstörung. Dies zeigt, dass Krafttraining das Herz schont und vermutlich auch den Blutfluss in den

koronaren Arterien verbessert.; D. W. DeGroot et al., »Circuit Weight Training in Cardiac Patients: Determining Optimal Workloads for Safety and Energy Expenditure«, *Journal of Cardiopulmonary Rehabilitation* 18, Nr. 2 (März–April 1998): S. 145–152. Probanden, bei denen eine koronare Gefäßerkrankung nachgewiesen worden war, absolvierten entweder ein Ausdauertraining oder einen Kraftzirkel. Die Herzfrequenz und der Blutdruck waren bei den Kraftzirkeln niedriger als bei 85 Prozent der maximalen Sauerstoffaufnahme auf dem Laufband. Es gab keine Anzeichen für Angina Pectoris oder eine ST-Strecken-Senkung (ein Hinweis auf beeinträchtigten Blutfluss in den Koronararterien) während der Kraftzirkel; Y. Beniamini et al., »High-Intensity Strength Training of Patients Enrolled in an Outpatient Cardiac Rehabilitation Program«, *Journal of Cardiopulmonary Rehabilitation* 19, Nr. 1 (Januar–Februar 1999): S. 8–17. Probanden wurden randomisiert einem Hochintensitäts- oder Flexibilitätstraining zugeteilt. Die HIT-Gruppe verlor mehr Körperfett, nahm an Muskelmasse zu und verbesserte ihre Zeit auf dem Laufband. Während des Trainings trat keine kardiale Ischämie oder Arrhythmie ein. Die Verbesserung der Flexibilität war in beiden Gruppen vergleichbar. Wieder wurden alle Verbesserungen gefahrlos erzielt; M. J. Haykowsky et al., »Effects of Long Term Resistance Training on Left Ventricular Morphology«, *Canadian Journal of Cardiology* 16, Nr. 1 (Januar 2000): S. 35–38. Fazit: »Im Gegensatz zu landläufigen Annahmen verändert ein langfristiges Widerstandtraining, wie es ausgesuchte Kraftdreikämpfer männlichen Geschlechts absolvieren, die Morphologie des linken Ventrikels nicht.« Es konnten keine negativen Auswirkungen auf das Herz festgestellt werden, selbst bei Kraftdreikämpfern.

76 K. Hutchins, *SuperSlow: The Ultimate Exercise Protocol* (Casselberry, FL: Media Support/SuperSlow Systems, 1992).

77 W. Wescott, »Exercise Speed and Strength Development«, *American Fitness Quarterly* 13, Nr. 3: S. 20–21.

78 W. Wescott et al., »Effects of Regular and Slow Speed Training on Muscle Strength«, *Master Trainer* 9, Nr. 4: S. 14–17.

79 A. L. Goldberg, J. D. Etlinger, D. F. Goldspink und C. Jablecki, »Mechanism of Work-Induced Hypertrophy of Skeletal Muscle«, *Medicine and Science in Sports and Exercise* 7, Nr. 3 (Herbst 1975): S. 185–198.

80 R. G. McMurray und C. F. Brown, »The Effect of Sleep Loss on High Intensity Exercise and Recovery«, *Aviation, Space, and Environmental Medicine* 55, Nr. 11 (November 1984): S. 1031–1035.

81 D. A. Judelson et al., »Effect of Hydration State on Strength, Power, and Resistance Exercise Performance«, *Medicine and Science in Sports and Exercise* 39, Nr. 10 (Oktober 2007): S. 1817–1824; ibid., »Hydration and Muscular Performance: Does Fluid Balance Affect Strength, Power and High-Intensity Endurance?«, *Sports Medicine* 37, Nr. 10 (2007): S. 907–921; R. W. Kenefick et al., »Hypohydration Adversely Affects Lactate Threshold in Endurance Athletes«, *Journal of Strength Conditional Research* 16, Nr. 1 (Februar 2002): S. 38–43.

82 C. M. Maresh et al., »Effects of Hydration State on Testosterone and Cortisol Responses to Training-Intensity Exercise in Collegiate Runners«, *International Journal of Sports Medicine* 27, Nr. 10 (Oktober 2006): S. 765–770.

83 J. Howell, G. Chlebow und R. Conaster. »Muscle Stiffness, Strength Loss, Swelling and Soreness Following Exercise-induced Injury in Humans«, *Journal of Physiology* 464 (Mai 1993): S. 183–196. (Von dem Forschungslabor für somatische Dysfunktionen des Colleges für osteopathische Medizin und der Abteilung für Biowissenschaften an der Ohio University, Athens.)

84 J. P. Ahtianinen et al., »Acute Hormonal and Neuromuscular Responses and Recovery to Forced vs. Maximum Repetitions Multiple Resistance Exercises«, *International Journal of Sports Medicine* 24, Nr. 6 (August 2003): S. 410–418.

85 C. D. Massey, J. Vincent, M. Maneval, M. Moore und J. T. Johnson, »An Analysis of Full Range of Motion vs. Partial Range of Motion Training in the Development of Strength in Untrained Men«, *Journal of Strength Conditional Research* 18, Nr. 3 (2004): S. 518–521.

86 K. Hakkinen und P. Komi, »Effect of Different Combined Concentric and Eccentric Muscle Work Regimes on Maximal Strength Development«, *Journal of Human Movement Studies* 7 (1981): S. 33–44; L. Ahlquist, R. Hinkle, L. Webber, A. Ward und J. Rippe, »The Effect of Four Strength Training Programs on Body Composition in Sedentary Men« (Paper, das 1991 auf der nationalen Versammlung des kanadischen Verbands für Sportwissenschaften vorgestellt wurde); L. Ahlquist, A. Ward und J. Rippe, »The Effectiveness of Different Weight-Training Protocols on Muscle Strength and Muscle Cross-Sectional Area: Body Composition and Various Psychological Parameters« (interner Bericht des Labors für Sportphysiologie und -ernährung des University of Massachusetts Medical Center, 1991); R. Hinkle, L.

Webber, L. Ahlquist, A. Ward, D. Kelleher, und J. Rippe, »The Effect of Different Strength Protocols on Selected Strength Measures« (Paper, das 1991 auf der nationalen Versammlung des kanadischen Verbands für Sportwissenschaften vorgestellt wurde); Ibid., »The Effects of Added Eccentric Resistance Training on Selected Strength Measures«; E. Colliander und P. Tesch, »Responsed to Eccentric and Concentric Resistance Training in Females and Males«, *Acta Physiologica Scandinavica* 141 (1990): S. 149–156; B. Johnson et al., »A Comparison of Concentric and Eccentric Muscle Training«, *Medicine and Science in Sports and Exercise* 8 (1976): S. 35–38; J. Mannheimer, »A Comparison of Strength Gain Between Concentric and Eccentric Contractions«, *Physical Therapy* 49 (1968): S. 1201–1207; V. Seliger et al., »Adaptations of Trained Athletes' Energy Expenditure to Repeated Concentric and Eccentric Muscle Actions«, *International Physiology* 26 (1968): S. 227–234; P. Tesch, A. Thornsson und E. Colliander, »Effects of Eccentric and Concentric Resistance Training on Skeletal Muscle Substrates, Enzyme Activities and Cappilary Supply«, *Acta Physiologica Scandinavica* 140 (1990): S. 575–580.

87 D. J. Chasiotis, »ATP Utilization and Force During Intermittent and Continuous Muscle Contractions«, *Journal of Applied Physiology* 63 (1987): S. 167–174; M. C. Hogan, »Contraction Duration Affects Metabolic Energy Cost and Fatigue in Skeletal Muscle«, *American Journal of Physiology – Endocrinology and Metabolism* 274 (1998): S. E397–E402; L. Spriet, »ATP Utilization and Provision in Fast-Twitch Skeletal Muscle During Tetanic Contractions«, *American Journal of Physiology – Endocrinology and Metabolism* 257 (1989): S. E595–E605) H. Barcrof, »The Blood Flow Through Muscle During Sustained Contraction«, *Journal of Physiology* 97 (1939): S. 17–31.

88 M. C. Thibault et al., »Inheritance of Human Muscle Enzyme Adaptation to Isokinetic Strength Training«, *Human Heredity* 36, Nr. 6 (1986): S. 341–347. Diese Studie ließ fünf eineiige Zwillingspaare ein zehnwöchiges Trainingsprogramm zur Verbesserung der Kraft durchlaufen. Biochemische Marker für Kraft wurden überwacht, und es gab sehr unterschiedliche Reaktionen unter den Zwillingspaaren, aber die Reaktionen der eineiigen Zwillinge untereinander glichen einander ... nun ja ... wie ein Ei dem anderen.

89 S. J. Lee, »Regulation of Muscle Mass by Myostatin«, *Annual Review of Cell and Developmental Biology* 20 (November 2004): S. 61–86. Dies ist ein Übersichtsartikel von Se Jin Lee, dem Hauptentdecker des Myostatin-Gens, und bezieht sich auf fast jeden Aspekt von Myostatin, der in diesem Buch besprochen wird.

90 Markus Schuelke et al., »Myostatin Mutation Associated with Gross Muscle Hypertrophy in a Child«, *New England Journal of Medicine* 350 (24. Juni 2004): S. 2682–2688. Dieser Artikel kündigte die Entdeckung der ersten dokumentierten spontanen Deletion des Myostatin-Gens an; das Subjekt war ein Kind aus Deutschland.

91 S. J. Lee, »Sprinting Without Myostatin: A Genetic Determinant of Athletic Prowess«, *Trends Genet* 23, Ausgabe 10 (Oktober 2007): S. 475–477. Dieser Artikel erklärt, wie spontane Deletion bei Whippets einen außergewöhnlich muskulösen Rennhund hervorbringt, der nicht geschlagen werden kann; D. S. Mosher et al., »A Mutation in the Myostatin Gene Increases Muscle Mass and Enhances Racing Performance in Heterozygote Dogs«, *PLoS Genet* 3, Nr. 5 (25. Mai 2007): S. e79, Epub 30. April 2007; S. Shadun, »Genetics: Run, Whippet, Run«, *Nature* 447 (17. Mai 2007): S. 275.

92 A. Rebbapragada et al., »Myostatin Signals Through a Transforming Growth Factor Beta-Like Signaling Pathway to Block Adipogenesis«, *Molecular and Cell Biology* 23, Nr. 20 (23. Oktober 2003): S. 7230–7242. Es führt nicht nur zu Muskelwachstum, sondern auch zu einem drahtigen, durchtrainierten Erscheinungsbild.

93 C. E. Stewart und J. Rittweger, »Adaptive Processes in Skeletal Muscle: Molecular Regulators and Genetic Influences«, *Journal of Musculoskeletal and Neuronal Interactions* 6, Nr. 1 (Januar–März 2006): S. 73–86. Dieser Übersichtsartikel deckt akribisch alle anderen genetischen Faktoren ab, die die Reaktion auf das Training steuern, und gestattet in Zukunft vielleicht eine bessere Anpassung von Protokollen an das Individuum.

94 N. Yang et al., »ACTN3 Genotype is Associated with Human Elite Athletic Performance«, *American Journal of Human Genetics* 73, Nr. 3 (September 2003): S. 627–641.

95 Nicholas A. Christakis und James Fowler, »The Spread of Obesity in a Large Social Network over 32 Years«, *New England Journal of Medicine* 357, Nr. 4 (26. Juli 2007): S: 370–379.

96 Ethan Waters, »DNA Is Not Destiny«, *Discover* 27, Nr. 11 (November 2006); und Joanne Downer, »Backgrounder: Epigenetics and Imprinted Genes«, hopkinsmedicine.org/press/2002/November/epigenetics.htm.

97 E. J. Fine und R. D. Feinman, »Thermodynamics of Weight Loss Diets«, *Nutrition and Metabolism* 1 (2004): S. 15, nutritionandmetabolism.com/content/1/1/15.

98 J. S. Volek und R. D. Feinman, »Carbohydrate Restriction Improves the Features of Metabolic Syndrome: Metabolic Syndrome May Be Defined by the Response to Carbohydrate Restriction«, *Nutrition and Metabolism* 2 (2005): S. 31, nutritionandmetabolism.com/content/2/1/31; J. S. Volek et al., »Comparison of Energy-Restricted Very-Low Carbohydrate and Low-Fat Diets on Weight Loss and Body Composition in Overweight Men and Women«, *Nutrition and Metabolism* 1 (2004): S. 13, nutritionandmetabolism.com/content/1/1/13; S. J. Peters und P. J. LeBlanc, »Metabolic Aspects of Low Carbohydrate Diets and Exercise«, *Nutrition and Metabolism* 1 (2004): S. 7, nutritionandmetabolism.com/content/1/1/7; Stephen D. Phinney, »Ketogenic Diets and Physical Performance«, *Nutrition and Metabolism* 1 (2004): S. 2, nutritionandmetabolism.com/content/1/1/2.

99 Ellington Darden, *Living Longer Stronger* (New York: Berkely Publishing Group, 1995): S. 112. Diese Berechnung beruht auf der Menge Wärmeenergie, die erforderlich ist, um getrunkenes gekühltes Wasser auf körperwarmen Urin zu erwärmen, abzüglich eines kleinen Korrekturfaktors für die passive Erwärmung.

100 D. L. Ballor V. L. Katch, M. D. Becque und C. R. Marks »Resistance Weight Training During Caloric Restriction Enhances Lean Body Weight Maintenance«, *American Journal of Clinical Nutrition* 47 (1988): S. 19–25.

101 Ethan Waters, »DNA Is Not Destiny«, *Discover* 27, Nr. 11 (November 2006).

102 T. V. Kral und B. J. Rolls, »Energy Density and Portion Size: Their Independent and Combined Effects on Energy Intake«, *Physiology and Behavior* 82, Nr. 1 (August 2004): S. 131–138.

103 »Muscle Hypertrophy with Large-Scale Weight Loss and Resistance Training«, *American Journal of Clinical Nutrition* 58 (1993): S. 561–565.

104 D. Schmidtbleicher, »An Interview on Strength Training for Children«, *National Strength and Conditioning Association Bulletin* 9, Nr. 12 (1988): S. 42a–42b.

105 K. A. Ericsson et al., »The Making of an Expert«, *Harvard Business Review* 85 (Juli–August 2007): S. 114–121, 193.

106 K. A. Ericsson, R. Krampe und T. H. Tesch-Romer, »The Role of Deliberate Practice in the Acquisition of Expert Performance«, *Psychological Review* 100, Nr. 3 (1993): S. 379–384.

107 S. B. Thacker, J. Gilchrist, D. F. Stroup und C. Dexter Kimsey Jr., »The Impact of Stretching on Sports Injury Risk: A Systematic Review of the Literature«, *Medicine and Science in Sports and Exercise* 36, Nr. 3 (März 2004): S. 371–378.

108 D. Lally, »New Study Links Stretching with Higher Injury Rates«, *Running Research News* 10, Nr. 3 (1994): S. 5–6.

109 R. D. Herbert und M. Gabriel, »Effects of Stretching Before and After Exercise on Muscle Soreness and Risk of Injury: Systematic Review«, *British Medical Journal* 325 (31. August 2002): S. 468.

110 R. P. Pope, R. D. Herbert, J. D. Kirwan et al., »A Randomized Trial of Preexercise Stretching for Prevention of Lower-Limb Injury«, *Medicine and Science in Sports and Exercise* 32, Nr. 2 (Februar 2000): S. 271–277.

111 E. Witvrouw et al., »The Role of Stretching in Tendon Injuries«, *British Journal of Sports Medicine* 41 (29. Januar 2007): S. 224–226.

112 A. G. Nelson, J. B. Winchester und J. Kokkonen, »A Single Thirty Second Stretch Is Sufficient to Inhibit Maximal Voluntary Strength«, *Medicine and Science in Sports and Exercise* 38, Suppl. Nr. 5 (Mai 2006): S. S294.

113 SafeKidsUSA, usa.safekids.org/tier3_cd.cfm?folder_id=540&content_item_id=1211.

114 J. R. Meuleman et al., »Exercise Training in the Debilitated Aged: Strength and Functional Outcomes«, *Archives of Physical Medicine and Rehabilitation* 81, Nr. 3 (März 2000): S. 312–318. Achtundfünfzig ältere Probanden mit mindestens einer Beeinträchtigung im Alltag nahmen an einem achtwöchigen Trainingsprogramm zur Steigerung ihrer Kraft teil. Die Kraft verbesserte sich im Durchschnitt um 32,8 Prozent, wobei die Schwächsten die größten Fortschritte machten. Der Artikel stellt fest: »Diese Gruppe an geschwächten älteren Patienten absolvierte ein effektives Widerstands-

training und verbesserte ihre Kraft, wobei die am stärksten Beeinträchtigten ihre körperliche Funktionalität am meisten verbessern konnten.«

115 R. A. Fielding, »Effects of Exercise Training in the Elderly: Impact of Progressive-Resistance Training on Skeletal Muscle and Whole-Body Protein Metabolism«, *Proceedings of the Nutrition Society* 54, Nr. 3 (November 1995): S. 665–675. Dieser Übersichtsartikel stellt Folgendes fest: »Die erdrückende Beweislage, die in der vorliegenden Veröffentlichung vorgestellt wird, weist darauf hin, dass der Verlust von Muskelkraft und -funktion, der bei älteren Menschen oft beobachtet wird, auch bei gebrechlichen Senioren reversibel ist. Trainingsprogramme, die darauf abzielen, die Muskelkraft zu verbessern, werden älteren Individuen als wirksame Gegenmaßnahme gegen die Sarkopenie des Alters empfohlen.«

116 W. Frontera, C. Meredith, K. O'Reilly, H. Knuttgen und W. J. Evans, »Strength Conditioning in Older Men: Skeletal Muscle Hypertrophy and Improved Function«, *Journal of Applied Physiology* 64, Nr. 3 (1988): S. 1038–1044; M. Nelson, M. Fiatarone, C. Morganti, I. Trice, R. Greenberg und W. J. Evans, »Effects of High-Intensity Strength Training on Multiple Risk Factory for Osteoporotic Fractures«, *Journal of the American Medical Association* 272, Nr. 24 (1994): S. 1909–1914; M. Fiatarone, E. O'Neill, N. Ryan, K. Clements, G. Solares, M. Nelson, S. Roberts, J. Kehayias, L. Lipsitz und W. J. Evans, »Exercise Training and Nutritional Supplementation for Physical Frailty in Very Elderly People«, *New England Journal of Medicine* 330, Nr. 25 (1994): S. 1769–1775.

117 P. A. Ades et al., »Weight Training Improves Walking Endurance in Healthy Elderly Persons«, *Annals of Internal Medicine* 124, Nr. 6 (15. März 1996): S. 568–572. Vierundzwanzig Probanden im Alter von 65 bis 97 Jahren unterzogen sich einem dreimonatigen Krafttraining. Die Teilnehmer verbesserten ihre Ausdauer im Gehen um 38 Prozent. Es gab keine Veränderung der aeroben Kapazität, die für diese Verbesserung verantwortlich gemacht werden konnte. Der Artikel stellt Folgendes fest: »Ein dreimonatiges Widerstandstraining verbesserte sowohl die Beinkraft als auch die Gehleistung bei gesunden älteren Menschen, die in einem Seniorenheim lebten. Diese Erkenntnis ist für ältere Menschen relevant, die Gefahr laufen, auf einen Rollstuhl angewiesen zu sein, weil die Gehausdauer und Beinkraft wichtige Bestandteile der körperlichen Funktionsfähigkeit sind.«

118 W. J. Evans, »Reversing Sarcopenia: How Weight Training Can Build Strength and Vitality«, *Geriatrics* 51, Nr. 5 (Mai 1996): S. 46–47, 51–53: »Progressives Widerstandstraining kann selbst bei sehr alten Personen einen erheblichen Zuwachs an Kraft und Muskelgröße hervorrufen. Für viele ältere Patienten stellt Widerstandstraining die sicherste, kostengünstigste Methode dar, um Körperfett zu verlieren, den Blutdruck zu senken, die Glukosetoleranz zu verbessern und langfristig ein unabhängiges Leben zu führen.«

119 W. Campbell, M. Crim, V. Young und W. J. Evans, »Increased Energy Requirements and Changes in Body Composition with Resistance Training in Older Adults«, *American Journal of Clinical Nutrition* 60 (1994): S. 167–175; R. Pratley, B. Nicklas, M. Rubin, J. Miller, A. Smith, M. Smith, B. Hurley und A. Goldberg, »Strength Training Increases Resting Metabolic Rate and Norepinephrine Levels in Healthy 50 to 65 Year-Old Men«, *Journal of Applied Physiology* 767 (1994): S. 133–137.

120 K. Harris und R. Holy, »Physiological Response to Circuit Weight Training in Borderline Hypertensive Subjects«, *Medicine and Science in Sports and Exercise* 10 (1987): S. 246–252.

121 M. Stone, D. Blessing, R. Byrd, J. Tew und D. Boatwright, »Physiological Effects of a Short Term Resistive Training Program on Middle-Aged Untrained Men«, *National Strength and Conditioning Association Journal* 4 (1982): S. 16–20.

122 K. Koffler, A. Menkes, A. Redmond, W. Whitehead, R. Pratley und B. Hurley, »Strength Training Accelerates Gastrointestinal Transit in Middle-Aged and Older Men«, *Medicine and Science in Sports and Exercise* 24 (1992): S. 415–419.

123 B. Hurley, »Does Strength Training Improve Health Status?«, *Strength and Conditioning Journal* 16 (1994): S. 7–13.

124 S. Risch, N. Nowell, M. Pollock, E. Risch, H. Langer, M. Fulton, J. Graves und S. Leggett, »Lumbar Strengthening in Chronic Low Back Pain Patients«, *Spine* 18 (1993): S. 232–238.

125 A. Menkes, S. Mazel, R. Redmond, K. Koffler, C. Libanati, C. Gundberg, T. Zizic, J. Hagberg, R. Pratley und B. Hurley, »Strength Training Increases Regional Bone Mineral Density and Bone Remodeling in Middle-Aged and Older Men«, *Journal of Applied Physiology* 74 (1993): S. 2478–2484.

126 Siehe Kap. 5, Anm. 10.

127 N. Singh, K. Clements und M. Fiatarone, »A Randomized Controlled Trial of Progressive Resistance Training in Depressed Elders«, *Journal of Gerontology* 52A, Nr. 1 (1997): S. M27–M35.

128 K. Stewart, M. Mason und M. Kelemen, »Three-Year Participation in Circuit Weight Training Improves Muscular Strength and Self-Efficacy in Cardiac Patients«, *Journal of Cardiopulmonary Rehabilitation* 8 (1998): S. 292–296.

129 Eine Zusammenfassung dieser Studie findet sich unter www.seniorfitness.net/strength.htm.

130 S. Melov, M. A. Tarnopolsky, K. Beckman, K. Felkey und A. Hubbard, »Resistance Exercise Reverses Aging in Human Skeletal Muscle«, plosone.org/article/info:doi%2f10.1371%2fjournal.pone.0000465.

REGISTER

2,3 DPG   38

A

Abductor pollicis longus   192

Academic Health Care Center des New York College of Osteopathic Medicine (Studie)   66

Adduktorenmaschine   193–194, 196

Aerobe Kapazität (maximale Sauerstoffaufnahme)   30, 37, 54, 93

Aerobes Training   30, 37, 45 *Siehe auch* Training; Workouts

Albumin   39, 170, 212, 214

Aldosteron   112

Allesfresser   161

Alpha-Actinin   124, 148–150

Alterungsprozess. * *Siehe auch* Senioren   37, 206–207

American College of Sports Medicine   184, 215, 219

American Journal of Cardiology   104, 219

Anaboler Zustand   21

Anaerobes Training   37

Anconeus   192

Anderson, Jesper L.   124

Angiotensinkonvertierendes Enzym   148–150

Anomalität   13, 14

Antidiuretische Hormone   112

Arthrose   11, 16, 21, 62, 100, 202–204

Ärzte,   16, 17, 34, 101, 105, 203

Atmung,   86, 95, 171, 213

ATP (Adenosintriphosphat)   35, 37–39, 41–44, 164, 213, 217, 221

Ausdauertraining (AT)   30–31, 67, 178, 220

Autorität   12

Avery, O. T.   142

B

Bankdrücken   71, 83–84, 92

Baseball   14, 176, 178, 197–199, 217

Bauchmaschine   125, 130–132

Bayesschen Analyse   14

Beinpressen   28, 58

Beschleunigung (Definition)   59

Beweglichkeit   101–103, 164, 184–185

Bewegungsradius   76–77, 102, 121

Bewusstes Üben   174

Biceps-Curl   125, 130, 135

Big-Five-Workout, *siehe auch* Übungen; Workouts   69–92, 95–107, 187, 206

Big-Three-Workout, *siehe auch* Übungen   95, 133, 205–207

Biologische Rückversicherung   167

Blutdruck   81, 86, 99, 104, 111, 138, 203–205, 218, 220

Blutfettwerte   98, 203

Blutzirkulation   34

BMX-Rennen   181

Bodybuilding und Genetik   141–154

Bohr-Effekt   38–39

Bonds, Barry   14

Brachioradialis   75, 192

British Journal of Sports Medicine 184, 217, 222

Brustpressen 28, 74, 75–77, 92, 95, 125, 136–138, 172, 188, 193–194, 198, 206

Brustmuskeln 72, 75–79, 150

C

Cardio-Training, *siehe* Aerobes Training

Catecholamine 103

Chemotherapie 181

Cholesterinwerte 98–99

Christianismi Restitutio 34

Chromatin-Remodellierung 151

Cooper, Kenneth 32, 34–35, 213

Cori-Zyklus 38

Cortisol 110, 112, 169, 214, 218, 220

Crosby, Sidney 14

Cross-Training 61, 185–186

Cytochrom-c-Oxidase (COX) 31

D

Darmkrebs 96

Darwin, Charles 142

Deltamuskulatur 79, 102, 128, 135

Der schwarze Schwan: Die Macht höchst unwahrscheinlicher Ereignisse (Taleb) 13

Diabetes 31, 47, 97, 204

DNS 16, 20, 24, 142, 151–154, 169

E

Eishockey 14, 176, 178–180, 182, 193–197, 199

Ektomorphie 143

Endomorphie 143

Energieerhaltung 138–139

Entzündung 42, 45, 47, 65, 98–99, 112, 165–166, 203, 211–212

Epigenetik 151–153, 169

Erholung der Fasern 58–60

Erholungsphasen 91–92, 181

Euchidas 22

Evolutionstheorie 142

Exotherme Wirkungen, *siehe* Körpertemperatur

Extensor carpi radialis brevis 192

Extensor carpi radialis longus 192

Extensor carpi ulnaris 192

Extensor digiti minimi 192

Extensor digitorum 192

Extensor policis brevis 192

Extensor retinaculum 192

F

Ferguson, Vee 94

Fettsäuren (Stoffwechsel) 39, 164–166, 168, 214

Fettspeicherung 155

Fettverlust 160–163, 165–168, 172

Fettverteilung 143

Fitnessindustrie 157

Fixx, Jim 22

Flexibilität von Hüfte und Rumpf 102

Flexor retinaculum 192

Follistatin 146

Football 144, 176, 178, 187–188, 198–199

Fortschritte festhalten 91

Fortune 173

Freie Gewichte 70–72, 92, 128, 130, 219

Fußball 126, 172, 175–176, 178, 199

G

Galen 34
Gastrocnemius (Zwillingswadenmuskel) 80, 126, 144
Gastrointestinale Durchlaufzeit 96
Gaußsche Glockenkurve 14
GDF-8 145–146, 156
Gefiederte Muskelfasern 144–145
Gelenke, Bewegungsumfang 102
Gelenkpfannen der Hüfte 102
Genotyp 148, 150, 169
Gesundheitsbehörde 184
Gibala, Martin 30–32, 213
Glukagon 39, 41, 51, 99, 162, 213–214
Glukoneogenese 38, 45, 162
Glukose-Stoffwechsel 97
Glykogenolyse 39, 41, 213
Golf 198–199
Google 13
Greifmuskulatur 78
Gretzky, Wayne 14

H

Hall, Ryan 9, 67, 141
Hammer Strength 73, 128
Hämoglobin 38, 212
Handgelenk-Curl 188, 192–193, 198
Harvey, William 33–34
HDL-Cholesterin 98
Herodot 22, 211
Herzinfarkt 20, 34, 219
Hinterer Anteil des M. deltoideus 198
Hochintensives Training 30, 38–39, 41, 47, 51, 67, 94, 97, 118, 150, 167–168, 172

Hokkaido-Studie 100
Honolulu-Marathonläufer 184
Hormone 20, 39, 51, 98, 100, 110, 112–113, 120, 133, 146, 159, 162–163, 165–168, 170–171, 187, 214
Hormonsensitive Lipase 39–40, 47, 98, 168, 214
Human Research Advisory Committee 147
Hunderennen 147
Hutchins, Ken 9, 160, 220
Hydrierung 110–113, 166–167
Hyperämie 116

I

Ibn al-Nafis 34
Inernationales Spartathlon-Rennen 22
Insulin 39, 41–42, 45, 51, 97–99, 161–163, 214
Insulinresistenz 46, 168
Interleukin-15 148
Ischiocrurale Muskulatur 72, 184

J

Johns Hopkins University (Studie) 145
Jones, Arthur 9, 71–73, 100, 149, 209, 215–217
Journal of Applied Physiology 28

K

Kardiovaskuläres System 28, 45, 48, 51, 107
Katabolismus 19–20, 23, 112
Keimtheorie 142
Kinder 50, 102, 113, 153, 161, 172, 186–187, 209
Kniebeuge 71, 83–84, 92

Knochenbau   143
Knochendichte   100, 204, 213
Kohlenhydrate   35, 47, 97, 99, 161–163
Konditionierung der Technik
    Bewusstes Üben   174
    Definition   176
    Eishockey   176–177
    Motorische Fähigkeiten   175
Körpertemperatur   166, 203
Körpertypen   15
Körperzusammensetzung   168, 179–180
Krafttraining. *Siehe auch* Big-Five-Workout; metabolische Konditionierung
    Erhalt,
    Intensität,
    Kinder,
    Rückschritt,
    Senioren,
    Sportarten,
    Ziele verstehen,
Krankheiten   16, 20, 24, 46, 152, 165, 204
Kreuzheben   82–83, 130, 188

L

Langes Leben   24–25
Latissimus dorsi   75, 78–79
Laufbänder   159
LDL-Cholesterin   42, 45, 98
Lebenserwartung   16, 18, 20, 22, 24–25, 107, 152
Lebensweise   91, 152, 156
Leber   23, 38–39, 41–42, 45–46, 97–98, 166–167, 170, 212–214
Lee, Se-Jin   145–147, 212, 221

Leistenzerrung   102
Lendenwirbelsäule   101, 129, 189, 213
Leptin   156
Little, John   5, 9, 133, 169, 180, 188, 209, 213
Lukian   22, 211

M

Marcy (Hersteller)   71
Markt   13, 69–70, 71, 73
Maschine für den unteren Rücken   194, 198
Maschine für Hüfte und Rücken   193, 196
Max Contraction   117, 135–136, 138, 139, 209
Maximale Sauerstoffaufnahme *siehe* Aerobe Kapazität
McGuff, Doug   9, 19, 53, 147, 209
McGwire, Mark   14
McMasters-Studie   28–29
McPherron, Alexandra   145
Mechanische Arbeit   32, 45, 90, 103, 122
MedX   71, 73, 80, 188
Meeresspiegel   38
Mentzer, Mike   9, 121, 133, 134, 142, 209
Mesomorphie   143
Metabolische Konditionierung
    Aerobe Wirkungen   32
    Bohr-Effekt   38
    Cori-Zyklus   38
    Fettsäuren   36, 39, 40, 41, 42, 43, 44
    Gesundheitliche Vorteile   28, 41–45
    Glykogenolyse   39–41
    Herz   33–35, 48
    Intensität   46–48, 51

Kinder 187
Mechanische Arbeit 32
Muskelabbau 45
Muskelkraft 37
Periphere Adaptation 45–46
Verstärkungskaskade 40–41
Metabolism at a Glance 41, 48
Metamorphix 146
Mobilität 89, 205, 206
Moderate Intensität 30, 150
Motorische Einheit 45–46, 55–60, 62, 63, 66
Muskelabbau 45, 158, 159
Muskelatrophie 45, 46, 170, 201, 205
Muskelfaser
    Arten 54
    Ausdauer 54
    Dichte 144
    Erholung der Fasern 58–60
    Geordnete Rekrutierung 55
    Motorische Einheit 56
    Sequenzielle Rekrutierung 56-58
Muskelform 144–145
Muskelgröße 135, 136, 144–145, 148
Muskellänge 143
Muskelversagen 58, 60, 71, 74, 86, 88, 89–90, 91, 122, 179
Muskulatur
    Wachstum 61, 62, 68, 70, 87, 102, 109, 113, 115, 117, 126, 134, 135, 142, 144
    Genetik 62, 93
Myo-O29 147
Myosin-Leichtketten-Kinase 149, 150
Myostatin 145–148, 151, 156

N

Nackenmaschine 188, 189
Nackenübungen 188
NADH 42, 164
Nahrung
    Naturbelassene 160, 163, 165, 171
    Überschuss 156
    Verarbeitete 97, 99, 161, 162, 165, 170, 171
Narren des Zufalls: Die unterschätzte Rolle des Zufalls in unserem Leben (Taleb) 13
National Safe Kids Campaign und die American Academy of Pediatrics (AAP) 186
Nautilus North (Eishockey-Studie) 168, 179, 209
Nautilus-Geräte 70–71, 102, 128, 129, 138
New Aerobics, The (Cooper) 32
New England Journal of Medicine 147, 153
New York Institute of Technology's School of Health Professions (Studie) 66
Nike-Schuhe für Cross-Training 185
Notaufnahme 94, 95, 111, 118

O

Oberschenkelhalsbruch 100
Omega-3-Fettsäuren 164–166
Omega-6-Fettsäuren 164–166
Orr, Bobby 14
Osteoporose 100, 107, 204

P

Pahjabi, Manohar 100
Palmaris longus 192

Pasteur, Louis 142
Pathologie 20
Peripherer Widerstand 103–104, 205
Pheidippides 22
Physicians Neck and Back Clinic (PNBC) 101
Physische Konditionierung
    Ausgewogenes Verhältnis von Reiz und Regeneration 16, 20, 23
    Definition 175–176
    Hohe Intensität 177–178
Piemonteser Rind 145
Placebo-Effekt 11, 17
Plutarch 22
PNBC-Studie 101
Polyphenole 152
Präventivmedizin 185, 204
Pronator teres 192
Public Library of Science 206
Pulldowns 28, 74, 77–79, 92, 95, 125, 130, 131, 136, 137, 138, 188, 193, 194, 198
Pyruvat 35–38, 40, 43, 44, 164
Pyruvat-Dehydrogenase (Enzym) 36

R

Railey, Bo 9, 94
Rautenmuskulatur 75, 76
Reaktion auf Intensität 117–119
Reiz und Regeneration (ausgewogenes Verhältnis von) *siehe* metabolische Konditionierung
Resveratrol 207
Rind und Muskelmasse 145
Rotatorenmanschette 77, 78, 80, 102
Rudern sitzend (Übung) 74–75, 125, 136, 172, 193, 194, 198, 206
Rudern vorgebeugt 81–82, 92, 130
Rumpfdrehung 197, 198
Runner's World 157

S

Saltin, Bengt 124
Sarkopenie 37, 106, 159
Schjerling, Peter 124
Schmerzen im unteren Rücken 21, 101
Schnell kontrahierende Muskelfasern 54–56, 59, 60, 148, 149, 150
Schultergelenk 21, 75, 78, 80, 102, 127
Schulterheben 125, 128–129,3 135, 198
Schwann, Theodor 142
Schwarzenegger, Arnold 141, 209
Schwarzer Schwan 13, 69
Schwimmen 15, 34
Scientific American 124
Segmentierte manuelle Unterstützung 120, 137
Seitheben 125, 127, 128, 135, 198
Senioren
    Big-Three-Workout 205–206
    Mobilität 205
    Selbstständigkeit 205
    Vorteile von Kraft 202–203
Servetus, Michael 34
Sheldon, William 143
Somatotyp 143
Sosa, Sammy 14
Southern Xercise Equipment 73
Spindelförmiger Muskel 144

Splitting 133–134, 138

Sprinten 28–30, 49, 59–60, 107, 144, 149, 150, 179, 181, 183, 185

Sprint-Intervalltraining (SIT) 30

Standardabweichung 14, 16–17

Statistische Streuung 12–14

Steady-State-Aktivität 33, 46–47, 48, 51, 103, 159

Stoffwechselumsatz Grundumsatz 157–158, 159, 163

Stress 39, 94, 110, 112, 113–114, 123, 159, 169, 171–172

Stretching 101, 183, 184–185
    Kontraktion 184–185

Studie
    Academic Health Care Center of the New York College of Osteopathic Medicine 66
    American College of Sports Medicine 184
    Gesundheitsbehörde 184
    Hokkaido Medical School 100
    Honolulu Marathonläufer 184
    Johns Hopkins University 145
    McMaster's 28–30
    Nautilus North 67, 179–181
    Nautilus-North-Eishockeyspieler 179–181
    New York Institute of Technology's School of Health Professions 66
    PNBC 101
    Senioren 65, 66, 96
    Tufts University 96
    University of California, San Diego 101
    University of Southern Mississippi 121
    Utah State University Strength Laboratory 65
    Yale 100

SuperSlow 106–107, 115, 118, 137

T

Tabata 181

Taleb, Nassim Nicholas 13

Testimonial 11–12

Therapeutisches Fenster 53, 118, 123–126

Time under Load (TUL) 66, 81, 85–86, 90, 91, 120, 122, 135

Trainer 28, 63, 66–67, 88, 91, 178

Training *siehe auch* Aerobes Training; Metabolische Konditionierung
    Kalorien verbrennen 47, 96, 97, 148, 156–160, 166, 167, 168, 169, 171
    Definition 20–21
    Anwendungshäufigkeit 63–67
    Regeneration 58, 63, 103, 106, 114
    Ständig wiederholte Bewegungsabläufe 186
    Zeit und optimale Stimulation 63

Trainingswahn 114

Triacylglycerol 39, 97, 98, 164

Trizeps 75, 78, 79

Trizepsstrecken 125, 130, 131

Tufts University (Studie) 96

U

Überkopfdrücken stehend 81–82

Überkopfdrücken 79–80, 125, 130, 138, 188, 193, 194, 198

Übertraining
    Kinder 186
Übungen
    Atmen 86
    Bankdrücken 83
    Beinpressen 80–81
    Bizeps-Curl 130
    Brustpressen 75–77
    Ein-Gelenk-(Isolations-)Übungen 126–133
    Kniebeuge 83–84
    Kreuzheben 82–83
    Langhantelrudern vorgebeugt 81
    Nackenübungen 189–191
    Pulldown 77–79
    Rudern sitzend 74–75
    Schulterheben 128–129
    Seitheben 127–128
    Trizepsstrecken 130
    Überkopfdrücken stehend 81-82
    Überkopfdrücken 74, 79, 80
    Verbundübungen 74, 125, 136–139
    Wadenheben stehend 126–127
    Wiederholungen 120–121, 122–123
Umfassende metabolische Konditionierung *siehe* Metabolische Konditionierung
Universal (Hersteller) 71, 128
University of California, San Diego (Studie) 101
University of Southern Mississippi (Studie) 121
Unterarmbeuger 78
Unterkühlung 203–204

Utah State University Strength Laboratory (Studie) 65

V

Venöser Rückfluss 103–106
Verletzung 59–60, 62, 65, 68, 85, 90, 106, 122, 173, 179, 180, 182, 183, 184–186, 188, 202, 203
Verstärkungskaskade 40, 41, 47–48, 51, 97, 98, 99, 167, 168, 204
Vinatieri, Adam 147
Vitamine 109, 113
Vorfahren 15-16

W

Wadenheben stehend 126–127
Weißblauer Belgier 145
Wescott, Wayne 85, 107, 205
Wettkampf als Training 181
White, Paul Dudley 34
Widerstandstraining *siehe auch* Big-Five-Workout; Krafttraining
    Intensität 61, 106–107
    Periphere Wirkungen 105–106
Wiederholungen
    Erzwungene 120
    Negative 122–123
    Rest-Pause 122
    Teil- 120–121
    Tempo 85
    Time under Load (TUL) 66
    Zeitlich festgelegtes statisches Halten 121
Wilson, Blair 133, 179
Wirbelsäulenstrecker 75

Workouts *siehe auch* Übungen
    Big Five   74–86
    Erholungsphasen   91
    Fonds-Vergleich   69–70
    Fortschritte festhalten   91–92
    Frequenz   90–91
    Programmänderungen   92
Wyeth Pharmaceuticals   146

Y

Yale-Studie   100
Yoga   21, 101, 102, 107

Z

Zeitfrage   28, 30–31
Zelle 35-37
    Phospholipid-Doppelschicht   112
    Wand 112
Zelltheorie   142
Zilliärneurotropher Faktor (CNTF) 148
Zirkulation   98, 112, 166
Zitratzyklus/Atmungskette   35–37, 40, 43, 44
Zytosol   35–37, 40, 43, 44, 167

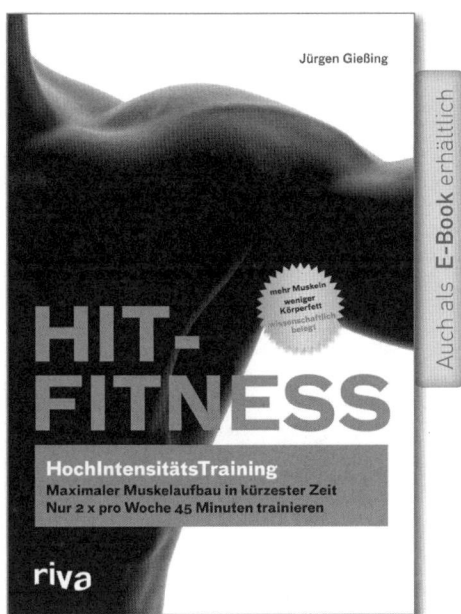

224 Seiten
Preis: 19,90 €
ISBN 978-3-86883-022-4

Jürgen Gießing

HIT Fitness
HochIntensitätsTraining –
Maximaler Muskelaufbau
in kürzester Zeit

Welcher Mann träumt nicht von einem durchtrainierten Körper mit Sixpack und starken Arm- und Brustmuskeln? Welche Frau hätte nicht gern straffe Oberarme und Schenkel? Wenn man sich dafür nur nicht so lang im Studio abmühen müsste …!

Das Hochintensitätstraining, kurz: HIT, ist eine auf aktuellen sportwissenschaftlichen Untersuchungen basierende Trainingsmethode, mit der in kürzester Zeit größtmöglicher Muskelaufbau erreicht werden kann. Bislang war HIT das Erfolgsrezept vieler Hochleistungssportler und Bodybuilder. Mit »HIT-Fitness« liegt nun erstmals ein Trainingsbuch vor, das es auch Freizeitsportlern – mit oder ohne Vorerfahrung – ermöglicht, von der sagenhaften Effektivität des Hochintensitätstrainings zu profitieren. In diesem Buch werden nicht nur die Grundlagen erläutert und hochaktuelle Forschungsergebnisse der Sportwissenschaft präsentiert, sondern auch konkrete Trainingsprogramme vorgestellt, mit denen man in nur zwei bis drei kurzen Trainingseinheiten pro Woche seine Muskeln wirkungsvoll aufbauen und definieren kann. Es gibt keinen kürzeren Weg zum Superbody!

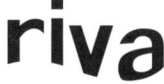

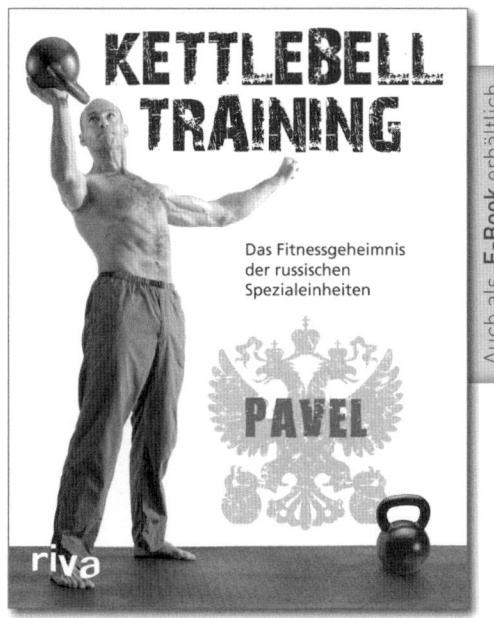

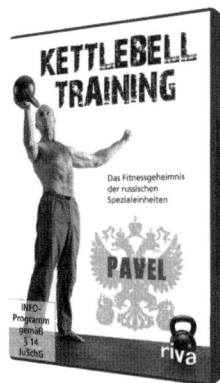

Pavel Tsatsouline
DVD Kettlebell Training
Das Fitnessgeheimnis der russischen Spezialeinheiten (DVD in Softbox)

Preis: 19,99 €
ISBN 978-3-86883-265-5

208 Seiten
Preis: 24,99 €
ISBN 978-3-86883-238-9

Pavel Tsatsouline
Kettlebell Training
Das Fitnessgeheimnis der russischen Spezialeinheiten

Die Kettlebell ist die Kalaschnikow unter den Fitnessgeräten: schlicht, urtümlich und enorm wirksam, um Kraft, Stärke und Ausdauer zu entwickeln. Einst das heiß geliebte und bestgehütete Geheimnis russischer Spitzensportler, Kraftathleten und Soldaten, ist die Kettlebell heute in Fitnessstudios und Privatwohnungen rund um die Welt anzutreffen – dank Pavel Tsatsouline, dem ehemaligen Sportausbilder der sowjetischen Sondereinsatzkräfte, der 2001 in den USA die erste Kugelhantel nach traditioneller russischer Art fertigen ließ.

In den vergangenen zehn Jahren hat Pavel das Kettlebell-Training zur Perfektion gebracht und zugleich mit The Russian Kettlebell Challenge (RKC) ein zertifiziertes Ausbildungssystem entwickelt, das heute mit über 1500 Instruktoren in 43 Ländern die weltgrößte und erfolgreichste Kettlebell-Schule darstellt. In seinem Buch Kettlebell-Training stecken zehn Jahre Forschung und Entwicklung, in denen Pavel herausgefunden hat, wie man mit der Kettlebell auf sichere Weise die überzeugendsten Ergebnisse erzielt. Sein Trainingssystem ist der State of the Art und funktioniert garantiert – man muss sich nur daran halten!

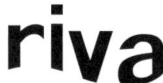

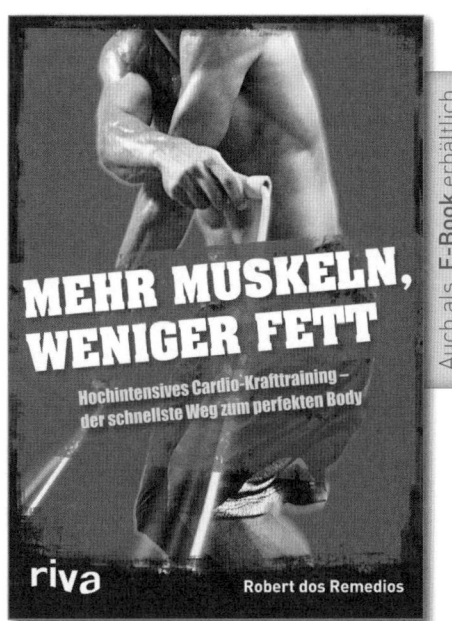

272 Seiten
Preis: 16,99 €
ISBN 978-3-86883-173-3

Robert dos Remedios
Mehr Muskeln, weniger Fett
Hochintensives Cardio-Krafttraining – der schnellste Weg zum perfekten Body

Dies ist das perfekte Buch für alle Männer, die Muskeln und Kraft aufbauen möchten und auch einiges an Körperfett verlieren wollen – und das, ohne täglich mehrere Stunden im Fitnesscenter zu verbringen!

Autor Robert dos Remedios, ein renommierter und preisgekrönter Fitnessexperte, kombiniert auf noch nie da gewesene Weise Kraft- und Ausdauertraining und schlägt so zwei Fliegen mit einer Klappe.

Seine ebenso einfachen wie effizienten 20-Minuten-Workouts setzen sich aus muskelaufbauenden und fettverbrennenden Bewegungsfolgen zusammen. Dieses hochintensive Intervalltraining ist erwiesenermaßen wirkungsvoller als lange, monotone Cardioeinheiten. Der begleitende Ernährungsplan unterstützt Fettverbrennung und Muskelaufbau optimal und verstärkt so die Wirkung jeder Trainingseinheit.

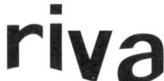

Haben Sie Interesse an unseren Büchern?

Zum Beispiel als Geschenk für Ihre Kundenbindungsprojekte?

Dann fordern Sie unsere attraktiven Sonderkonditionen an.

Weitere Informationen erhalten Sie bei unserem Vertriebsteam unter **+49 89 651285-252**

oder schreiben Sie uns per E-Mail an:
vertrieb@m-vg.de

riva